JN264807

単純な脳、複雑な「私」

または、自分を使い回しながら進化した脳をめぐる４つの講義

池谷裕二　著

ブルーバックス

『単純な脳、複雑な「私」』の初刊本（単行本）は
朝日出版社より2009年５月15日に
刊行されました。

カバー装幀／芦澤泰偉・児崎雅淑
カバーイラスト、本文イラスト／長崎訓子
目次、本文デザイン／土方芳枝
図版製作／さくら工芸社

はじめに

拙著『単純な脳、複雑な「私」』が、このたび装いも新たに講談社ブルーバックスシリーズに加わることになりました。

高校で行った連続講義がそのまま「書籍」として実を結んだものが本書です。前作『進化しすぎた脳』でも同じスタイルを試みて、好評をいただいています。つまり本書は、その続編です。よく「続編は本編より質が落ちる」と言われます。この流布したジンクスを裏切ることが、続編講義の目標でした。

結果として、単行本の「おわりに」のなかで、「今回のこの本は、私が出してきたすべての本の中で、いま一番思い入れがあって、そして、一番好きな本であることを、正直に告白したいと思います」と書いてしまうほどの本に仕上がりました。

あれから4年が経ちました。その思いは現在でも変わっていません。だからこそ、伝統ある講談社ブルーバックスの一冊として、再び世に出ることは、私にとって代えがたい喜びです。

新書化にあたり、何度も何度も原稿を読み返しました。新しい情報があれば積極的に追記しようと思ったからです。ところが再読すると、本書の内容は今でも最新のレベルですし、また、講義を貫くコンセプトも、数年で揺らぐような浅薄なものでないことを確信しました。

不用意に書き換えれば、「講義スタイル」の売りである臨場感が失われかねません。書き換えは最低限にとどめました。たとえば、本文中で「半年前に」などという表記もそのまま残しています。これは講義を行った時点から「半年前」という意味になりますので、ご注意ください。

また、本の流れが淀む可能性があると単行本では省略した講義の一部を、今回、巻末に付論として復活させることにしました。つまり、このブルーバックス版の『単純な脳、複雑な「私」』は、あのときの講義の完全復活版となります。

前著『進化しすぎた脳』はすでにブルーバックスに収められています。本のスタイルは似ていますが、内容はほぼ独立していますので、どちらから読んでいただいても問題ありません。もし一方を読んで気に入ってくださったら、もう一方にも手を伸ばしていただけたらと思います。この二冊があれば、脳の不思議を、十二分に探究できると思います。


本書を理解いただくためにも、『単純な脳、複雑な「私」』の成り立ちについて、少し説明しておきましょう。

この講義は、朝日出版社の赤井茂樹さんに、私から提案して実現したものです。赤井さんがアレンジした前作『進化しすぎた脳』が当時好評で、その評判に鼓舞されたこともありますが、なにより、私自身の出身校に戻って、後輩たち相手に、私の専門である脳について講義をしたいという思いがありました（『進化しすぎた脳』は慶應義塾ニューヨーク学院高等部での講義録です）。

準備は慎重に進められ、提案から講義の実現まで3年を費やしました。

連続講義の企画では、まず全校生徒に対して講演を行うことにしました。〝いまどき〟の高校生たちの様子を窺い、連続講義へ照準を合わせるための準備ステップです。高校生の脳科学に対する反応はどうだろうか。若者たちの理系離れはどの程度なのだろうか。杞憂でした。予想以上の手応えがあります。

そこで、さらに興味を示してもらえた生徒たち9名に声を掛けて、春休みに集中講義を行いました。3日間にわたる連続講義です。

本書は一連の講義を録音テープから再現したものです。したがって、全校講演（第一章）と集中講義（第二〜四章）の、全4つのパートから成り立っています。

講義の一貫したテーマは「心の構造化」です。ここでは「心」を、意識と無意識を含めた脳の作用全般といった広い意味で使っています。

人は何を根拠にものごとを決断するのか。過去の記憶にはどんな意味があるのか。特定の異性を好きになってしまうのはなぜか。赤色はなぜ赤色に見えなければいけないのか。現実と夢を区別できるのはなぜか……。

心はだれもが持っていますし、その不思議さについて一度は思いを巡らせたことがあるでしょう。

脳機能が停止すれば心は消えます。だからといって「心が脳から生まれる」と主張するのは危険です。必ずしも間違ってはいないものの、そうとは言い切れない側面もあるからです。

次のように考えれば納得していただけるでしょうか。もし先の理屈が通るのなら、心臓を停止させても心が消えるから（それは当然でしょう）、「心は心臓にこそ宿る」と主張してもよいことになります。なんとなく妙な気がしてきませんか。

実際のところ、私たちが自力で思索して考え至る「心」のしくみは、的を射ていないことも少なくないようです。「心」を使って「心」を投影する限り、どんなに冷静に思考を進めても、独りよがりになってしまいます。

つまり、脳について考えるためには、それ相応の作法が必要なのです。とくに大切な作法は、

①脳の立場になって考えること
②心を外から眺めること

の2つです。とくに②は忘れがちです。

たとえば、自分が運転している車について正しい状況を知るためには、運転席から外を眺めているだけではダメで、一度は車外に出て、外観を検査したり、ボンネットを開けてエンジンを調べたりしなくてはいけないでしょう。

これと同じことで、心を知るためには、脳の内側から妄想をふくらませるだけではダメで、そ

の機能を外から解剖する必要があります。自分の殻に閉じこもったまま得られた「心」の像は、きっと独善的な偏見に汚染されているに違いありません。

講義ではこうした作法を踏まえつつ、現在までにわかっている実験結果から、何が言えて、何が言えないのかを整理してゆきます。とりわけ、現役脳研究者としての利点を活かして、切れば血の吹き出すような新鮮な情報を提供しながら、高校生たちと対話することを心がけました。

講義の時間が限られていましたので、研究デザインや実験データを、シンプルにかみ砕いて説明したところもあります。厳密さを重んじる研究者気質として、単純化や歪曲化の作業には、なんとも言えないもどかしさが残ります。より専門的な内容を知りたい方のために、本書の末尾に原書論文のリストを載せました。ご活用いただければと思います。

講義で解説に用いた映像は、ウェブ上で見られるように特設サイトを用意しました。ページ上部にあるパラパラ漫画は第四章で説明します。単純なルールから複雑なシステムがどんなふうに生成するのか。そのイメージを膨らませるための一助になれば幸いです。

それでは講義を始めましょう。脳研究者たちは、脳をどう捉え、どう解釈しているのでしょうか。どんなアイデアや技術を駆使して神秘に挑んでいるのでしょうか。そして、脳を知ることで、私たちの生活スタイルはどんなふうに変わるのでしょうか。心躍る脳科学の深海に一気にダイブしてみましょう。

第三章

脳はゆらいで自由をつくりあげる

第四章

脳はノイズから生命を生み出す

本書をもっと楽しむために

動画を見る

本書で紹介している動画・音楽をインターネットの特設サイトで公開しています。驚くべき脳の世界を体感ください。

http://www.gaya.jp/bb/

パラパラ漫画を見る

本書の第四章に登場する３つのシミュレーションを紙上でも楽しんでいただくために、パラパラ漫画を収録しています。本質はそのままに、各動画を簡略化したものです。

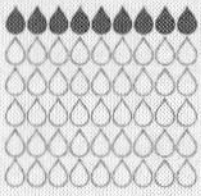

❶ **鹿威しモデル**
（フィードフォワード・ノイズなし）
本書右上/50～134ページ
（解説：362ページから）

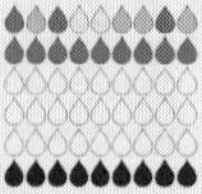

❷ **鹿威しモデル**
（フィードフォワード・ノイズあり）
本書右上/210～322ページ
（解説：365ページから）

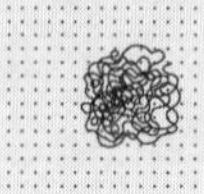

❸ **素子と環境の相互作用　その2**
本書左上/151～355ページ
（解説：380ページから）

ページ数の若い方から順に、パラパラとめくってください。３つとも「START」を起点に、ページの手前から奥へと動き出します（進行方向は、３つともすべて同じです）。

第一章

脳は私のことをホントに理解しているのか

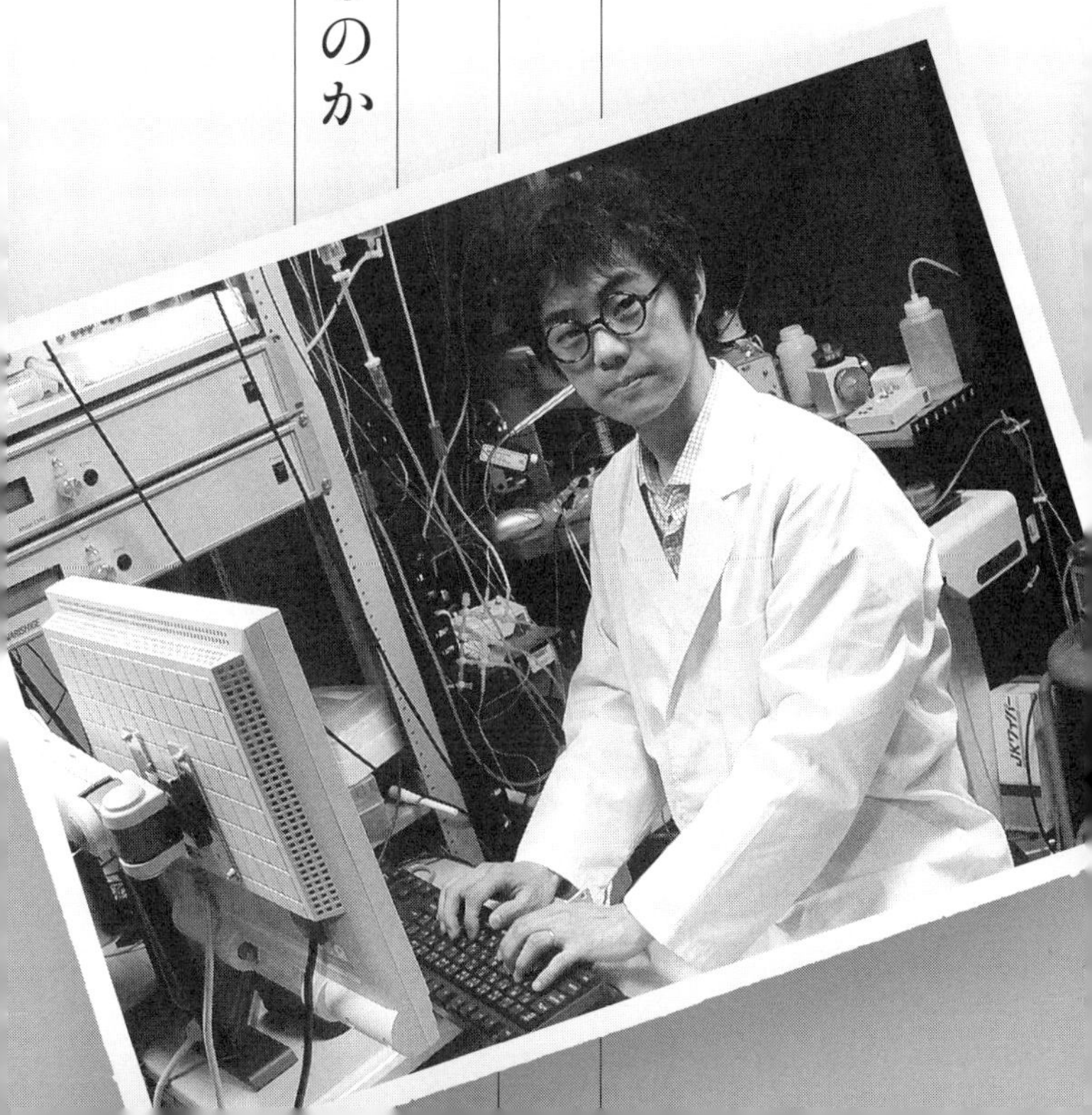

1—1　今ここに立っている不思議

みなさん、はじめまして。池谷裕二と申します。私はこの高校を平成元年（1989年）に卒業しています。だからみなさんの先輩にあたります。今からほぼ20年前だから、どのくらい前かと、あれ、たった今気づいたんですが、みなさんだれも生まれてないんですか……ああ……そうですよね、そうなんですか。思わず動揺してしまいました（笑）。

えっと、会場になっているこの体育館、当時から変わっていませんね。卒業直後一度だけ遊びに来たのですが、その後は校舎に入ったことがありません。だからものすごく懐《なつ》かしい。同時に、不思議な感覚が今しています。

私が卒業する年は、日本でちょっとした出来事がありました。みなさんは生まれていないから知らないでしょう。3学期の始業式の日でした。1月の上旬ですね。始業式の日に大掃除します。今でもその習慣は続いているのかな。私が高校3年生のときの大掃除の担当場所は、ちょうどこの体育館と出入り口の廊下だったのです。

大掃除なんて、まあ普通はありふれた行事、些細《ささい》な風景なのですが、でも、その日のことは今でもよく覚えています。なぜなら、当日朝に大きなニュースがあったからです。そう、昭和天皇が亡くなったんですよ。天皇崩御《てんのうほうぎょ》、つまり、昭和から平成に切り替わったわけです。唐突なことで非現実的な感覚がしました。昭和64年はわずか7日で終わったのです。

あの日、東大合格を目指す受験生であった私は、まさにこの会場で恒例の大掃除をしていました。ですから、この体育館を眺めると、なんとも言えない時間の経過を感じるとともに、今こうして自分がここに立っている不思議さに打たれます。

1―2　意識は私の全部じゃない

私は大学の薬学部で脳の研究をしています。薬学部で脳の研究をしていると聞いて、「あれ？」と思う人もいるでしょうか。みなさんの印象では、脳の研究は医学部でやっているような気がしませんか。医学部はもちろん脳研究をしていますけれども、ほかにもいろいろな分野や学部の人が脳を対象に研究しています。

たとえば、純粋に脳を探究したいのであれば理学部、心理学的な側面を知りたいのであれば文学部、人工知能やロボットをつくりたければ工学部……、さまざまな分野の人が脳の研究をしています。

私の場合は薬学部。つまり、脳の薬をつくるというのが本来の目的です。うつ病、自閉症、不眠症、認知症、てんかん、ＢＳＥ（牛海綿状脳症）、アルツハイマー病。脳もさまざまな病気にかかります。だから「薬」の研究が必要なのです。

さて、普段、私が人前で話すのは、ほとんどが学会や学術セミナーのような研究発表の場です。専門の研究者がずらっと並ぶ前で研究成果を発表するのです。今日のように研究者でない方々を前に話す機会はほとんどありません。

だからこそ今日は、話す内容も専門家向けとは違うものにしようと思います。講演のタイトルを「脳は私のことをホントに理解しているのか」にしました。このタイトルを見て、「え？」と思いませんでしたか？

だって、脳は私のものだし、私の心をつくっているのは脳なんだから、脳が私のことをわかってないはずはない、と思いますよね。でも今日の講演を聞いて、最後にはきっと「ああ、そういうことなのか」「これが言いたかったのか」とわかってもらえると思います。

一言だけヒントを出しておきましょう。私たちの心には、「意識できるところ」と「意識できないところ」があるってことです。意識と無意識ですね。そして、どっちの世界が広大かといえば無意識。つまり、私たちの行動や思考のほとんどは無意識的な振る舞いです。

でも残念なことに私たちは、意識できるところしか意識できないですよね。まあ、それが意識の定義だから、当たり前ですけど。だから、その意識できている自分こそ、自分のすべてであると思い込んでしまいがちなんですよ。

でも本当はそんなことはない。無意識のレベルで私たちはたくさんのことを考えたり、判断したり、決断したり、欲情を生んだりと、いろんなことをしているんです。

だから、自分が想像しているほど、自分のことは自分ではわからないんです。「自分のことは自分が一番知っている」なんて思い込みは、ちょっと傲慢《ごうまん》で、危険ですらある。他人の方が、案外、自分のことを理解してくれていたりするでしょう。

今日はそういう話をしてみたいなと思っています。

1―3　手を見れば、理系か文系か判別できる？

先ほど言いましたように、私は普段は学会でマジメな発表をするんですよ。でも、学会のような緊張感のない場所で話していると、だんだん気分が乗ってきて、厳密な表現や定義を省《はぶ》いて、わかりやすさを優先した発言をしてしまう悪い癖《くせ》があるんです。その言い訳ではありませんが、最初にきちんと伝えておきたいことがあります。最初にそのことをお話ししましょう。

まずは超新鮮な話題を紹介しましょう。こういうデータが、そろそろイギリスの学会で発表になります。つまり未発表のデータ。「子どもの手を見れば、その人が理系か文系かわかる」という驚くべき研究です[1]。

ここにふたつ手がありますね（図1）。このうち、一方が理系の人の手で、もう一方は文系の人の手です。ふざけた話じゃありませんよ。まじめな話です。何が違うかわかりますか。

実は、理系の人は「人差し指」が短いんですよね。見分ける方法ですが、薬指と人差し指の長さを比べるのです。人差し指の方が短かったら理系です。ほとんど同じだったら文系です。あれ、会場がザワついてますね。「もしかしたら、間違った進路を選んじゃったかも」と……（笑）。

いえ、ちょっと待ってください。原論文の主張は、もちろんデータとしては正しいんでしょうけれども、これは本当のことを言うと、理系だから人差し指が短いというわけじゃない。

なぜこんな言い方をするかといいますと、2000年に報告されている別の研究結果が気になっていたからです。この論文です[2]（図2-A）。今出しているスライドは英文ですね。これは本物の論文のコピーです。研究の成果は、こういうふうに専門誌に英語で発表するんです。英語なので一見むずかしそうに見えてしまうかもしれませんが、ちょっと我慢してください。

論文のこのグラフに着目してください。拡大しますね（図2-B）。このグラフから何がわかるか。指の比率は、理系か文系かで分かれるんじゃなくて、男か女かで分かれるんです。男の方が人差し指が短いんですね。

どうしてこんなことが起こるんでしょう。みなさんが生まれる前、まだお母さんのお腹の中にいるときに、男性ホルモンにさらされるとその人は男になるんですね。さらされなければ女になる。男性ホルモンは、その一方で、細胞を殺す作用があります。だから指の先の細胞が死ぬ。ただ、なぜ人差し指だけが短くなって、ほかの指には影響がないのかは不明です。

いずれにしても、男の人は人差し指が薬指よりも短くなる。もうおわかりですね。どちらかといえば理系は男が多くて、文系は女が多い。だから理系と文系に分けて平均値をとると、たしか

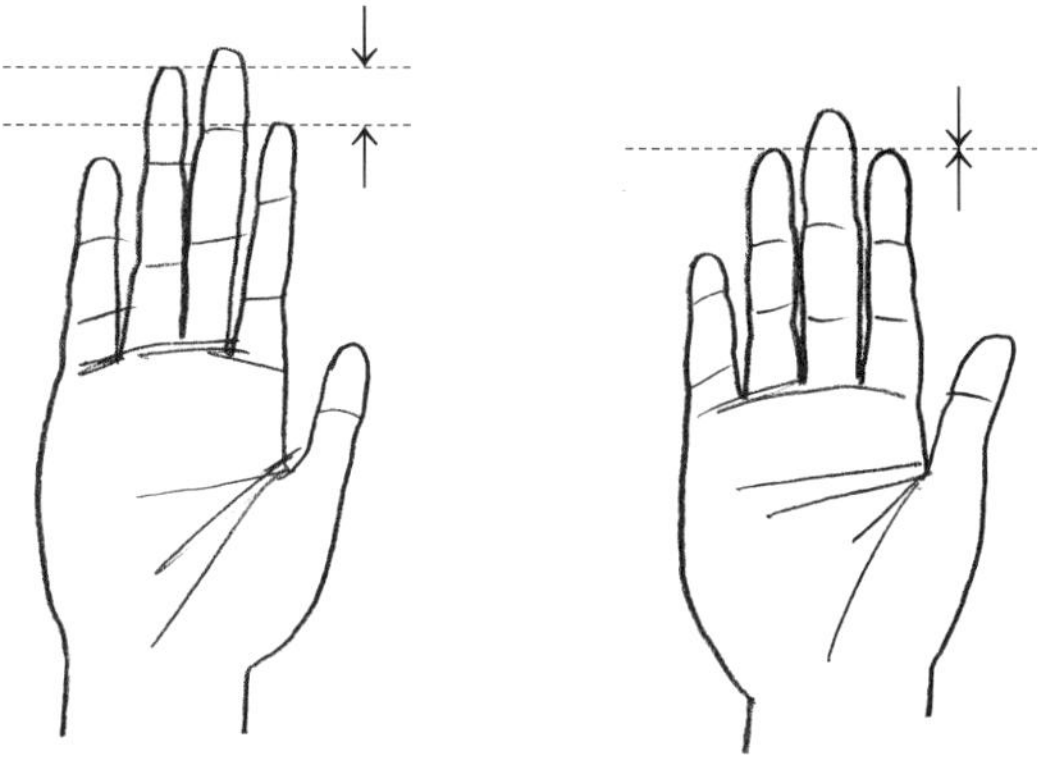

図1　**理系の人は、人差し指が短い？**
薬指と人差し指の長さを比べる。人差し指の方が短かったら理系（左）、ほとんど同じなら文系（右）というデータが報告されているが……。

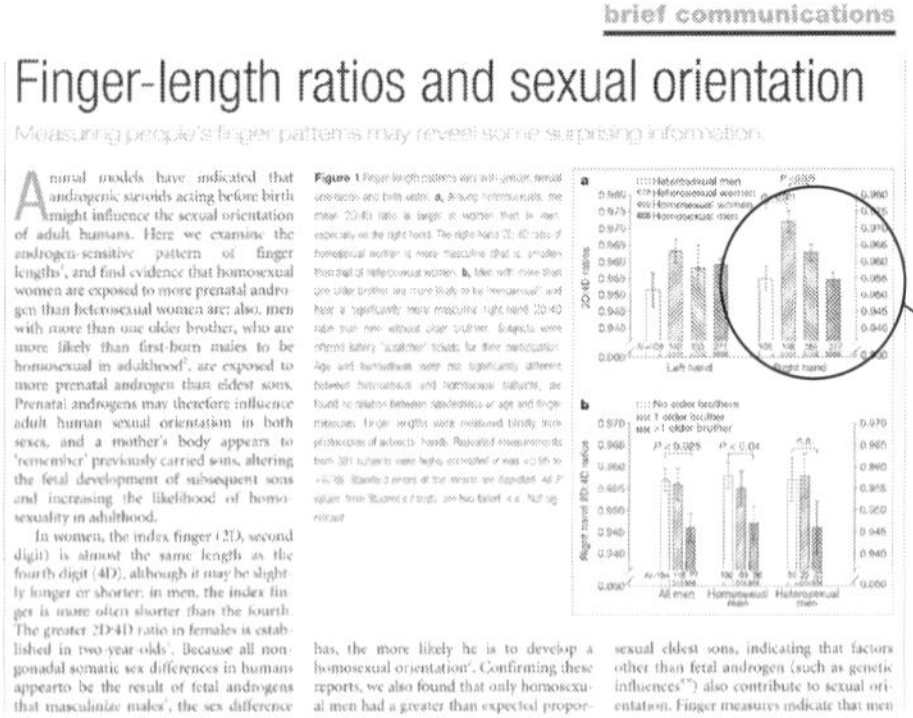
brief communications

Finger-length ratios and sexual orientation

Animal models have indicated that androgenic steroids acting before birth might influence the sexual orientation of adult humans. Here we examine the androgen-sensitive pattern of finger lengths[1], and find evidence that homosexual women are exposed to more prenatal androgen than heterosexual women are; also, men with more than one older brother, who are more likely than first-born males to be homosexual in adulthood[2], are exposed to more prenatal androgen than eldest sons. Prenatal androgens may therefore influence adult human sexual orientation in both sexes, and a mother's body appears to 'remember' previously carried sons, altering the fetal development of subsequent sons and increasing the likelihood of homosexuality in adulthood.

In women, the index finger (2D, second digit) is almost the same length as the fourth digit (4D), although it may be slightly longer or shorter; in men, the index finger is more often shorter than the fourth. The greater 2D:4D ratio in females is established in two-year-olds[3]. Because all non-gonadal somatic sex differences in humans appearto be the result of fetal androgens that masculinize males[4], the sex difference

has, the more likely he is to develop a homosexual orientation[7]. Confirming these reports, we also found that only homosexual men had a greater than expected propor-

sexual eldest sons, indicating that factors other than fetal androgen (such as genetic influences[4,8]) also contribute to sexual orientation. Finger measures indicate that men

[A]

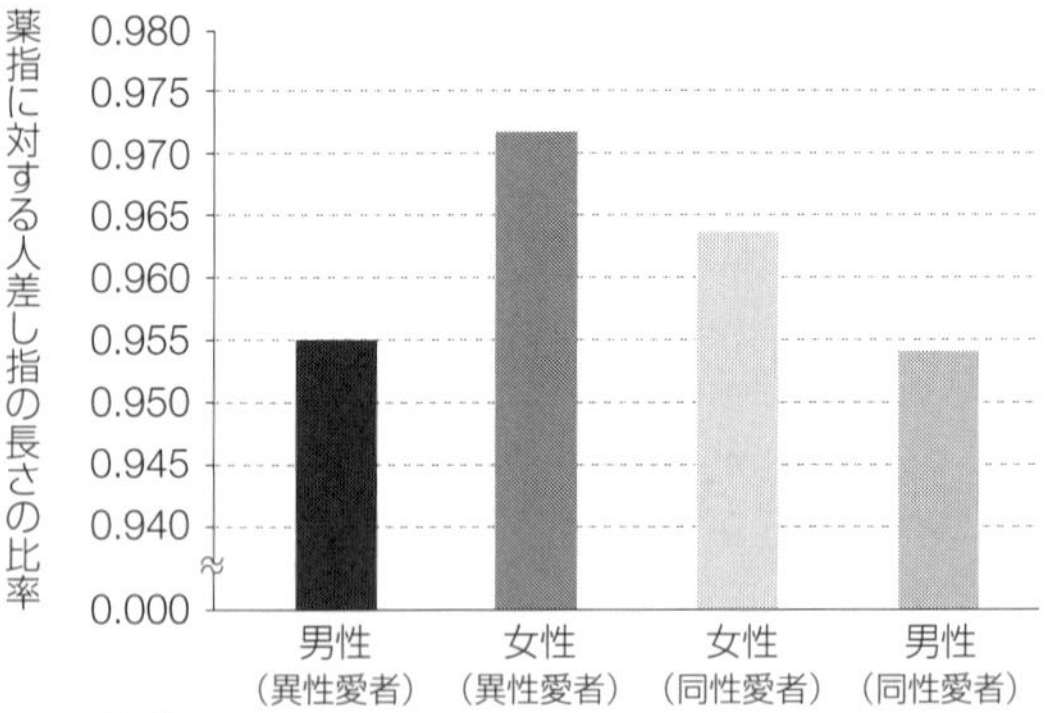

[B]

図2　人差し指の長さと性差

[A] 2000年に『ネイチャー』という権威ある科学雑誌に掲載された論文。タイトルは「指長の比率と性的指向」。

[B] [A] のグラフを改変。グラフのゲージが低ければ、人差し指は短くなる。つまり、より“男性的”になる。

Reproduced by permission from Williams TJ, et al., Finger-length ratios and sexual orientation. *Nature* 404:455-456, 2000.

に全体として「理系の方が人差し指が短い」というデータが出てしまう。文系・理系と指の長さには、因果関係がないにもかかわらずです。

1−4 指の長さと同性愛

この時点で、先の研究者はいっさいウソをついていないことに注意してください。データとして本当にそう導き出せる。「自然科学」とは、まあ、そういう落とし穴を持っているものなのです。

ちなみに、このグラフをよく見ると、もっといろいろなことがわかります。女の人なのに人差し指が短い人がいるんですよ。どういう人かというと、ホモセクシュアル（レズビアン）の人です。つまり同性愛者。あれ、この会場にもショックを受けている人がいますね（笑）。あくまでも平均値の話だから、それを個々の例に当てはめてはいけませんよ。

これは、女性であっても、胎児《たいじ》のある時期にたまたま男性ホルモンにさらされると、脳が男性化してしまうことがあるということを言っている論文なのです。もちろん個別のケースと平均値はいつでも異なるから、要注意です。

ところで、この論文を書いた研究者の名前は読み取れますか。著者の名前はこの部分にありますね。拡大しましょう。彼の名前は「ブリードラブ（Breedlove）」と言います。いい名前でしょう。だって、「愛を育《はぐく》む」という意味ですから。本名だそうです。

しかも、彼のファーストネームとミドルネームのイニシャルを見てください。SとM（笑）。あ、でも、Ｓ・Ｍ・ブリードラブ博士は、男と女の脳について真剣に探究している有名な研究者なんです。彼の名誉のためにつけ加えておきますね。

1―5　天然パーマはＩＱが低い⁉

類似の話をもうひとつします。こちらはもっとデリケートな話題なので慎重に聞いてください。

「天然パーマはＩＱが低い」という話です。天然パーマとＩＱの関係を、世界中の人からデータ収集して統計をとると、たしかに「天然パーマはＩＱが低い」という結果が出ます。あらら、天然パーマのみなさん、落ち込まないでくださいね（笑）。

実は、これにも裏の事情があります。こういうことなんです。世界のある特定の地域に天然パーマが多い。わかりますか？　たとえばアフリカ大陸がその一例です。いわゆるアフロヘア。天然パーマですよね。でも勘違いしないでくださいね。なにも私は「アフリカ人は知能が低い」と言っているわけじゃない。そんなことはまったく思ってもいないし、感じてもいない。

そうではなくて、アフリカのいくつかの国々ではまだ政治的、経済的、文化的、あるいは環境的に恵まれない地域もあって、十分な教育が受けられない人たちがいるんですね。そういうことです。

そうした現状や背景を無視してデータを集めていくと「天然パーマはIQが低い」という世界的な傾向が導き出されてしまいます。別に、研究者は「差別」をしたり、あるいは、わざと「ウソ」をつこうとしているわけじゃないんです。でも統計結果としては、そういう結果になる。そして、そういうデータを科学者は悪気《わるぎ》なく発表するわけですね、学会やメディアなどに。

すると、このニュースを聞いた一般の人の中には、このデータを、うっかり「天然パーマだからIQが低い」と誤解しちゃう人もいて、大変な問題に発展する可能性があるわけです。

さっきの人差し指の長短のデータだって同じことですね。世の中はおもしろいもので、「文系の大学に合格したいから」と、人差し指を引っ張って伸ばそうなんて受験生がきっと出てくるんですよ。

1―6　風邪薬を飲んで熱が下がる、これって因果関係？

ここまで話せば、私が言いたいことがわかってもらえたかと思います。因果関係、つまり、原因と結果の関係にあるということと、見かけ上相関がある（ふたつの変数が連動する）ということは、似ているようで、実はまったく違います。

「天然パーマはＩＱが低い」というのは、不用意なサンプリングの結果ではあるけれど、データとしては間違いない。その限りにおいては「本当」なのです。でも、それは因果関係ではなくて、あくまでも相関関係ですよね。

私がとくに強調したいことは、サイエンス、とくに実験科学が証明できることは、「相関関係」だけだということです。因果関係は絶対に証明できません。

「いやいや、私は因果も証明できるぞ」という立場の人、いますか？ もしいたら徹底的に私と議論しましょう。プロの立場から言わせていただくと、「脳は相関が強いときに、勝手に〝因果関係がある〟と解釈してしまう」ものなんですね。

たとえば「解熱剤《げねつざい》を服用したら熱が下がった」としても、科学的には「解熱剤を飲んだから熱が下がった」ということを厳密には証明できません。なぜならば、解熱剤を飲まなくても熱は下がったかもしれないからです。

そこで科学者たちは、解熱剤を飲まなかったときの治癒《ちゆ》率と飲んだときの治癒率を比較するわけです。そして、両者の治癒率に「統計学的に有意《ゆうい》な差」があるかどうかを検定するわけです。いうまでもなく、統計学は「相関の強さ」を扱う学問であって、「因果関係」を証明するツールではありません。だから、統計によって見出された「差」は、「そういう傾向がある」という以上の意味を持ちません。

では、科学的に因果関係を導き出せないとすると、この世のどこに「因果関係」が存在するのでしょうか。答えは「私たちの心の中に」ということになります。つまり、脳がそう解釈しているだけ。因果とは脳の錯覚なわけです。

日常生活では「因果関係がある」と勘違いしても問題ないケースがほとんどですから、とりたてて騒ぎ立てる必要はありません。でも、科学の現場では因果関係を盲信しすぎると大変な誤解を生みかねない、このことをまず言っておきます。

今日の講演でも、あたかも「因果関係」があるかのように説明してしまう場合もあるかもしれませんが、今説明した、科学の限界はぜひ心に留めておいてください。つまり、謙虚な姿勢を忘れずに、サイエンスをたのしみましょうということです。

1―7 だれもが知っている富士山を描いてみれば

さて、本題に入ります。

これは私が好きな絵です（図3）。教科書にもでてくる浮世絵。葛飾北斎《かつしかほくさい》の『富嶽《ふがく》三十六景』の中のひとつです。私たち静岡県人にとっては、富士山は誇らしい山ですね。ところでみなさん、富士山を描けといったらどんな形に描きますか。今ここに4つの富士山の絵を用意しました（図4）。①から④まで。高さはほぼ同じ。でも、とんがり具合が違う。さて、富士山の本当の形はどれでしょう？

もうしょっちゅう見ているから知っているはずですよね。

……答えは④です。

何度も見ているにもかかわらず、おそらくほとんどの方が、富士山を描きなさいといったら、①か②の形に描くと思うのです。

なぜかというと、きっと、富士山と聞けば「日本一高い山」という強い印象があるからでしょうね。だから実際よりも尖《とが》ったイメージが、頭の中に形成されてしまっている。デフォルメされてるわけです。

そういう妙な癖が脳にはあるんです。ほら、見てください。葛飾北斎も間違っていますね（笑）。もちろん、芸術作品だから、写真のように正しく描く必要はないんですけど……。いずれにしても脳には、モノの特徴を強調して、思い込みで歪《ゆが》めてしまう妙な生理作用があるのです。

富士山の高さの感覚についていえば、実は、もうひとつ脳ならではの癖も原因になっています。私たちは、縦方向（天地方向）と横方向（左右方向）では判断の基準が違います。同等に扱っていません。

たとえば、こういう目の錯覚がありますよね（図5）。ここには、それぞれ2本の棒が縦横でペアになっていますが、縦の棒と横の棒で同じ長さの組み合わせはどれでしょうか？　答えは④なんですよ。意外ですよね。縦棒を切り取って寝かしてみればすぐに同じ長さだとわかるんですけど、棒が立っているままだとわからないわけですよね。

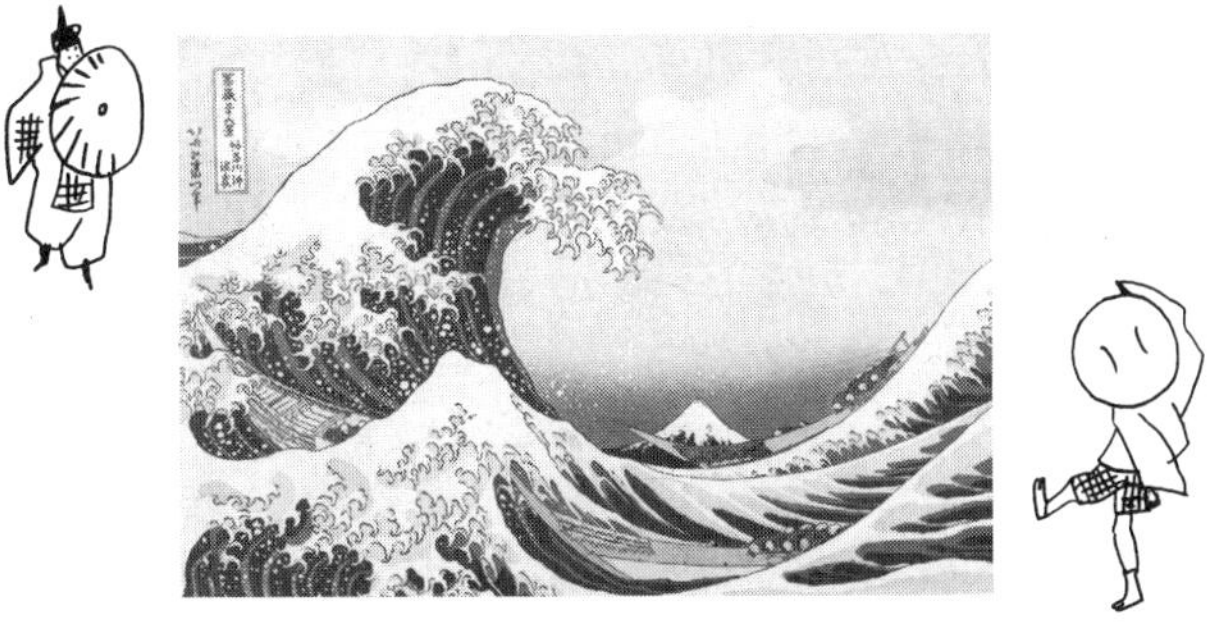

図3　葛飾北斎『富嶽三十六景　神奈川沖浪裏』
北斎の描く富士山の形に注目。

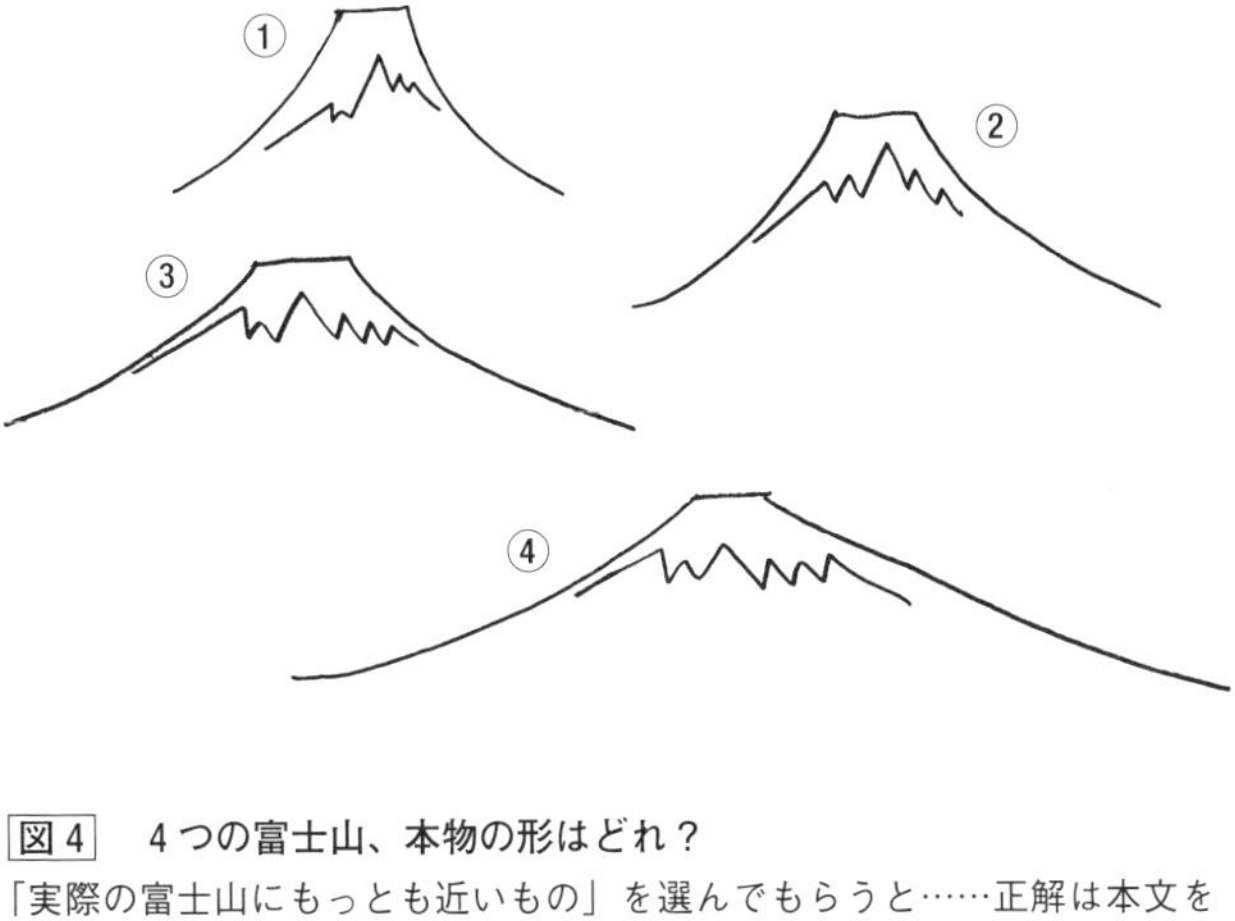

図4　4つの富士山、本物の形はどれ？
「実際の富士山にもっとも近いもの」を選んでもらうと……正解は本文を参照。

こんな具合に、実は見えているものは正しくないというか、あるがままの姿には見えていない。頭の中で勝手に歪めてしまう傾向がある。脳のやっていることは、世界をただ写しとって見るのではなくて、思い込みで解釈することです。

勝手に解釈するだけだったら、まあ、いいんですけど、問題なところは、その脳の解釈から私たちは逃れられないという点なんです。

たとえば、④の棒が同じ長さのペアだという正しい知識を教わっても、やっぱり縦棒が長く見えちゃうわけですね。同じだと知っていても違って見える。脳の作用は相当に頑固《がんこ》で、残念ながら、その解釈から私たちは逃げることができないんです。

1―8　脳の活動がすべて

この絵を見たことある人いますか？（図6）立命館大学の北岡明佳《きたおかあきよし》先生が描かれたイラストです。動きの錯覚を呼び起こす不思議な絵。見てください、ほら、なにやら動きを感じませんか？　これは動画じゃないんですよ。静止画ですけど、なぜかウネウネと動いて見えますよね。動きを感じる目の錯覚です。

北岡先生の研究グループは、この絵を、ヒトではなく、サルに見せる実験をしているんです。[3]

脳の中のニューロン（神経細胞）に細いガラス電極を刺せば、ニューロンの活動を記録でき

図5　目の錯覚Ⅰ
縦棒と横棒の長さが同じ組み合わせはどれだろう？　正解は本文を参照。

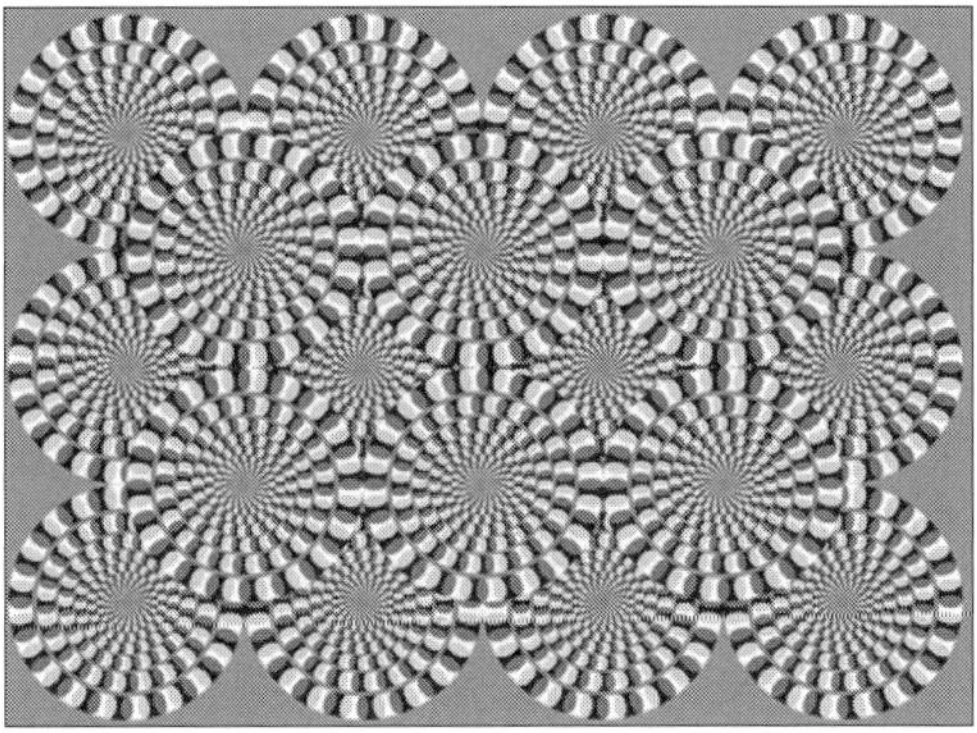

図6　目の錯覚Ⅱ
静止画なのに、動きを感じてしまう。もし動いて見えたら、それは脳にとっては「動き」そのもの。
Reproduced by permission from Conway BR, et al., Neural basis for a powerful static motion illusion. *J Neurosci* 25:5651-5656, Fig. 1, 2005.

る。すでに脳の中に、いろんなニューロンが見つかっています。たとえば赤色を見たときに反応する赤ニューロンとか、丸い形を見たときに反応する丸ニューロンとか、顔を見たときに反応する顔ニューロンとかね。とにかく、いろんな種類のニューロンがあることがわかっています。

そんな中で、動いているものを見たときに反応するニューロンがあります。「MT野《や》ニューロン」と言います。動いている車、転がっているボール、とにかく動いているものを見たら反応するんです。そういう動きを専門に扱うMT野ニューロンの活動を記録しながら、北岡先生は、先ほどのイラストをサルに見せました。何が起こったでしょうか。なんと、「MT野ニューロン」がビビビと反応したんですよ。

この事実からとても大切なことが、少なくとも2点、わかりますね。まず、サルもヒトと同じように動きの錯覚を感じているようだという点。もう1点は、「MT野ニューロン」が活動してしまったということは、それはサルにとって、「動き」そのものだということです。後者はとても重要なことを言っているんですよ。

いいですか。外の世界が動いていようが動いていまいが、そんなことは関係ないってことです。外界が静止していても、MT野ニューロンが活動してしまえば、それは私たちにとって、「動いている」こととまったく同じ。つまり、「脳の活動がすべてだ」ってことです。わかりますか？　急にそんなこと言われても、ピンとこないですかね。

別の例をお見せしましょう。これです。[4] ピンク色の斑点《はんてん》があります（図7）。それが1ヵ所ず

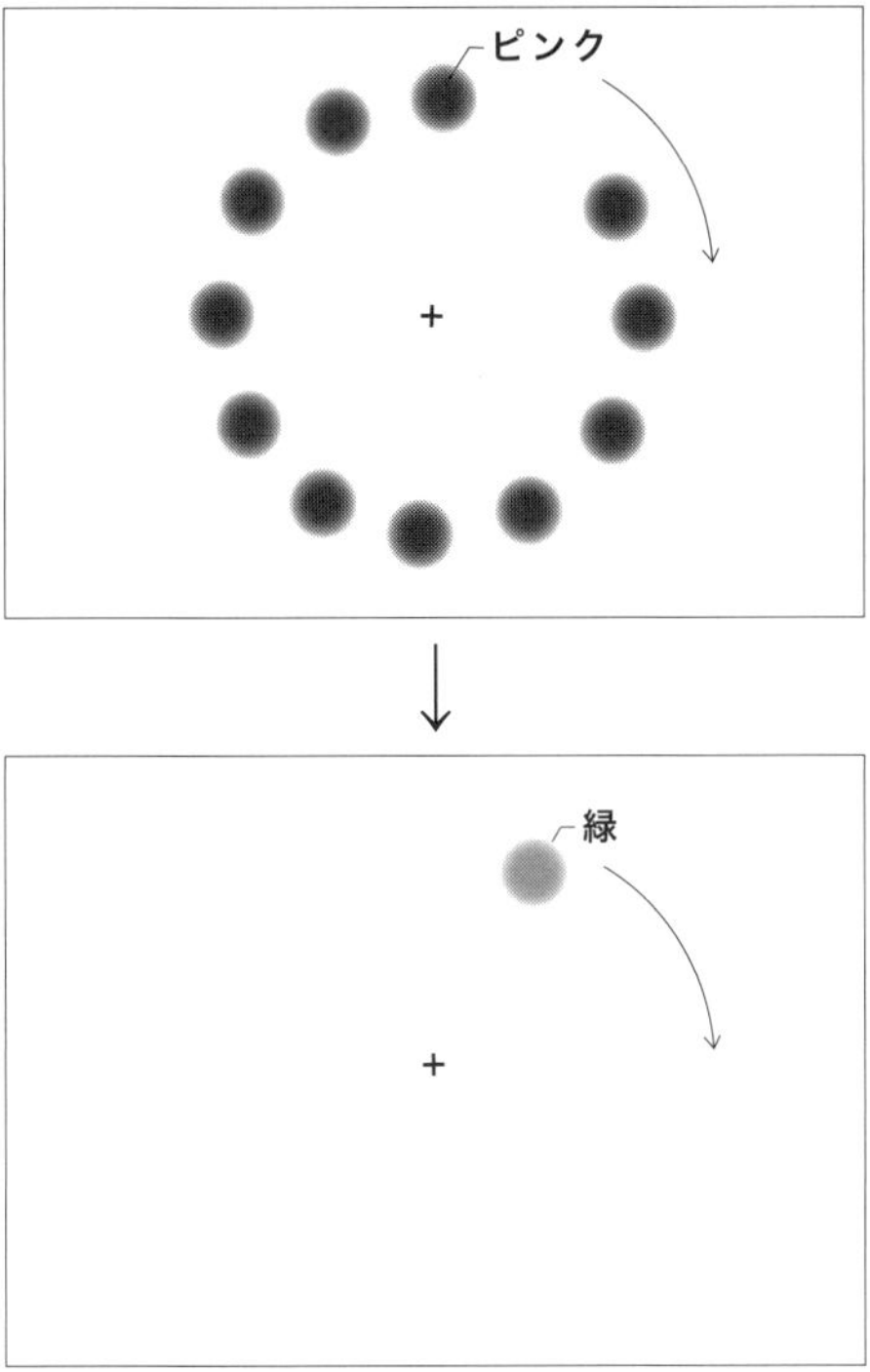

図7 **動画：ピンク色の斑点実験 ── 脳の活動がすべて**
ピンク色の斑点が円状に整列している。1ヵ所が消えていて、それがグルグルと回転している。しかし、中央の＋印を凝視すると、ピンク色の斑点の上を緑色の斑点が回転しだす。さらに＋印を見続けると、ピンク色の斑点が目の前から消えてしまって、緑色の斑点だけが回り続ける。とても不思議な錯視。（特設サイトでご覧になれます。16ページ参照）

つ瞬間的に消えています。消灯《しょうとう》する場所が転々と回転している。こんな簡単な動画ですが、驚くべきことが起こります。

まず、ピンクの斑点が見えているということは、みなさんの脳の中に、ピンク色に反応するニューロンがあるということです。ピンク担当のニューロンがビビビと活動しているから、みなさんにはピンク色が見えているわけです。

1―9　ありもしない色が見えてくる

さてここで、中心の黒い＋印を凝視《ぎょうし》してください。何か変化が起こりませんか。緑色の斑点がグルグルと回っているのが見えてきますね。ありもしない、緑色が。ということは、今、みなさんの脳の中の緑色に反応する緑ニューロンも活動したというわけです。ニューロンが活動しさえすれば、ないものだって見えちゃう。「存在」してしまうわけです。

これで驚いてはいけません。もっとすごいことが起こりますよ。＋印をずっと見続けてください。じっと、視線を固定して……。15秒くらい凝視を続けると何か起こりませんか。

（会場全体が動揺）ほら、驚くべき現象を目《ま》の当たりにしたでしょう。そうです。ピンク色の斑点が全部消えてしまって、緑色だけが回っている。できました？　じっと我慢して、＋印だけを見続けないと起こりませんよ。慣れないうちは30秒くらいかかってしまうかもしれませんが、慣れれば5秒程度で消えます。

このとき、みなさんの脳に何が起こったかというと、もうわかりますね。ピンク色ニューロンが活動をやめてしまった。すると、目の前から消えて、見えなくなっちゃう。なかった、ことになってしまうのです。

つまり、外界にピンク色が存在しているかどうか、あるいは、ピンク色が光波《こうは》として網膜《もうまく》に届いているかどうかは、あまり重要なことではなくて、脳の中のピンク色担当のニューロンが活動するかどうかが、「存在」のあり方、存在するかどうかを決めているということになります。

哲学では「存在とは何ぞや」と、大まじめに考えていますが、大脳生理学的に答えるのであれば、存在とは「存在を感知する脳回路が相応の活動をすること」と、手短に落とし込んでしまってよいと思います。つまり私は「事実（fact）」と「真実（truth）」は違うんだということが言いたいのです。

脳の活動こそが事実、つまり、感覚世界のすべてであって、実際の世界である「真実」については、脳は知りえない、いや、脳にとっては知る必要さえなくて、「真実なんてどうでもいい」となるわけです。

この考え方は「脳」を考えていくときに重要なポイントになりますので、忘れないでくださいね。

1―10　脳を記録すれば心は読める

もっと話題を深めましょう。

「脳はウソをつかない」とは、ロンドン大学のボブ・ターナーという脳研究者の言葉です[5]。つまり、脳の活動を覗《のぞ》けば、事実がわかるというわけです。たとえば、みなさんのピンク色ニューロンの活動を記録しておけば、そのニューロンが活動をやめたら、「あ、今、ピンク色は見えてないでしょう」と言い当てることができますよね。こんなふうに脳を覗かれると、すべてはバレバレ、私たちの心が読まれてしまう可能性があります。

これを応用すると、ウソ発見器ができると思いませんか。現にチャレンジしている研究者がいます。実際にはすごく困難が伴《ともな》うのですが、私が知る限りもっとも成功しているのは、マーク・ジョージらが率《ひき》いる研究グループでしょうか。一昨年に発表された論文を持ってきました[6]。

ウソをついているときに脳の様子をＭＲＩ（核磁《かくじ》気共鳴《きょうめい》画像法）で測定しています。ほら、脳のこころ辺が活動しているのがわかりますね（図８）。つまり、これと似た反応が出たら「ウソをついている」と推測できる。

ジョージ博士はこの発見に自信があったようで、ボランティアを募《つの》って、「私のＭＲＩ装置にウソをつき通すことができたら賞金を出そう」と懸賞までやったのですが、参加者は全員ウソを

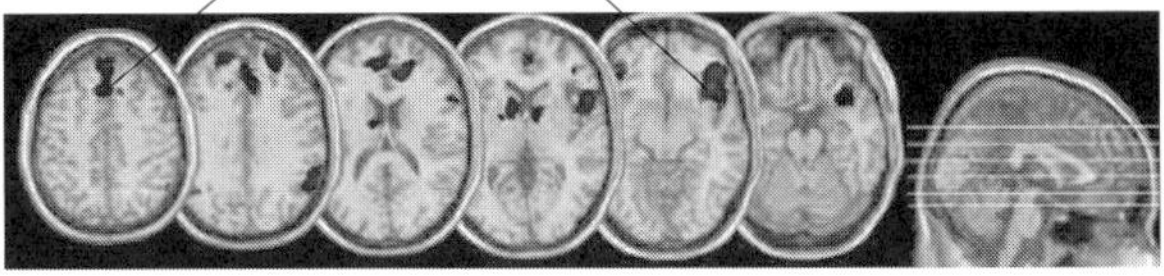

図8　ウソをついているときの脳

MRI（核磁気共鳴画像法）という装置で脳を輪切りにした連続断面像。画像の左から右に行くにしたがって、脳の上から下に断層面が移動している。濃灰色《のうかいしょく》の部分がウソをついているときに活動している部位。この装置でウソが見破られた。

Reproduced by permission from Kozel FA, et al., Detecting deception using functional magnetic resonance imaging. *Biol Psychiatry* 58:605-613, 2005. ©2005 by Kozel FA, et al.

見破られたそうです。そのくらい、脳の中身を見ると、何を考えているかが知れてしまうというわけです。正直者だろうがウソつきだろうが、「脳はいつでも正直」なんですね。

ちなみに、インドでは世界に先がけて、MRIのウソ発見画像が法廷で証拠として使われました。まだ問題も多いようですが、ますます注目される分野になるでしょう。

もうひとつ、おもしろい話をしましょう。昨年の暮れに出た論文です。「Lending a hand」、つまり「手を貸す」というタイトルがついています。[7] ここではボランティアの既婚女性に研究室に集まってもらって、脳の活動を調べています。

何をするかというと、手に強い電気刺激を与えました。痛いんですよ、ビリビリと。目の前のランプが点灯したら電気刺激が加わるしくみになっています。すると、そのうちに、ランプがついただけで怖がるようになる。脳には嫌悪の反応が顕著《けんちょ》に現れます。

そこで、次にやったことが、これまた奇抜なアイデアの実験なんです。旦那さんに脇でもう一方の手を握ってもらったんですよ。夫が奥さんの手を握る。夫がやったことは、ただそれだけです。そして先ほどと同じようにランプをつけて奥さんの手に電気刺激を与えます。すると驚くべきことに、恐怖の反応が減るんですよ。島《とう》皮《ひ》質《しつ》といって嫌悪を感じる脳部位の活動が、夫が横で手を握っていると減りました。夫が横で手を握るだけですよ。すごいですね。

実際に、女性に「今のは痛かったですか」と訊くと「今回はあまり痛くなかった」という答えが返ってくる。

おもしろいことに、見知らぬ人が手を握った場合は、何の効果もないんです。つまり、これは信頼のおける人、あるいは最愛の人だけが持っている「愛の力」の効果なわけです。うーん、心温まるいい話ですね。

1—11 脳を覗かれる

さて、みなさん、いいですか。もしかしたら、みなさんの中には、「まさか、手を握ったくらいで変わるはずがない」とか「痛いものは痛いんだよ。だって同じ電気刺激なんだから」などと考えていた人はいませんか。とくに理系の人に多いと思うんですけどね……。

たとえば、料理もそうでしょう。「料理の盛りつけなんて、きれいに盛っても適当に盛っても、舌で感じる以上、味は変わらない」なんて考えている人いませんか。

たしかにこういう「主観」の問題は、サイエンスの土俵では厳密に扱うのがむずかしかったのですが、今では、脳を覗くことで「手を握ると痛みが消えること」や「料理は盛りつけや食器や雰囲気で味が変わること」が、脳活動の変化という客観的な指標として証明できる時代になっているんですよ。

ちなみに、「手を握る」実験のデータについては、さらにおもしろい事実があります。ＷＤＡスコアを測定するとわかります。このスコアは、夫婦の関係がどれだけうまくいっているかという指標です。おもしろいことに夫婦間が円満で、ＷＤＡスコアが高ければ高いほど、痛みの消失効果が高いんですよ。すごいでしょう。

このＷＤＡスコアは、厳密に言えば、夫婦の関係というよりは、奥さんから見た夫の評価です。つまり、奥さんの信頼度が高いほど、鎮痛効果も高いということです。だから旦那としては、「オレたちは円満だろう」と自信満々で手を握ったら、まったく活動が減らなかったなんてこともあるわけです。いやあ、そうだったら、しょんぼりですね（笑）。

これはね、裏を返すと、脳さえ見れば、妻が夫のことをどれだけ愛しているかを測定できてしまうということですよね。つまり、愛情計測器にもなるわけです。

そうすると、いろいろとむずかしい問題が出てきますね。僕はこれを「脳科学ハラスメント」と呼んでいるのですが、言ってみれば、脳の反応はプライベートなものです。個人情報だから本来は知られたくないこともたくさんある。みなさんもそうじゃありませんか？　考えている内容がバレてしまったら、すごく恥ずかしいとか、人間関係の上で都合が悪いとか、いろいろと支障があるでしょう。どうですか。やっぱり人って、素裸を見られるよりも、脳内を覗かれる方が恥ずかしいと、私は思うのですが。

現代科学ではともすると、そういった心の動きまで手に取るようにわかってしまう可能性すらあるわけです[8]。だから今、神経科学では、研究における倫理性をしっかり確立していこう、やっていいことと悪いことの基準を確立しよう、という方針があって、最近では「神経倫理学」という新しい学問も生まれています。[9] こういう努力があれば、SFで描かれるような科学の暴走は起こらない、と私は強く信じています。

1―12　点の動きに生命を感じる

脳にはいろんな癖がありますが、そのひとつに、細部に囚《とら》われず「全体を見る」という癖があります。この絵を見てください（図9）。ジャングルにライオンがいますね。

でも、落ち着いて考えてみてください。見えているライオンの各パーツがつながっている保証はないですよね。だって、木々の向こう側の陰になっている部分は見えていないわけですから。だから、この映像を見たときの慎重な判断は「ライオンが輪切りになっている」とか「ライオンのパーツが落ちている」というふうになるべきです。

にもかかわらず、私たちの脳はライオンをパーツに分解することなく、1匹のライオンとして総合的に判断します。このように全体をひとまとめに認識するやり方のことを、「ゲシュタルト群化《ぐんか》原理」と呼びます。

ゲシュタルト群化原理の例をいくつか持ってきていますので、それをお見せしましょう。さて、これは何でしょう（図10－A）。画面の中に15個の点がある。ただそれだけですね。でも、ゲシュタルト群化原理によって何かが見えてきます。わかりますか？

これは実はムービーで、今、動かしてみますね。ほら、動かすとわかるでしょ？　そう、人が歩いている映像です。すごいことですね。たった15個の点、それが特徴をもった動きをするだけで、そこに私たちは生命、いや、人間の存在を感じるんです。[10] 驚異的です。脳にはこんなすごい性質がある。

人かどうかがわかるだけじゃない。男か女かさえわかります。動きの具合を変えてみましょう。こう動かすと男の歩き方になりますね。逆に、こんなふうにすると……うーん、艶《つや》っぽい感じで、女だとわかりますね。いやあ、私、このムービーが好きなんで、長めに撮影してあります（笑）。

男か女かわかるだけじゃないんですよ。感情までもわかります。こんなふうに動くと、どうですか。ルンルン気分で歩いていますね。逆に、こんなふうに歩いていたら、イライラしているかなと。実際、こんな雰囲気の先生が、廊下の向こうから近づいてきたら、イヤな予感がしますよね。

1―13　脳の早とちりは生存戦略にぐっと有利

今見てもらったように、わずか15個の点の動きを見ただけで、私たちの脳は瞬間的に、相手の性別や感情を的確に解釈する。脳は、ホントにあきれるくらい素晴らしい性能を備えています。

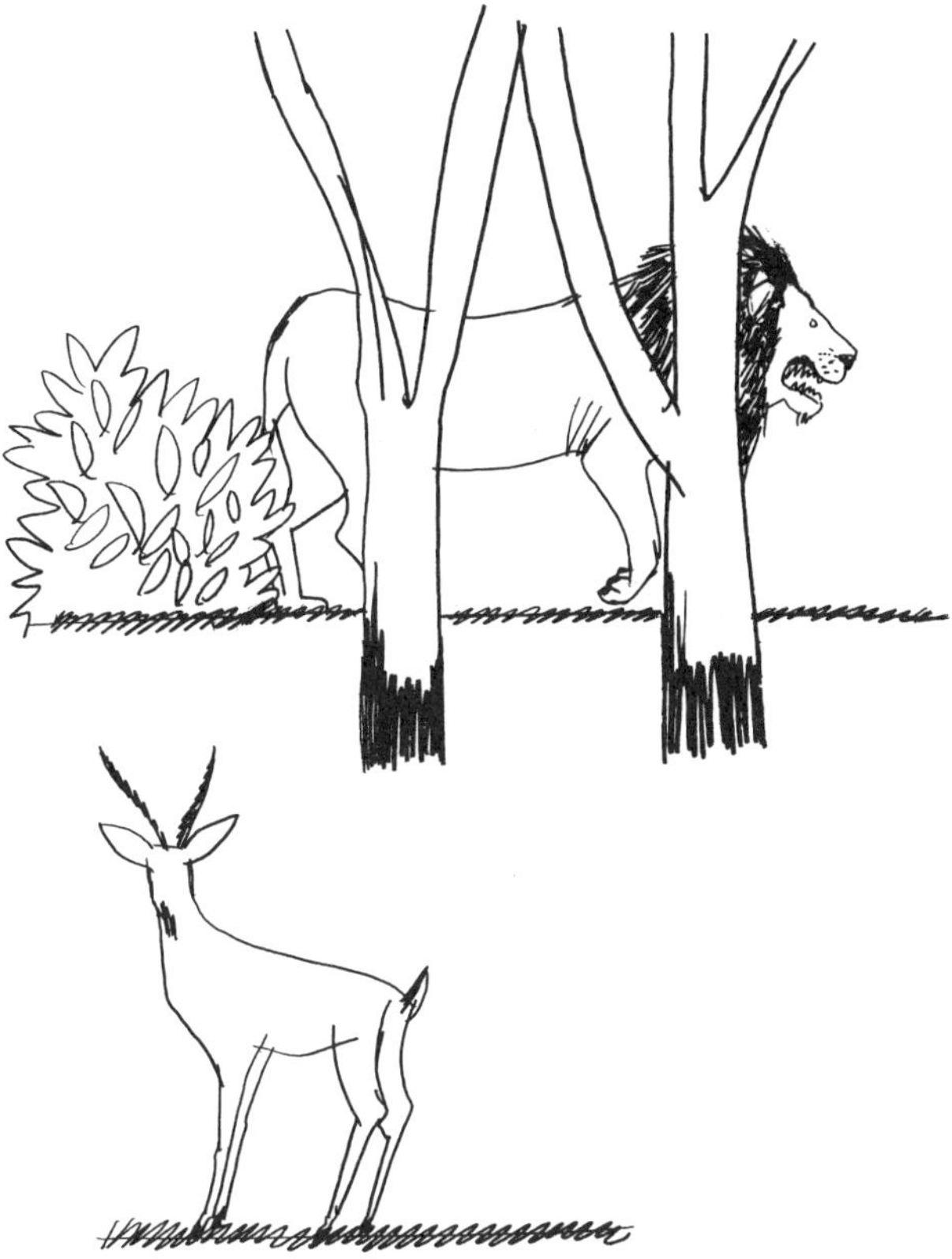

図9　木の向こうにライオンが見える
ライオンは部分的にしか見えていないが、「ライオンがブツ切りになっている」とはだれも思わない。

つまり私たちのやっていることは、ただボーッと見ているものを受動的に受けとっているのではなく、それを解釈し、なんとか意味を見出そうとしているのです。

この振る舞いに利点があるのはわかりますよね。たとえばみなさんが、ジャングルの小動物だったとしましょう。木陰《こかげ》で休んでいたら、茂みの中になにやら動くモノが見えたと。そのときにゲシュタルト群化原理が働かず、「ライオンのパーツが落ちている」とか「ライオンがブツ切りになっている」なんて悠長《ゆうちょう》に構えていたのでは危険ですよね。現状を素早く的確に判断してこそ、命をつなぐことができます。

だから、ゲシュタルト群化原理が備わった動物のほうが生存に有利でしょう。ヒトは、この意味で、ゲシュタルト群化原理がものすごく発達した動物なんだと思う。先ほどの15個の点は、もちろん実物の人間からはほど遠い、無機質な映像です。でも、人間だと思っちゃう。人間にしか見えない。言ってみれば、それは「早とちり」です。

野生の世界では、手遅れになって命を落とすくらいならば、早とちりした方がはるかにマシ、ということでしょう。脳には、そんな側面が色濃く残っていて、つい早合点《はやがてん》しちゃうんですね。脳っておっちょこちょい。そんな愛らしいところもあるんです。

ゲシュタルト群化原理がとりわけ強く作用する場面は、顔の認識です。たとえば「へのへのもへじ」はいい例で（図10－B）、これを見て「ひらがなが7つ並んでいる」と平然と答える人はいない。やっぱりどうしても顔のように見えてしまうでしょう。脳は「顔」に敏感なんです。

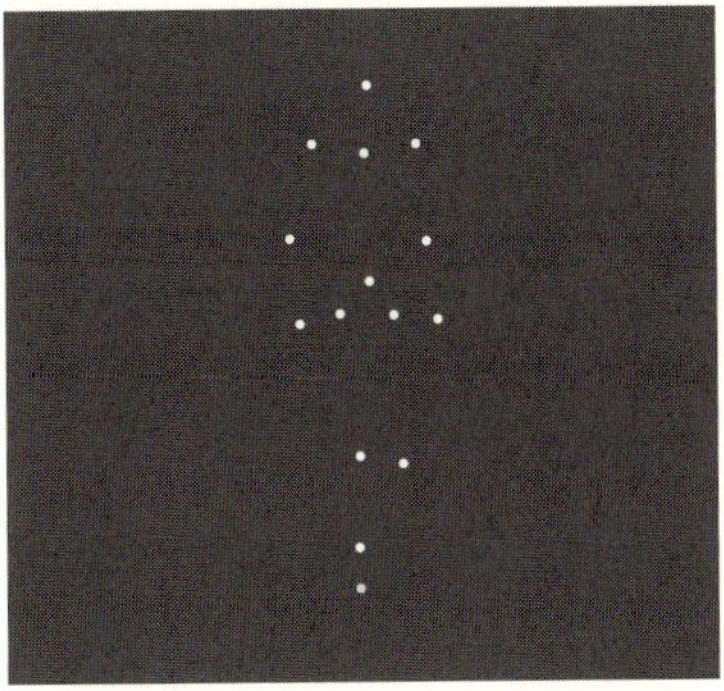

[A]

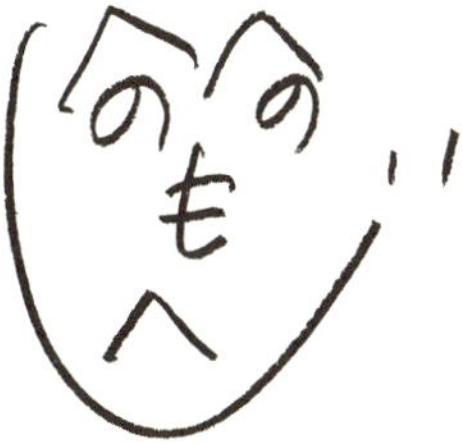

[B]

(^-^)　　f(^_^;

(*^∀^*)　o(^0^)o

(`へ´#)　　(._.;?

[C]

図10　ゲシュタルト群化原理の例

[A] 動画：15ドットの人間。たった15個の点でも、それがしかるべき動きをすると、まるで人が歩いているように感じる。動き具合によっては、歩いている人の性別や感情までが伝わってくる。（特設サイトでご覧になれます。16ページ参照）

Reproduced by permission from NF Troje, Queen's University, Canada. Visit his webpage at http://biomotionlab.ca/Demos/BMLwalker.html for an interactive demo.

[B] へのへのもへじ。なぜか顔のように見えてしまう。

[C] 顔文字。何を表しているかは説明不要。

顔文字も同様（図10－C）。私の高校時代には顔文字なんかありませんでしたが、みなさんは普段から使っていますか？　携帯メールとかね。はじめて顔文字を見たとき、驚きました。大学で学生たちが使っているのを見かけたのです。もう、説明不要。そのまま顔に見えるじゃないですか。「いやあ、最近の若者はゲシュタルト群化原理をうまく使って遊んでいるんだなあ」とオヤジ臭い感想を持ちました（笑）。

いずれにしても、脳は顔とその属性や表情の検出に敏感です。だから、顔を見ただけで、男か女かがわかりますね。この写真（図11）、上と下で、どっちが男かわかりますよね。普段は、男か女かを判断するときには、髪型とか、声色とか、服装とか、しぐさとか、そうした特徴全体を手掛かりにするんですけど、そんな情報が一切なくても、顔だけで男女が判別できる。この映像は日本人ではないのでむずかしいかもしれませんが、それでも、あえて言えば、上の写真が男っぽくて、下が女性っぽいような気がします。

でも、……あ、もうすでに気づいてくださった方が会場にいるようですね。上と下の写真、実はまったく同じものです。そう、合成写真です。左右が反転しているだけ。左側を隠して右側だけ見ると、上が女性で下が男性になりませんか？　逆に左側だけを見ると、上が男性で下が女性になる。

にもかかわらず、写真全体を見ると、上が男性、下が女性に見えます。少なくとも右利《き》きの人の大多数はそう見えることがわかっています。不思議ですね。

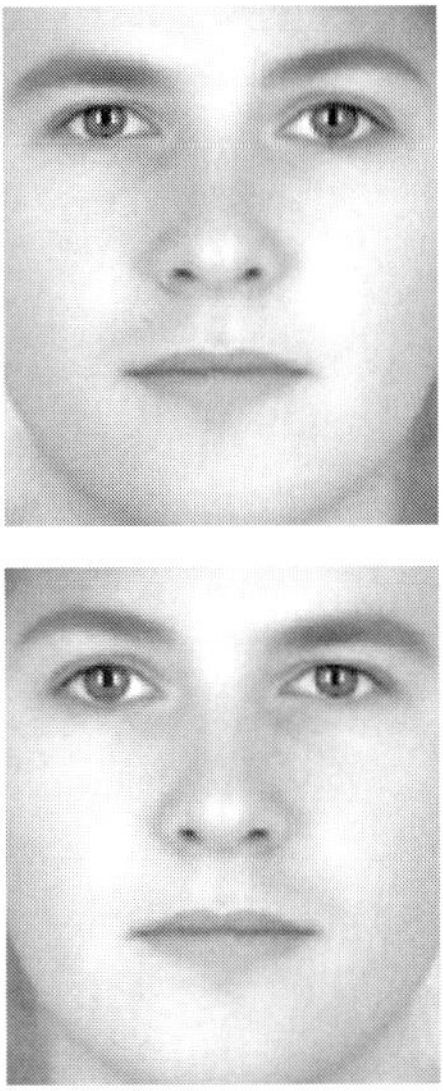

図11　**顔を見ただけで、男か女かがわかる**
上の写真が男性、下が女性に見える人が多い。しかし、これは男性と女性の顔を非対称に組み合わせた合成写真。下の写真は上の写真の左右を反転させただけ。
Reprinted from *Neuropsychologia*, Vol. 35, D. Michael Burt, et al., Perceptual asymmetries in judgements of facial attractiveness, age, gender, speech and expression. 685-693, 1997, with permission from Elsevier.

1―14　人の顔など半分しか見てない

先ほども言ったように、脳は顔に敏感なんです。ところが、顔全体をじっくり隈《くま》なく見ているようで、実際には、顔の半分しか見ていない。左側だけです。左側さえ男だったら、右が女であっても、全体を男だと思っちゃうんですね。

さて、なぜこのように「半分しか見ていない」なんて不思議なことが起こるんでしょうか。この答えは、おそらくみなさんが持っている脳に関する知識を総動員するとわかります。

それは脳が左右対称ではないからなんです。形はほぼ左右対称ですよ。でも機能が違う。左脳には、ウェルニッケ野《や》やブローカ野などといって「言語野《げんごや》」がある。だから、言語は主に左脳がつかさどる。一方、「イメージ」や「映像」は右脳がつかさどる傾向が強い。

脳が支配する体側《たいそく》は左右交差しますね。だから人の顔を見るとき、左側の視野で見たものは、交差して右脳に届きます。これでおわかりですね。私たちが見たものを判断するのは「左側」の視野が中心。

たとえば、スーパーマーケットや八百屋では、特売品やセール品は、人の流れに対して左側に置くと目に留まりやすく、販売数も伸びるというデータがあります。あるいは、本やポスターは左側にイラストや写真を載せた方が印象に残ります。もっと身近な例では、魚料理もそう。頭を左に向けて置きますよね。

私がこういう話をしていて思い出すのは、これです、『モナ・リザ』（図12）。ダ・ヴィンチの描いた歴史的名画ですね。「神秘のほほ笑み」とか「謎の微笑」なんて言われるモナ・リザの表情。でも、どうですか。正直に言いまして、はじめて私がこの絵を見たとき、えっと、小学生の頃ですね、そのとき私は、モナ・リザは笑っているようには思えなかったんです。でも今、改めてよく見ると理解できます。

モナ・リザが笑っているのは、そう、絵の向かって右側なんですよ。左半分は、むしろ神妙《しんみょう》な顔つきをしていますね。だから絶妙なんです。ぱっと見では必ずしも笑っていませんが、でも、じっと見ていると「そう言われてみれば、笑っているような気がしないこともない」という不思議な感覚がするんです。実際、左右反転してみると、ほら、ほとんど別人になってしまいます。たぶん、ダ・ヴィンチはこの効果を経験から知っていたんでしょうね。それでこういう名画を残したんだと思います。モナ・リザは、脳科学的に見ても、第一級の傑作だと私は思います。

もちろん、これは絵に限った話じゃなくて、私たちの実生活でも同じことが起きています。みなさんはまだ高校生だから、気合を入れて化粧やひげ剃りはしないかもしれませんが、そう、もう何が言いたいかわかりますよね。顔なんてどうせ半分しか見てもらってないんですよ（笑）。相手から見て左側の視野、つまり自分の右顔だけ。

だからこそ、気合を入れなきゃいけない側があるわけです。逆に言えば、手を抜いてもいい側があるんですよ（笑）。左顔はどうせ見てもらってないんですよね。だから「今朝は寝坊した！やばい、いつもの半分しか化粧の時間がない」というときは、全体的に均一に少しずつ手抜きをするのではなくて、左顔半分だけ手を抜いてくださいね（笑）。

そうそう、でも、これにはむずかしいポイントがあるんです。鏡には自分の顔は映りません。どういうことかと言いますと、鏡を覗き込むと左右反転しますから、鏡に映った顔で、自分の脳から見て認識できる方は、自分の左側になっちゃう。だから、ついつい顔の左側半分を念入りに化粧してしまうんですね。でも左側って、他人から見られていない側ですよね（笑）。

はい、そういうわけで、鏡を使って化粧をしたり、髪型を整えたり、ひげを剃ったり、ネクタイをしたりするときは要注意ですよ。明日から反対側に気合を入れましょうね（笑）。

ちなみに、もう一言加えるならば、写真に撮った自分の顔と、鏡に映った自分の顔が違うように感じたことはありませんか。人の顔は左右対称でない上に、私たちはそもそも半分にしか注意を払っていないからですね。言うまでもなく、人に見られているのは、写真に写っているときの自分の顔。鏡に映っているようには見てもらっていませんよ。

1―15 「恋の拘束」と変化盲

これまでに説明してきた脳の働きは、ほとんど理性や意図の結果としてではなく、無意識に作

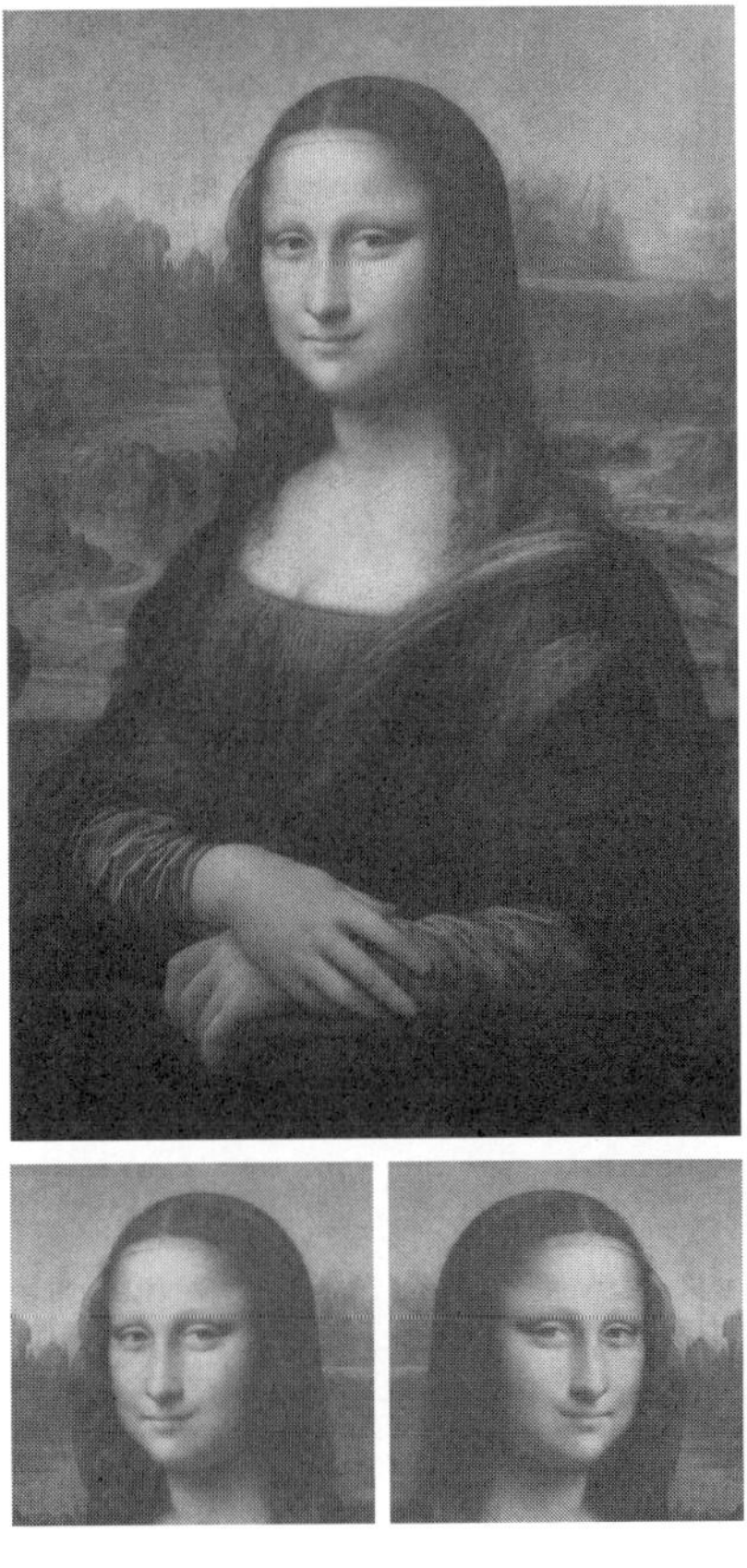

図12 『モナ・リザ』は笑っているか？

「神秘のほほ笑み」と言われる名画も、左右を反転すると、よりはっきりと笑って見える（下段右）。ヒトの脳は、相手の顔の左半分が笑っていれば「笑っている」と判断する。

動しています。ここがとても大切なポイントです。実際、私たちの脳はかなり無意識に働いている。意志や決断とか、思考とか、それに、好き嫌いなんかも同じです。

では、せっかく高校生のみなさんに話をする機会ですから、次は「好きになる」とは一体何なのかということを考えてみましょうか。たとえば、今、恋している人はいますか。「恋愛」は一体何なのか、何のためにあるのか。

たまたま3日前に『トリスタンとイゾルデ』というオペラを観ました。ベルリン国立歌劇場の来日公演があったので、その上演を観に行ったのです。この楽劇、私、大好きなんです。ほとんどオタク的ファン。いやあ、涙が出るほど感激しました。

さて、この『トリスタンとイゾルデ』で主人公が歌う台詞《せりふ》にこんなものがあります。

恐ろしい魔力！　愛の幻惑！　恋の拘束《こうそく》！

「恋の拘束」とは、これはまた恋愛の本質を見事に言い当ててるな、と私は思ったんです。みなさんはどう思われますか。ね、ホント、恋愛感情って一体何なんでしょうね。そして、そもそも「好きになる」とは脳にとってどういうことでしょうか。これを考えてみます。

はやる気持ちを抑えて、少しずつ進めますよ。まずは、好きとか嫌いという感情をいったん脇に置いて、もっと簡単なケースを考えてみます。みなさん、市役所やホテルや図書館のカウンターで、書類を書くことがありますよね。そのシーンを利用した実験です。受付にやって来たみなさんは「この書類にお名前や住所を記入してください」と指示されるので書き込みます。書くときはカウンターや机に顔を向けて記入しますね。そこで実験をしましょう。みなさんが記入しているあいだに、受付係の人を入れ替えるんです。気づかれないように、そっと別の人に替わってもらいます。

書き終えたみなさんは、顔を上げて、用紙を受付係に渡します。さて、そのときに人が入れ替わっていることに、みなさんは気づくでしょうか？　意外に気づかないんですよ。気づく確率は10〜20％。驚くほど気づかない。たとえば痩《や》せた人から太った人に変化しても、さらに、女性から男性に変わってさえ気づかない。そのくらい強力な現象です。

この脳の性質を「変化盲《へんかもう》」と言います。文字通り「変化したことに気づかない」という意味です。言われてみれば思い当たる節《ふし》はありますよね。「彼氏は私の髪型が変わったのに気づいてくれない」とかね。まあ、脳ってそんなもんです。

1—16　本気なのにこじつける、知らぬ間にウソをつく

この変化盲の研究で、最近ちょっとした進展がありました。[11]　2人の写真から好みの女性を選んでくださいというテストを行ったのです。

こんな実験です。まず、2枚の写真を並べて手に持って、みなさんに見せます。写真を持った人は、実は、マジシャンです。

たとえば、みなさんは左側を「好みの女性」として選んだとしましょう。するとマジシャンはカードを伏せてから、みなさんに手渡します。ところが実際には、写真はマジシャンによってすり替えられ、もう1人の右側の女性の写真が手渡されるのです。つまり、好みでない方の女性が手元に来ます。

みなさんは写真を手に取って眺めます。さて、このとき、「さっき選んだのと違うよ」と気づくでしょうか。驚くべきことに、やっぱり気づかないんです。これも変化盲ですね。いや、これは単に変化したんじゃない。自分自身が好みだと選んだのにもかかわらず気づかないわけで、もっと深刻な盲目性ですね。この盲目性は「選択盲《せんたくもう》」と名づけられました。

この選択盲では、さらにおもしろいことが起こります。質問をするのです、「どうして左側の女性を選んだのですか」と。するとおもしろいことに、手元の写真を眺めながら、「イヤリングが似合っているから」とか、「このほほ笑みがいいね」とか、「金髪が好きなんだ」とか、手元の写真の女性の特徴を挙げる人が少なからずいるんです。先ほど自分が選んだ女性は、イヤリングはしていないどころか、笑ってもいないし、金髪でもない……(笑)。

おそらく、選んでしまった以上は、「彼女を好きである」と本人は思い込んでいるわけでしょう。だから、事後的に好きな理由をこじつける。後づけのつくり話です。都合よく話の帳尻《ちょうじり》を合わせてしまう。ここで重要なポイントは、誤った説明をしていることに本人は気づいていないということです。だから、ウソをついているのとはわけが違う。あくまでも本気で言っているんです。本心から信じて、偽物の理由をでっちあげているわけです。

1―17　「どうして私のこと好きなの」と訊かれたら

みなさんにも、好きなJ－POP歌手やお気に入りの曲がありますよね。たとえば、宇多田ヒカルさんが好きとかね。じゃあ、そんなみなさんに訊きましょう。「なぜ好きなんですか?」、私がそう訊くと、たいてい答えを返してくれます。「このメロディラインがたまらない」とか、「ハスキーな歌声が好き」とか、そんな理由を話してくれます。

でも、それは多くの場合、真の理由ではないはずです。みなさんが「これこれこういう理由で好き」と、後から勝手にそう思い込んでいるだけです。

もちろん好きになったからには、どこかに理由はあるでしょう。でも、本当の理由は自分のあずかり知らないところにある。そうですね、たとえば、喫茶店で恋人とデートしているときに彼女の曲が流れていたとか。ただ、そのときは宇多田ヒカルという歌手は知らなかったし、曲が流れていたかどうかもよく覚えていない。とにかくいい雰囲気のデートだったと。

そして、その後、テレビを見ているとその曲が流れてきたり、あるいは、デパートに行ったらその曲が耳に入ってきたりするわけです。この場合も、「あ、あのときに流れていた曲だ」と本人は気づきません。でもね、楽しかったときに聞いたり見たりしたものは、だいたい好印象に転じるんですよ。だから次に聞いたとき、最初から「あれ、この曲、いいなあ」という感触になるんですね。

好きとか嫌いの理由は、だいたいそんなものです。つまり、この場合は「恋人とのデート」が本当の理由なんです。でも、私があえて「なぜこの歌手が好きなの」と訊くと、「だって、この声、超いいよね」とか「歌っているときの表情が好き」とか、もっともらしい理由をつけ始めるんです。これが私たちが知らず知らずのうちにやっていること。好きな理由なんて、案外、本人は気づいていないんですね。

だから、恋人同士が「どうして私のこと好きなの」なんて訊き合うのは、あれは、ナンセンスなんですよね。というか、もう「2人で勝手にやってろ」って感じです（笑）。

だって、よく考えてみればわかるでしょ。たとえば、「優しいから」とか「しっかり者だから」なんて理由を挙げたとしても、それに対しては極めつきの必殺反撃がありますよね。「じゃあ、優しくてしっかり者ならだれでもよかったの？」と。そんなこと言われても困っちゃうでしょ（笑）。やっぱり、どんな理由を並べ立てたところで、「かくかくしかじかの条件を満たしているから君が好き」ということには直結しない。好きな理由を言語化しようなんて、所詮《しょせん》、叶《かな》わぬ望みなんです。

似たような実験例を紹介しましょう。図書室で本を返す実験です。高校の男子生徒に図書室に本を返してもらうように頼むのです。実は、この図書室の受付の女性は実験協力者です。女性は、男子生徒が本をカウンターに返却する際に、本を受け取ろうと手を伸ばします。その瞬間、さりげなく男子生徒の手に触れるんです。実験は以上で終了、簡単ですね。

その後、男子生徒にインタビューします。さっきの女の人、どのくらい魅力的でしたかと訊くのです。すると、手に触れなかったときよりも、手を触られたときの方が魅力的に感じるんです。身体接触、つまりボディタッチが好意を生むわけです。

この実験でおもしろいのは、さりげなく手に触れている、という点です。現に、男子生徒に「手を触られたことに気づきましたか」と訊くと、「気づかなかった」と答える人が結構いる。そして、たとえ気づいていなくても、触られたときの方が魅力的に感じるのです。

そこで「なぜあの受付の女性に好感を持ったのか」と理由を尋《たず》ねると、これがまた、「瞳がキレイだった」とか「声が優しかった」とか、まあ大体、そんな取ってつけたような答えが返ってきます。

1—18　長い時間一緒にいれば好きになる？

もうひとつおもしろい実験を紹介しましょう。[12] 画面に並んだ2人の写真、①と②から好みの人を選んでもらう実験です。
①と②を左右交互に見せます（図13－A）。ただし、①を②よりも長く見せます。①は0・9秒、②は0・3秒とかね。とにかく、①は長く提示して②は短めというようにして、数回写真を見せるわけです。そして最後に「はい、どちらが好みのタイプですか」と選んでもらう。すると、①を選ぶ人の方が②よりも20％ほど多いんです。
これは「単純接触現象」といって、長時間接しているほど好きになるという脳の性質によるものです。なんとなく実感できますよね。だって、クラスメイトや部活のメンバー内で付き合う人って多いでしょう。社会人でも同じ。なんだかんだ言って社内結婚が圧倒的に多いんです。

結局、近くにいる人はよく接しているから好きになりやすい。これはかなり根強い現象だと思ってもらっていいです。だから、例の恐怖の質問「どうして私のこと好きなの」と恋人に訊かれたら、「ただ単に長く一緒にいたからでしょ」と答えれば、まあ、それで正しいわけです（笑）。

もちろん恋愛でなくても当てはまります。たとえばテレビの連続ドラマ。ドラマの1回目の放送時には、「この主人公の俳優、イケ好かないなあ」と思うこともありますよね。でも、回を重ねていくうちにだんだん好きになってくる。最終回にはファンになっていたりもする。そんなふうに、何度も接していると、もうそれだけで好きになってしまうという性質が、脳にはあるんです。脳って意外と単純なつくりになってる（笑）。

ところが、話はそんなに簡単ではありません。先の実験で①と②を見せるときには、左右に並

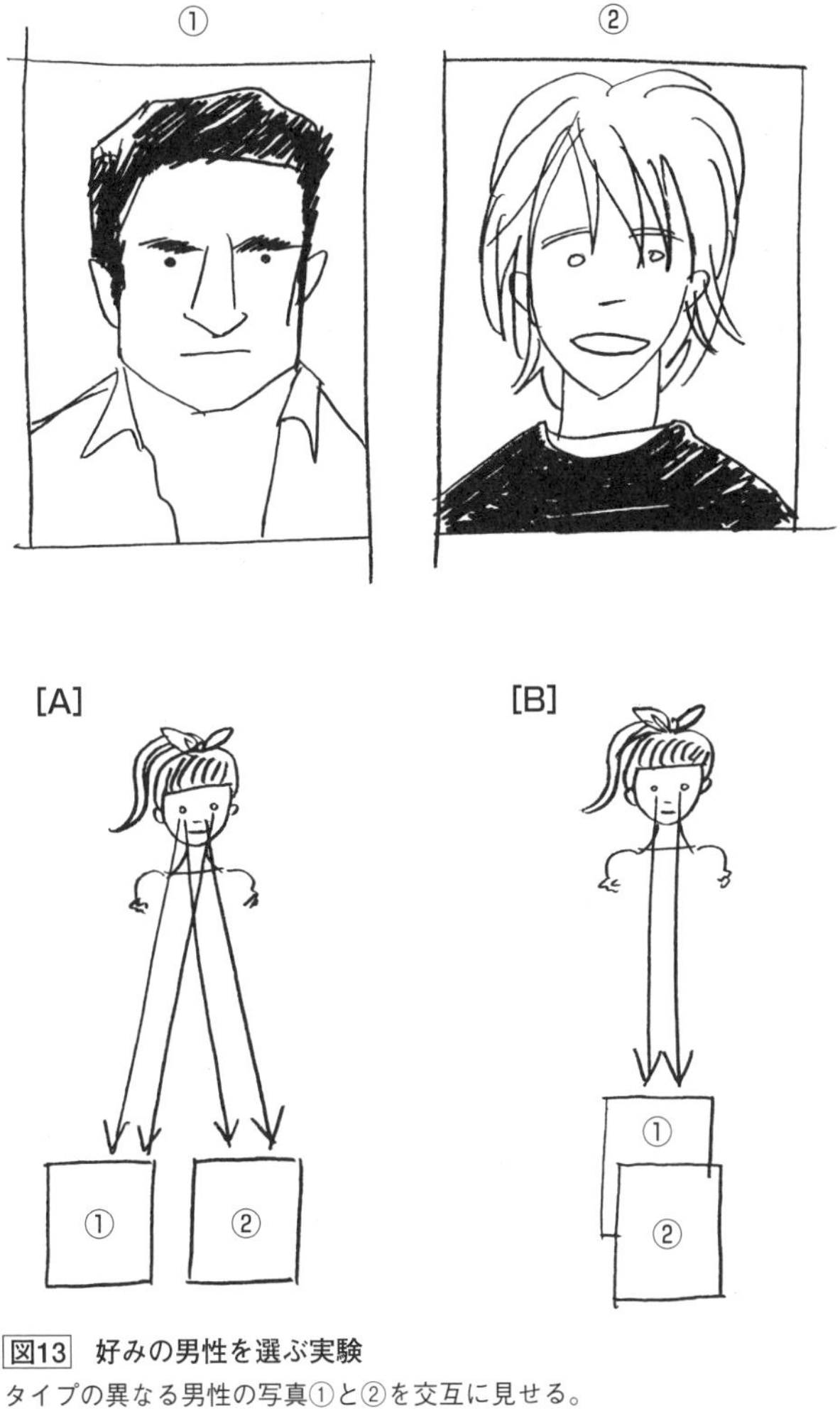

図13 **好みの男性を選ぶ実験**

タイプの異なる男性の写真①と②を交互に見せる。

[A] 左右交互に見せると、長く見せた方を選ぶ。

[B] 紙芝居のように同じ位置で交互に見せると、見せる長さを変えても、選ぶ確率は同じになる。つまり、視線の動きによって感情が引き出される。

べておいて交互に見てもらった。今度はそうではなくて、紙芝居のように、同じ場所で①を見せ、次に①を取り去って②に入れ替えて見てもらう、ということをやったんですね（図13－B）。するとどうなるでしょう？　この場合、たとえ①を②より長く見せても、選ぶ確率は五分五分になるんですよ。左右に写真を置いて交互に見せたときと、同じ場所で入れ替えて見せたときで何が違うんだろう。

それはこういうことです。左右の提示では、視線の動きがありますよね。つまり自分から積極的に視線を動かして見に行かないといけない。能動的に見に行っているんです。

一方、同じ場所で写真を入れ替えると、ずっと真ん中に視点を置いておけば、勝手に写真が入れ替わってくれる。こちらは受動的です。見させられている、と言ってもいい。

つまり、視線を動かすかどうかがポイントなのです。視線を動かすことによって感情が引き出される。あえて脳の立場に立って説明してみると、「私がわざわざ視線を動かしてまで見に行っているんだから、それだけ魅力的な人に違いない」というふうに脳は解釈するんです。

わかりますか？　これ、困った性質というか、おもしろい性質というか、広い意味で「錯誤帰属《さくごきぞく》」と呼んでいいでしょうね。

錯誤帰属なんて、はじめて聞く言葉ですね。これは、自分の行動の「意味」や「目的」を、脳は早とちりして、勘違いな理由づけをしてしまうということです。本当は研究者によって視線の動きをコントロールされているだけなのに、脳は「私が目をやって見に行っているくらいだから、つまり、私は相手に好意を持っているんだ」と間違った解釈をするわけです。悪口じゃありませんけど、脳はアホなんです（笑）。

1―19　吊り橋上の告白は成功率が高い？

似た趣旨の実験でもっとも有名なものは「吊《つ》り橋の上で告白すると成功率が高い」ですね。聞いたことがありますか？　あるいは、お化け屋敷でもいいですよ。これも脳の妙な性質なんです。実際に行われた実験と厳密には少々違うのですが、まあ、大ざっぱに言えば次のようなことです。

吊り橋の上は高所ですよね。だから緊張するわけです。高所恐怖症じゃなくても多少ドキドキする。そうしてドキドキしているときに告白されると、脳はおバカさんなので、そのドキドキしている理由を勘違いしてしまう。「あれ、自分はときめいているのか？」とね。

つまり、本当は吊り橋が怖くてドキドキしているのに、「告白してきたあの人が魅力的だから、私はこんなにドキドキしているんだ」と早とちりする。そして、相手に好意を持ってしまうというわけです。こういうことが脳には本当に起こるんですね。脳ってホント、カワイイ。憎めないヤツでしょ。

さらに類例に、「ロミオとジュリエット効果」というのもあります。たとえば、付き合っているカップルがいるとしましょう。ところが、女性の父親が「あんな奴とは付き合うな」と猛反対している。そんな悲運・逆境にあるとかえって愛情が燃え上がってしまうことはよくあります。これも一種の錯誤帰属として説明できます。

似たような経験がある人はいませんか。たとえば友達から「あんな人、最低だよ。別れちゃいなよ」と言われたのに、ますます好きになっちゃって、どうしようもない泥沼にはまってしまうような人（笑）。

これは、本当は反対されたから、緊張してドキドキしているんですよ。でも脳はそのドキドキ感を「相手がより魅力的だから」と誤ってラベルづけしてしまうわけです。そうやって、どんどんと好きになっていっちゃう。これが「ロミオとジュリエット効果」です。

スキー場のゲレンデでは「異性の魅力が割増になる」と言いますよね。あるいは私の場合ですと、学術学会に参加すると会場の女性が「美人さんばかり」に見えるんです（笑）。これも似たような脳の作用だと思います。だって、急斜面を滑降するときや、学会会場を歩き回るときは、やはり緊張感があるから、ドキドキしますもんね。

1―20　行動と感情が食い違う

ということで、錯誤帰属を逆手《さかて》に取って、意中の人を落とすにはどうしたらいいかを、まじめに考えた心理学者がいます。

普通、好きな人を振り向かせたいときには、「プレゼントをあげる」「つくしてあげる」という考えが浮かびますよね。でも、そうじゃないんです。そうではなくて、本当は逆で、好きな人からプレゼントをもらうんです。あるいは、仕事を手伝ってあげるんじゃなくて、仕事を手伝ってもらう方がよいのです。

なぜかというと、仕事を手伝わされた相手は、こんな思考をたどります。まず「どうして自分は手伝っているんだろう」と考えます。

次に、推論はこう進みます。「そもそも嫌いな人になんか手を貸すはずがない」「やはり自分はこの人が好きなのか」……。そう思い至って、次第に手伝ってあげている相手が好きになっていくのです。

これは無意識の心の作用です。一般に、自分が取った態度が感情と矛盾するとき、行動と感情が背反《はいはん》した不安定な状態を逃れようとします。起こしてしまった行動自体はもう否定できない事実ですから、心の状態を変化させることでつじつまを合わせます。

つまり、「好きでもないのに手伝っている」というのは矛盾しますよね。だから、この矛盾を解いて、行動と感情を一致させたくなるわけです。つまり、「好きでない」と「手伝っている」のどちらかを変更して一致させるのです。

ただ、行動してしまっていることは既成事実ですから変えようがない。だから、感情を変更するしかないですよね。「いやいや、実は好きだったんだ」と。

だから、好きな人を振り向かせたければ、「何かを手伝わせる」という作戦が成立するわけです。あれ？ 必死にこの秘訣《ひけつ》をメモしている人が会場にいますね（笑）。もちろん、この作戦は、やりすぎてはいけませんよ。ただの「使いっパシリ」にさせちゃいますからね（笑）。

1―21 報酬系・テグメンタが快楽を生む

さて、恋愛に話題を戻しましょう。脳はウソをつきません。つまり、脳を覗けば、恋愛している脳の状態がわかります。本当に、そういうことを調べた研究者がいるんですよ[13]。

とはいっても、愛情なんて人それぞれですから、ここでは条件をつけます。まず、付き合い始めてまだ3ヵ月以内というカップルに限ります。そして、アンケート調査で、恋人の写真を見ただけで「もうトロけそう」と答える、ベタ惚《ぼ》れラブラブ状態の人を選びます（笑）。

そういう恋愛まっただ中の人たちに、恋人の写真を見せて、脳のどこが活動するかを観察してみたわけです。そしたら、ほら、脳のこの領域が活動しているんです（図14）。

この部位はいわゆる「報酬系《ほうしゅうけい》」と呼ばれるもので、「腹側被蓋野《ふくそくひがいや》」と舌をかみそうな名前がついています。別名A10とも言います。私はシンプルに英名を略して「テグメンタ」と呼んでいます。

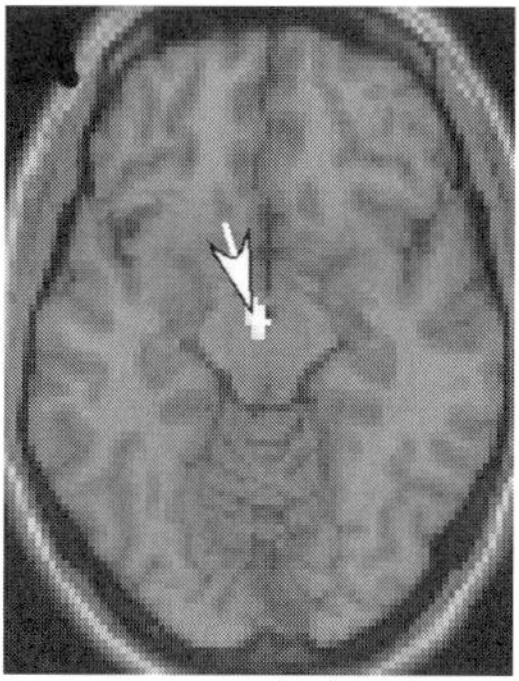

図14　恋愛をしているときの脳 ―― テグメンタの活動
脳を輪切りにした画像。テグメンタ（報酬系、矢印の部分）は、恋愛だけでなく、ドラッグやアルコールによっても活性化する。
Used with permission from Aron A, et al., Reward, motivation, and emotion systems associated with early-stage intense romantic love. *J Neurophysiol* 94:327-337, 2005. ©2005 by Aron A, et al.

つまり、恋愛しているとテグメンタが活動しているというわけです。さて、このテグメンタ、実は、恋愛以外のときにも活動することが知られています。

たとえばヘロインを服用しているとき。えっと、ヘロインは知っていますよね。麻薬の一種。キングオブドラッグなどと呼ばれていて、麻薬の中でもとりわけ強い快感を生み出す薬物です。ヘロインを服用すると、まさにこのテグメンタが活動するんですよ[14]。つまり、テグメンタは快楽中枢なのです。ちなみに、アルコールやほかのドラッグも報酬系の神経回路を活性化させることがわかっています[15]。

それにしても「薬」って不思議ですね。だってただのケミカルな物質ですよ。そんなちっちゃな分子が、脳や心のあり方に影響を与えてしまうなんて、すごいことだと思いませんか。うつ病が治ったりとか、眠くなったりとか、幻覚が見えたりとか、快楽を生み出したりとか。

一説によると、薬の語源は「奇《くす》し」だろうと言われています。つまり、薬の作用は「奇怪」あるいは「奇妙」だというわけですね。薬学部で脳の研究をしている私も、まったくの同感です。薬の作用には本当に「奇跡」を感じます。

さて、今の話のポイントはこういうことです。脳の快感はテグメンタから生まれる。「恋愛」しているときにテグメンタが活動しているということは、恋愛は快楽だということになります。

1―22　「あんな人と付き合うのやめろよ」は有効か

ネズミのテグメンタを電気刺激した実験があります。テグメンタに細い電極を刺して、弱い電流を流すと、テグメンタのニューロンを人工的に活性化させることができます。

刺激ボタンをピポピポと押すと、もう、ネズミたちは本当に気持ちよさそうにしている。

そこで、こんな実験アイデアが生まれますね。ボタンを実験者が押すんじゃなくて、ネズミ自身に自分で押させたらどうなるだろうって。

そうすると……、どうなると思います？　目の前のボタンさえ押せば、いつでも手軽に、最高の快楽が手に入る。そんな状態です。

するとね、想像通り、ずっとボタンを押し続けるんです。食べるのも飲むのも寝るのも忘れて。ホント気持ちいいんでしょうね。それで、最終的にどうなるか。死んじゃう動物も出てくるんです。そう、餓死《がし》して。

いいですか。これはとても大切なことを意味していますね。だって、ネズミにとって食べたり寝たりすることは、生命を永らえるために大切な行為です。生きていくのにもっとも重要なことだと言ってもいい。

にもかかわらず、ボタンを押しちゃう。つまり今、自分にとって何が一番大切なのかという判断ができなくなってしまう。快楽が目の前にあると、どうしてもその快楽に引きずられて、ことの重大さに気づけなくなってしまうんですね。

つまり、私に言わせれば、テグメンタは快感を生むというよりは、「盲目性」を生む部位だということになります。何が大切かわからなくなって、目の前のことだけで頭がいっぱいになっていく。

ドラッグもそうですよね。ドラッグをやっている人に「ドラッグなんてやめろ」と頭ごなしに言ったってやめるはずがないんですよ。だって、テグメンタを刺激する物質なんだから、ネズミの電気刺激と同じ状態ですよね。優先順位は寝食よりはるかに高くなっている。

ということは、恋愛も同じだ、と言えないでしょうか。だってテグメンタですから。そういえば、シェイクスピアは『ベニスの商人』の中で「恋は盲目だ」と言っていますよね。周囲から「あんな人と付き合うのやめなよ」なんて言ってもやめられないわけですよね。まさに中毒症状です。

しかも、好きな人のためだったらいろいろ尽くしちゃう。マフラーを編んであげたり、親身になって相談に乗ってあげたり、ステキなレストランを予約したり、といろいろやってあげちゃうんです。恋人以外の相手ならば、「そんなの面倒でやってらんない」というような苦労さえも厭《いと》わない。

イギリスの詩人バイロンに至っては、「君のためにたとえ世界を失うことがあろうとも、世界のために君を失いたくない」なんてことまで言ってます。読んでいる私の方が気恥ずかしくなってしまうくらいのゾッコンぶり。

そんなふうに、テグメンタは「盲目性」を生む脳部位。

だから、ふと恋から冷めたら「なんであんな人が好きだったんだろう」と自分を責めたりすることさえありますよね。でも、恋愛中は気づかない。脳の誤作動とでも言うのかな。まあ、こういう盲目性が恋愛のひとつの特徴なんですね。

1—23 心の底からバカになって恋人を選ぶ

次に、恋愛は一体何のためにあるのかを考えてみましょう。

まず私たち「生物」の使命。やらなければいけないことのひとつは、子孫を残すことですね。ヒトだけでなく、すべての動物は子孫を残します。サルも子孫を残すために交尾します。サルはヒトにもっとも近い哺乳類《ほにゅうるい》でしょう？　では、サルに恋愛感情はあるでしょうか。

サルが子孫を残すための様式や生態は、ヒトとずいぶん違います。サルも子育てはしますが、子育てはもっぱら母親の役割。実は父親がだれかわからないんです。

すごくせまい環境、たとえば動物園のサル山ならば、雄の数が限られていますよね。そんな環境ですら、父親はわからないことが普通です。つまり、「恋愛」の結果として子孫を残しているというわけではなさそうです。サルは発情したら、わりと手当たり次第、近くにいる異性と交尾をして、子孫を繁栄させていくらしい。

では、ヒトはどうでしょうか。人間にはより高度な知性がありますよね。すると、おそらく、できる限り優秀な子孫を残したいと、あれこれ思いを巡らせる。そこがミソ。

つまり、より秀《ひい》でたパートナーを見つけなきゃいけないという願望、つまり精神的プレッシャーが生まれる。しかし、地球上にはどれだけの人がいるでしょうか。世界の人口は60億とか70億などと言われていますから、異性の数、つまりパートナー候補の数は、その半分の30億人以上はいる計算になる。

30億人の候補者からベストな人、この人こそが私の最良のパートナーだと決めるのは不可能でしょう。一人ひとり検証していったら、あっという間に繁殖《はんしょく》適齢期が過ぎてしまいます。

そこで、どうするかというと、すべての候補を検証できないから、次善の策として、身近の「まあまあよい人」を選んで妥協しないといけないわけです。この意味で、ヒトはサルと同じですね。ただ、それだけだと、知的生物ヒトとしては、どこか納得できない気がする。では、どうしたらいいか。

そこで登場するのが恋愛感情です。恋愛感情は「この人でいいんだ」と無理やりに納得するために、脳に備わっているのだろう——私はあえてこんな合目的的な解釈をしています。恋愛はテグメンタを活性化しますから、心を盲目にしてくれる。すると、目の前の恋人しか見えなくなる。ほかの人なんかもうどうでもいい、「私はこの人が好きなんだ」「この人こそが選ばれし人だ」という奇妙な妄想が生まれるわけです。

もちろん、その人がベストの選択肢かどうかなんて、実際にはわかんないんですよ。というより、実際にはもっといい人はたくさん他にいるでしょうね（笑）。それでも、脳が盲目になり、心の底からバカになることで、私たちは当面は納得して、子孫を残すことができるのではないでしょうか。

これが脳科学者としての私の答えです。うーん、とても、いい話ですね（笑）。

古来、芸術や演劇、文学、それに哲学などでは、恋愛は崇高《すうこう》な対象として、大切にされてきました。でも、脳の視点から見ると、恋愛なんて、ちゃんちゃらおかしいというか、滑稽《こっけい》な心の飾り物、あるいは誤作動バグによる幻想だという解釈もできるわけです。

まあ、いずれにしても、テグメンタが活動する以上、どうしても「恋は盲目」なわけで、麻薬にも通じる快楽なんですね。だから、先ほどの楽劇『トリスタンとイゾルデ』の「恐ろしい魔力！　愛の幻惑！　恋の拘束！」という歌詞は、恋の本質を見事に言い当てている。

つまり、恋愛は脳からの魔法のプレゼントなんですよ。周囲はともかく、恋人たち当人にとって、最高に幸せな「閉じた世界」です。

1―24 サブリミナルが教える「やる気」の正体

今まで私が話してきたことを要約すれば、「私の気持ちはこうだ」と本人が思っていることは案外と当てにならなくて、むしろ脳は無意識が支配的だから、「本当は自分で考えるほどの自由はない」とか、「意識は単なる脳の奴隷かもしれない」とか、「私が決断した行動さえも本当は別のところに真の理由があるのかもしれない」ということになります。

そこで、次の問いが生まれます――私たちの思考はどこまで意識的なんでしょうか。逆に言えば、どこまで無意識なのでしょうか。

おもしろい論文を紹介します。これです。半年ほど前に発表された実験結果です。[16]

サブリミナル効果って知っていますか？　画面に一瞬だけなんらかのメッセージを見せると、当人には見えた気はしないんだけど、無意識の世界には届くらしいという映像技術ですね。

映画館のスクリーンに、「ジュースが飲みたい」とか「ポップコーンが食べたい」などという文字をごく一瞬だけ提示したら、実際に売店の売り上げが20%も上がったというデータもあります。「無意識の心を操《あやつ》る」なんて不適切だということで、アメリカで社会問題になりました。

現在は日本でも放送基準として、サブリミナル映像のテレビ使用は規制されています。「本当に劇的に効果があるのか」と疑う人もたくさんいますが、きちんとした実験条件下で提示すればちゃんと効果があります。[17]

さて、この論文に載った新しい実験では、参加者に簡単なテレビゲームをやってもらっています（図15－A）。ゲームですから、終了後にスコアが出ますね。その獲得点数に応じて賞金がもらえます。

短いゲームなので何回もやってもらいます。ただし、それぞれのゲームの前に、毎回ある画像を見せます。お金です。1ポンド硬貨か1ペニー硬貨のどちらか一方を見せるわけです。

コインの意味は何かと言いますと「掛け率」です。ゲームの点数に、この硬貨の金額を掛けたものが参加者への支払金額になります。ゲームをしてみると実感できるのですが、1ペニーよりも1ポンドが出たときの方が、やっぱり気合が入りますよね（笑）。獲得金が100倍になるのですから、いい点数を取ってやろうと頑張るんです。

ということは、1ポンドが出たときに脳のどこが活動するのかを観察すれば、「気合」とか「やる気」といったものが、脳のどこから生まれるかが推定できるわけです。その様子を調べると、ある部位が活動していることがわかりました。この脳部位は、たぶん今日はじめて耳にする名前でしょう。「淡蒼球《たんそうきゅう》」という部位です。

淡蒼球は、いわゆる「大脳基底核《だいのうきていかく》」という場所に属する脳部位です（図15－B）。大脳基底核という名前はちょっと長いので、ここではシンプルに「基底核」と呼ぶことにしましょう。

ということは、基底核は「やる気」や「モチベーション」に関与する脳部位ということになります。ここまではいいですか？

この実験、ここからが味わい深いのです。1ポンドか1ペニーかを、サブリミナル映像で見せたらどうなるか、という試験をやったわけです。

サブリミナル映像を見たことがある人はいますか？　あれ、ひとりもいないですか？　では、ご覧に入れましょう。今からムービーが始まります。よーく見ていてくださいね、1ポンドか1ペニーかどっちかが出ますから。いきます。

……（映像）。

はい、以上です。これがサブリミナル映像です。

あれ、みなさん、首を傾《かし》げていますね。そうなんです、どちらのコインが出たのかわからないんです。でも、それでいいんです。だからこそサブリミナル映像と言うんですね。100分の5秒以下という高速で、瞬間的に提示すると意識の上では見えません。

さて、今の画像を見せた上で、ゲームをやってもらうんです。すると参加者は、「掛け率がどっちかわからないよ」などと文句言うんですよね。だから「ともかくゲームを始めてください」とお願いしてやってもらう。

そして脳の活動をとると、なんと1ポンドが出たときの方が、基底核が強く活動しました。意識の上では見えていないにもかかわらず、脳は無意識のうちに周囲の環境からの刺激をちゃんと受け取って、しかも、正しく判断していたわけです。

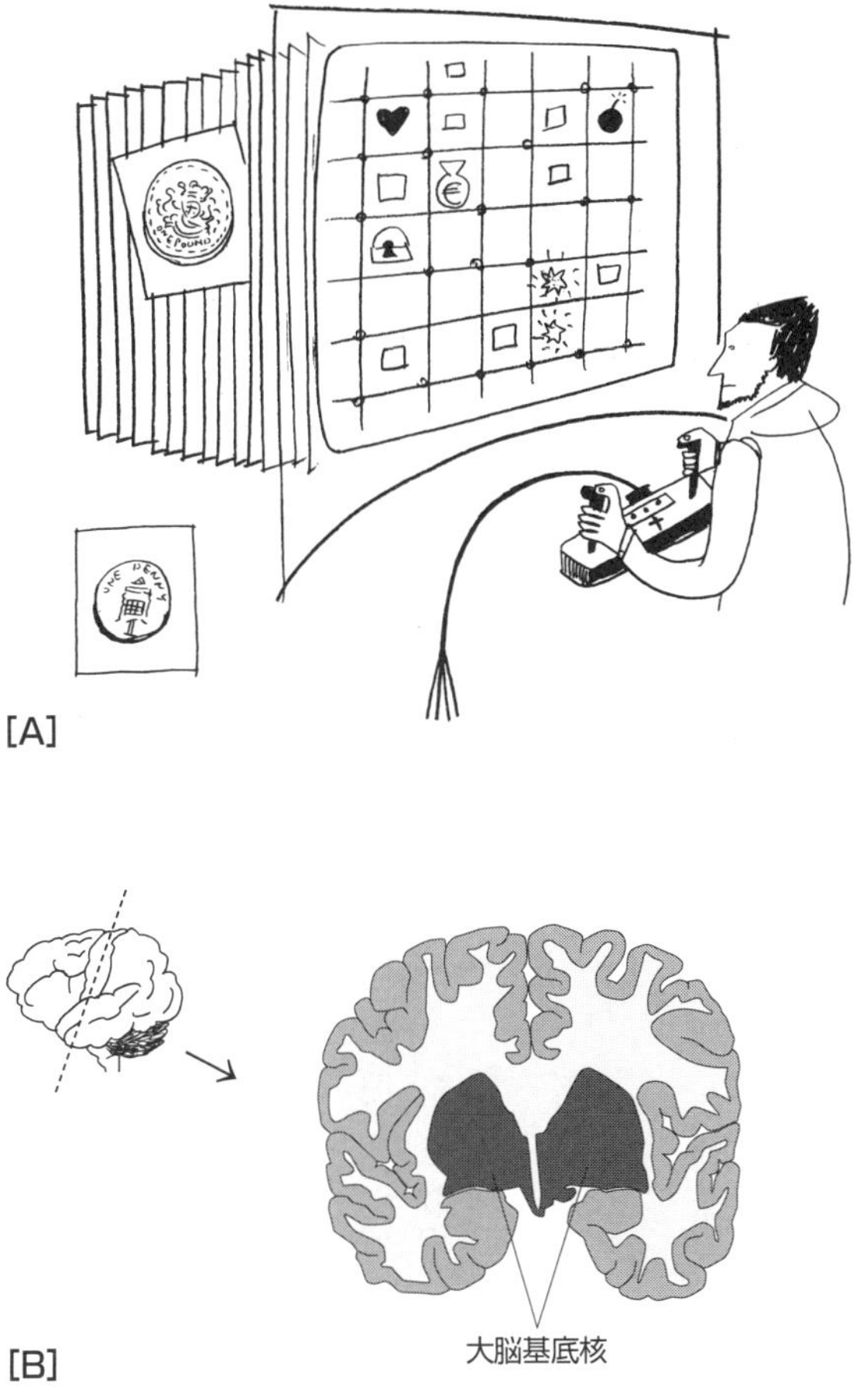

図15　1ポンド／1ペニーゲーム

[A] ゲームの前に、賞金の掛け率を表す硬貨を見せる。1ポンド硬貨か1ペニー硬貨かのどちらかを用いる。

[B] 1ポンドが出たときの脳の活動部位（脳の断面の模式図）。「やる気」が出ているときには、黒塗りの脳部位（大脳基底核）が活動している。1ポンド硬貨をサブリミナル映像で見せても、同じ脳部位が活動する。

ちなみに、本当にゲームに気合が入っているかどうかは、ゲーム・ジョイスティックを握る力で測定することができます。気合が入ると力が入るんです。これがデータです。1ポンドのときの方が握力が強いですね。本人は自覚していないのに、脳は真実をちゃんと感知しています。

1―25 「勘」をサイエンスが扱うと

このように、無意識の能力を調べていく研究から、最近、基底核は「直感」を生む場所だということがわかってきました。[18]直感です。うーん、直感なんて聞くと、何やら怪しげで、トンデモ科学の雰囲気がプンプンしてきませんか。でも、直感は実際にある脳の能力なんです。ただ、直感は最近まで科学の対象になりにくかっただけなのです。

日常会話でも「勘《かん》だよ、勘」などと言いますよね。たとえば、料理を習っていて、「塩を少々加えて」というときの「少々とは具体的には何グラムを指すんだ」なんて訊けば、料理の先生は「勘、適量よ」なんて返してくる。あるいは野球でフライが上がったとき、落下点に素早く移動したいときには、放物線の二次方程式を解かなくても、「勘」でキャッチできますね。「勘」って、いったい何なのでしょう。直感は、最近ではちゃんと科学的に扱えるようになっていて、基底核から生じることが示唆《しさ》されています。そこで、今日の最後の話題は「直感」にしようと思っています。

まず、「直感」の定義をしておきましょう。

「直感」と「ひらめき」は異なるものだということをご存じですか。日常用語では両者を同じような意味で使っているかもしれませんが、脳の研究ではまったく違うものとして取り扱っています。脳機能の視点から見ると、まるで別物です。

実際に、脳内メカニズムが違うのです。だから、もし両者を混同している脳科学者がいたらニセ研究者だと思ってくださいね（笑）。

直感もひらめきも、何かフとしたときに考えを思いつくという意味では似ているのですが、その後、つまり、思いついた後の様子がまるで違うのです。「ひらめき」は思いついた後に理由が言えるんですよ。「これこれこうなって、ああなって、だからこうなんだ。さっきまではわからなかったけど、今ならよくわかるよ」というふうに理由が本人にわかるんです。

一方、「直感」は自分でも理由がわからない。「ただなんとなくこう思うんだよね」という漠然《ばくぜん》とした感覚、それが直感です。そんな曖昧《あいまい》な感覚なのですが、直感は結構正しいんですよね。そこが直感のおもしろさです。

脳の部位でいうと、理由がわかる「ひらめき」は、理屈や論理に基づく判断ですから、おそらく大脳皮質がメインで担当しているのでしょう。一方の「直感」は基底核です。

1―26　ひらめきは寝て待て

これだけの説明だと、なかなかイメージがわかないと思うので、ひらめきと直感の差について、具体的な例を挙げてみましょう。

ここに数列がありますね（図16－A）。この数字の並びを示して「空欄に入る数字は何か」と問います。これを思いつくのは「直感」ではなくて「ひらめき」ですね。なぜならば、ここに入る数字を思いついたときに、その理由を法則に則《のっと》って説明できるからです。

ちなみに、この空欄、何が入るかわかる人いますか？　いいや、わからなくていいんです。実はこれは、解答時間が8時間という超難問。答えは「9」。ヒントは1と4と9しか使用されていないことです。……ゆっくり考えてみてくださいね。

さて、「ひらめきは寝て待て」という研究結果があります。[19]今の問題と同じくらいむずかしい数列の穴埋め問題を他にもたくさん用意して、それを8時間考えてもらう。

そのとき、解答者を3つのグループに分けます。ひとつ目のグループは、午前に問題を見て昼間に頑張って考えてもらって、8時間後の夕方に解答するグループ。ふたつ目は、夜寝る前に問題を見て、8時間の睡眠ののち、翌朝に起床してすぐに答えるグループ。最後は、夜問題を見るのですが、一睡もせずに徹夜で考えて8時間後に答えるグループです。

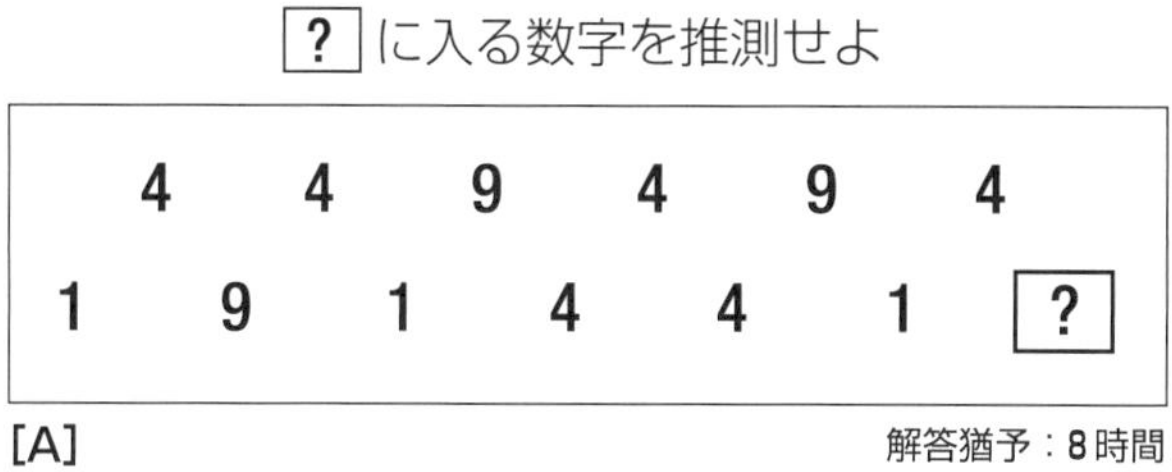

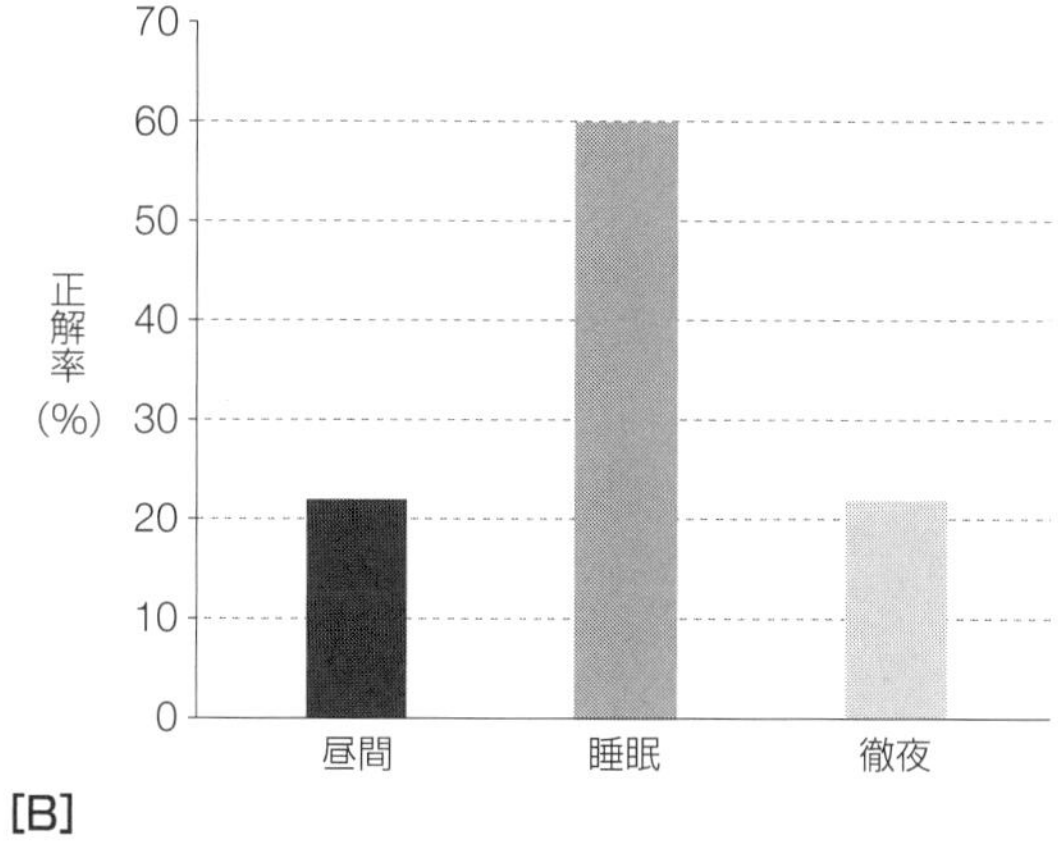

図16 「ひらめき」の実験

[A] 数列の穴埋め問題は、ひらめきによって答えを思いつく。この問題は解答猶予《ゆうよ》が8時間という難問。ヒントは1と4と9の3種の数字しか使われていないこと。

[B]「ひらめきは寝て待て」。昼間8時間考えても、徹夜で8時間考えても、正解率は同程度に低いが、8時間寝ていたグループは一番楽をしているはずなのに、3倍近い正解率をはじき出す。

Reproduced by permission from Wagner U, et al., Sleep inspires insight. *Nature* 427:352-355, 2004.

すると成績はこうなります（図16－B）。意外ですが、昼間グループと徹夜グループではほとんど差がないんですね。だいたい20点くらいの成績です。そう、先ほどの数列問題は8時間考えても、たった20点しか取れないくらいの難問だったんです。

でも、寝ていたグループは60点も取るんですよ。いいですか、彼らはただ寝ていただけですよ。一番楽をしているグループです。

このことから何がわかるかというと、睡眠は脳や体をクールダウンするための休息時間では決してなくて、もっと積極的に情報の整理や保管を行うための活動的な「行為」である、ということです。

というわけで、「ひらめきは寝て待て」が本当だ、と理解していただけたでしょうか。

1―27　なぜか答えだけわかる

さて、ここで「直感」の説明に戻りましょう。直感の具体例を挙げたいのですが、実はひらめきと違って、説明しづらいんですよ。それでも、最近有名になった心理試験を使うと、実感してもらえるかもしれません。これは「ブーバ・キキ試験」というものです。[20]

ここにふたつの図形が並んでいますね（図17）。未知の言語の未知の文字だったとしましょう。だから意味はわからないですよ。ただ読み方は辛《かろ》うじてわかった、という状況を想定しま

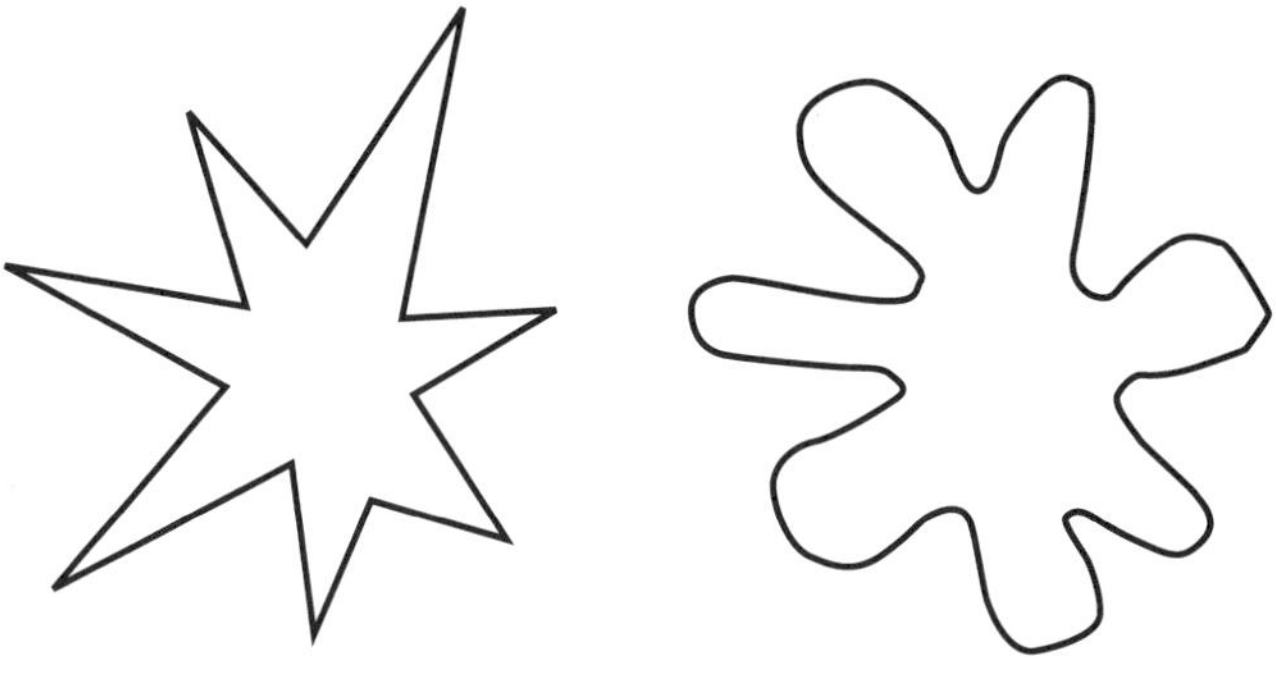

図17　ブーバ・キキ試験
図形は未知の文字である。どちらかが「ブーバ」、どちらかが「キキ」と読む。さて、どちらが「ブーバ」だろう。答えは“なんとなく”わかる。

す。

さて、その読み方ですが、ふたつの図形のうち、どちらかが「ブーバ」、どちらかが「キキ」と読むらしい。そこでみなさんに質問です。どちらがブーバと発音する文字だと思いますか？……だから、「ブーバ・キキ試験」という、何のひねりもない、そのまんまな名前がついているんですけど（笑）。

さて、いかがでしょうか。なんとなくどちらがブーバかわかりますよね。でも、これは不思議なことなのです。だって、未知の文字だから、本当は当たる確率は五分五分のはずです。でも私たちの心には、妙に確信めいたものが生まれますよね。こっちこそがブーバである、と。隣の人と答え合わせをしてみてください。きっと合致します。確信は当たっているんです。

私は、この確信こそが「直感」だと考えています。というのは、「それがブーバだと思う理由を言ってみて」と問われても、返答できないですよね。まあ人によっては「ブーバの方が曲線っぽいから」などなどと御託《ごたく》を並べる方もいるでしょうが、よく考えてみれば、何の説明にもなっていない。言い換えたにすぎないんですよね。だって、この試験の本質は「なぜ曲線だとブーバだと感じるのか」という問いにあるわけですから。

結局、当人に理由はわからない。けれども、推論のプロセスをすっとばして、なぜか答えだけがわかる。この意味で、ブーバ・キキ試験が示すものは「直感」の存在なんです。しかも、直感はわりかし正確で、正しい結論を導いてくれることが多い。そういうものなのです。

1―28　わからないのにできる

直感について重要な研究をもうひとつ紹介しましょう。これもサブリミナル効果を使った実験です[21]。サブリミナル映像で、異なるふたつの図形①と図形②を見せます。

みなさんの目の前にはレバーがあります。図形①が出てレバーを引けば1ポンドもらえるけど、引かなかったら1ポンド損するという仕掛けです。逆に、図形②の場合は、引くと1ポンド損して、引かないまま待機していれば1ポンド得します。簡単ですね。要するに、図形①だったらレバーを引く、図形②だったら引かない、とただそれだけをやればいいわけです。

ただし、図形はサブリミナル映像で出しますので、みなさんの意識上には見えない。ですから、勘に従ってレバーを引くべきか否かを決めないといけないのです。

しかし、この実験にはもっと重要なポイントがありまして、いずれが図①で、いずれが図②かを、みなさんにあらかじめ伝えないのです。それどころか、どんな図形が出るのかすら説明しません。つまり、「図形がふたつ出ます。どちらか一方はレバーを引けば得しますが、もう一方は引くと損します」とだけ伝えるわけです。ですから、みなさんは、「どちらがレバーを引くべき図形か」ということに気づくところから始めないといけません。

しかも、すべてサブリミナル映像ですから、この試験に参加した人は戸惑《とまど》うばかり。みなさんも、その困惑ぶりは想像できますよね。ですから、参加者を「とにかく勘でやってみてくださいよ」と、なんとか励まして、実験を行います。

さて、ここに実験の結果を示しました（図18）。もちろん、はじめはどちらの図形が正解か不正解かはわからないので、レバーを引く率は50％です。これは納得できますよね。

ところが驚くことに、しばらくすると図形①と図形②でレバーを引く割合に差が出てくるのです。そして20回も繰り返せば、ふたつの図形を正しく区別できるようになっているのです。

もちろん実験に参加している本人は、目の前にどんな図形が出たかわからないし、ましてやレバーを引くべきか否かという確信もないんです。でも、なぜか「偶然」では説明がつかない高いレベルで正答していて、みるみるうちにお金が貯まっていくわけです。

この実験ではさらに、勘に従って決断しているときの脳の活動をＭＲＩ（核磁《かくじ》気共鳴《きょうめい》画像法）で測定しています。直感を駆使しているときには、想像通り「基底核」が活動していました。

やはり、私たちの直感は基底核から生まれるというわけです。

1―29　無意識的で、自動的で、しかも正確

直感が基底核から生じるということをはじめて聞いたときに、私はとてもびっくりしました。

というのは、古典的な脳研究から、基底核は、直感ではなくてもっと重要な役割を担っているこ

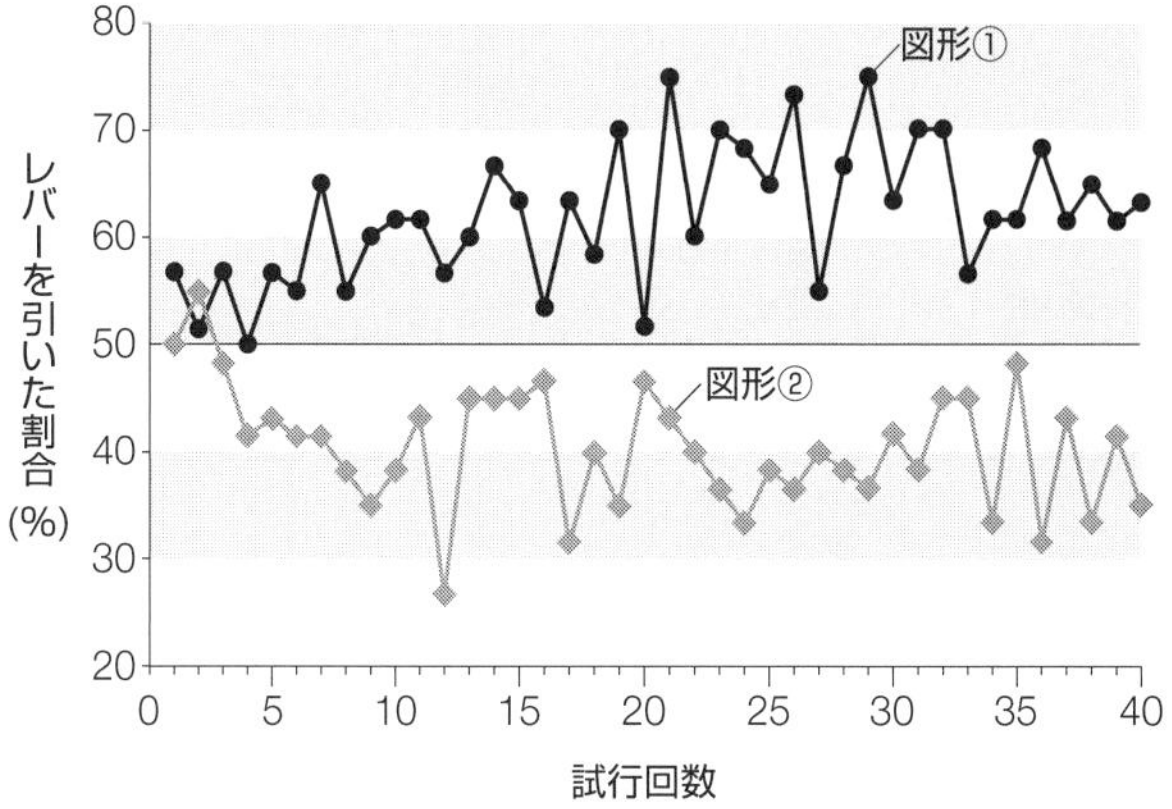

図18 「直感」のサブリミナル実験

サブリミナル映像で出される画像が図形①だったらレバーを引く、図形②だったら引かない。そうすれば獲得金が得られるゲーム。いずれの図形が①か②かを参加者には伝えていないが、20回も繰り返せば2つの図形を正しく区別できるようになる。ただし本人は「わかった」という感覚はまったくない。グラフの縦軸はレバーを引いた割合。

Reproduced by permission from Pessiglione M, et al., Subliminal instrumental conditioning demonstrated in the human brain. *Neuron* 59:561-567, 2008, with permission from Elsevier. ©2008 by Pessiglione M, et al.

とがよく知られていたからです。脳の教科書を読むと、「基底核は手続き記憶の座である」と書かれています。

「手続き記憶」とは、簡単に言えば「方法」の記憶のことです。つまり、ものごとの「やり方」です。テニスラケットのスイングの仕方、ピアノの弾き方、自転車の乗り方、歩き方、コップのつかみ方――とにかく何かの「やり方」の記憶のことです。基底核は、少なくとも「体」を動かすことに関連したプログラムを保存している脳部位なのです。

この「身体」に関係した基底核が、どうして身体とはもっとも関係なさそうな「直感」に絡《から》んだろうと、当初、私は不思議に思ったわけです。でも、真剣に考えると、すぐに納得できました。

それは、方法の記憶の特徴を挙げていけばわかります。方法記憶には重要な特徴がふたつあります。

ひとつ目のポイントは、無意識かつ自動的、そして、それが正確だということです。たとえば、箸《はし》の持ち方。これは無意識ですよね。意識して箸を持っている人はいますか？　たとえば、「おっ、このタイミングで上腕二頭筋《じょうわんにとうきん》を2センチメートル収縮させて、その次の瞬間には三角筋を5ミリメートルだけ弛緩《しかん》させて……」とか、そんなこと考えて箸を持っている人はいますか（笑）。いないですよね。

つまり、方法記憶は無意識なのです。箸を持つという些細《ささい》な行為でさえ、実は、腕や手や指にある何十という筋肉が、正確に協調して働いて、ようやく実現できる、ものすごく高度な運動なわけです。

それを無意識の脳が厳密に計算をしてくれている。その計算過程を私たちには知る由《よし》がない。計算結果だけが知らされている。だから、知らず知らずに箸を操《あやつ》ることができるわけです。その計算を担うのが基底核などの脳部位です。その計算量たるや膨大《ぼうだい》なものです。

しかも、重要なことに、基底核はほとんど計算ミスをしない。箸を持つのはほとんど失敗しないですよね。正確無比《せいかくむひ》なのです。

そうした高度な記憶を操るのが基底核。だから基底核の作動は、無意識かつ自動的かつ正確だと言えるのです。これが方法の記憶のひとつ目の特徴です。

ふたつ目の特徴は、1回やっただけでは覚えない、つまり、繰り返しの訓練によってようやく身につくということです。

自転車も、はじめて乗っていきなり乗れることはないですよね。何度も何度も練習してできるようになる。ピアノの練習もそうだし、ドリブルシュートだって同じ。訓練しているうちにだんだんできるようになります。繰り返さないと絶対に覚えない。その代わり、繰り返しさえすれば、自動的に基底核は習得してくれる、というわけです。

いいですね。私は、以上のふたつの特徴、つまり「無意識」と「要訓練」を挙げながら、よくよく考えてみたことがあるのです。そして、あるとき、「あれ、直感も同じだ！」と気づいたんです。

まず直感は無意識ですよね。「こうに違いない」と気づいても、その判断の理由が本人にはわからないんですから。つまり、無意識の脳が厳密な計算を行っていて、その結果として「こうだ」と最終的な答えだけがわかる状態なんです。箸の持ち方と似ていますよね。

1―30 理由はわからないけど「これしかない」という確信が生まれる

実は3ヵ月ほど前に、私と同い年の、あるプロの棋士《きし》とお話しする機会がありました。彼は、こんなことを言っていました。「将棋を指しているとき、先の展開を丁寧に読みながら指しています。ただ試合の序盤と終盤はいいけれども、中盤はむずかしい。中盤は可能な手の数が多すぎる」と。つまり中盤では、試合展開が読めないこともあるらしいのです。

ただ、そういうときでも、次の一手はこれを指したら勝てる、と感じるらしいんです。しかし、その理由は本人にもよくわからない。「なぜかわからないけれど、次の一手はこれしかないという確信が生まれるのです。理由はわからないけれど、その信念に従って試合を運んでいくと、不思議と勝っちゃうんです」と。

そういう話を、私のような素人が聞くと、「だから、あなたは天才なんですよ」と言いたくなりますね。「凡人には、〝神からの啓示〟のようなアイデアは都合よく降りてこないんです」と。

でも、脳科学的に言うのであれば、その考えは浅はかでしょう。だって、プロの棋士は訓練をしているからです。繰り返し繰り返し、幼い頃から将棋の盤を見てきて、いろんな対戦をして、戦局を眺めて、さまざまな手に思いを巡《めぐ》らせて……だから、指し手と盤面の展開が血となり肉となっている。

そういう「訓練」をした人の脳は、その局面を見ただけで、「直感」が働く。無意識の脳が膨大な計算を瞬時に行って、「次の一手」をそっと当人に教えてくれるのでしょう。その直感に従っていれば、そう、直感はほぼ正しいので、勝てる。

一方、私はといえば、将棋の訓練を受けていないですから、プロ棋士と同じ棋盤を見ても、何もアイデアは浮かびません。「直感」が働かないんですから。

もちろん、そんな状況でも「まあ、何か指してみてよ」と言われれば、それは指せますよ。「じゃあ、ここに桂馬《けいま》を」とかね。でも、これは脳科学的には「直感」とは言えません。あえて言えば「でたらめ」でしょうか(笑)。経験に裏づけられていない勘は直感ではありません。

こういうことを考えていくと、ひとつの重要な結論に達しますね。そうです、直感は「学習」なんですよ、努力の賜物《たまもの》なんです。直感は訓練によって身につく。私たちが箸を自然とミスせず持てるように、その理由が本人にはわからないにしても、直感によって導き出された答えは案外と正しいんだということになります。

1―31 ノンヴァーバル・コミュニケーションの性差

最近は、直感の男女差についての研究もなされています。「女の勘」という言葉がありますよね。一般的には、神話チックというか都市伝説というか、「そんなもんあるはずない！」と感じる人もいるかもしれないけれど、直感の論文を読むと、女性特有の直感はたしかにあると書かれています[18]。

その理由は、ホルモンやら、神経伝達物質などの男女差で説明されることが多いようです。とくに女性は「ノンヴァーバル・コミュニケーション」、つまり、言葉を使わない会話に長《た》けているとされています。だから、ちょっとした仕草や態度や表情に、メッセージを込めたり、あるいは、そこからメッセージを読み取ることが、男性よりも得意なようです。これが「女の勘」ということになるのでしょう。

一方、男性はこれが苦手なので、言葉を重要視します、いや、しすぎる傾向があります。だから、すぐに「言った、言わない」の口論になったり、やたらと契約書を結びたがったり、法律を制定したりするのでしょう。

女性のみなさんは、たとえばプレゼントをあげるときでも、その中身だけではなく、どういうリボンをつけようかとか、どんな装飾シールを貼ろうかとか、そういう細部まで気を配りますよね。そして、女性同士は気づくんですよ。「あ、これ、カワイイ」とかね。

そういう、言葉以外の疎通《そつう》が「ノンヴァーバル・コミュニケーション」です。男の人って、あいう細やかな気遣いって、意外と気づけませんよね（笑）。私もそうですが……。

よく考えたらそもそも、「カワイイ」という表現自体が、直感的ですよね。だってカワイイ理由は、たぶん、当人には言えないんですよ。でも、なぜかカワイイと自然に感じるわけです。

それから、テレビドラマや演劇を見ていると、浮気を見破るのはだいたい女性の役目ですよね。「あなた！　浮気しているでしょう」とかね。こんなケースでは、男は動揺を隠そうとして「何を急に！　言いがかりをつけるんじゃない、理由を言ってみろ、理由を！」なんて逆ギレする。そういうシーン、よくドラマや映画で見ますね。

でも、これ、すごく滑稽《こっけい》じゃありませんか？　だって「理由を言ってみろ」ですよ。理由がないから「直感」なんであって、つまり、理由を訊くのはヤボなんですよ。女性はおそらく本人も気づかないような微細なシグナルを、無意識の脳で検出して、見破ることができるのでしょうね。しかも、やっかいなことに、直感って正確だから、だいたい図星（笑）。

1―32　人生経験は直感を育む

さて、直感やセンスは基底核でつくられるということは理解できたでしょうか。実は、基底核にはとても心強い性質があります。それは大人でも成長を続けるということです。
赤ちゃんの脳はおおよそ400グラムくらい。それが成長とともに大きくなって、だいたいみなさんくらいまでの年齢には大人の脳のサイズになって、それ以降は安定します。生まれてから3倍くらいの大きさになっています。
ただし、それ以降でも、一部の脳部位はまだまだ成長することが10年ほど前に発見されました。大人になって成長する脳部位は2ヵ所ありまして、ひとつは前頭葉で、もうひとつは基底核だったのです。[22]
ということは、話をあえて卑近《ひきん》な例に引き寄せますと、私たちが学習したり、人生で経験したりすることの意義は、基底核、つまり「直感力」を育《はぐく》むという側面があるのではないか、と私は思いたいんです。

吾《われ》、十有五《じゅうゆうご》にして学に志し、
三十にして立ち、
四十にして惑《まど》わず、
五十にして天命を知り、
六十にして耳順《みみしたが》い、
七十にして心の欲する所に従えども矩《のり》を踰《こ》えず

これは、『論語』の有名な言葉ですね。みなさんも教科書で見たことがあると思います。40で惑わなくなるということは、40歳くらいから「直感」がさかんに働き始めるということを意味しているのではないでしょうか。少なくとも孔子《こうし》のこの名言を、私は、そう解釈しています。

こう見ていくと、もっとすごいのが70歳ですね。「七十にして心の欲する所に従えども矩を踰えず」ということは、思うままに行動して節度を外《はず》すことはないと言っているんです。つまり直感だけで行動して大丈夫だと（笑）。そういう心の境地に、私は早く達してみたい。逆に、70歳から見たら、50歳や60歳なんて、まだ若造なんでしょうね。少なくともこの意味では、歳をとることは、脳にとってはよいことだと言えそうです。

1―33　グッドエイジング、すなわち勉学へのスイッチ

最近、「アンチエイジング」という言葉が流行《はや》っていますね。日本語で言えば「抗加齢《こうかれい》」です。個人的な考えを言わせていただけば、私は、この言葉が好きではないんです。だって、「アンチ」なんて言えば、まるで歳をとることにあらがって、必死に抵抗しているみたいでしょ。この言葉は、歳をとることは「悪いことだ」というのを前提にしている。

でも、そうじゃないでしょう。少なくとも脳の機能から言えば、歳をとることはいい側面もた

くさんある。だから、歳をとることに逆らうのではなくて、むしろ加齢とうまく付き合っていくことの方がはるかに大切だと思うわけです。だから、私は「アンチエイジング」ではなくて、むしろ「グッドエイジング」という言葉を推奨《すいしょう》したいのです。上手に歳をとりましょう、ということです。[23]

さて、こうして直感は、年齢とともに成長していくことがわかりました。これは逆に言えば、若い頃は、まだ直感力が不足しているということでもある。そこで若者たちはどうするかといえば、直感ではないもうひとつの能力＝「ひらめき」を頼りにするわけです。

つまり、論理的思考を重ねていってアイデアを搾《しぼ》るという作戦ですね。こういう訓練をしっかり繰り返して、そしてまた、いろんな経験を積むことによって、将来的には直感力が養われていく。そんなことを心のどこかに忘れずにしまっておいていただきたいと思うんです。

と同時に、『論語』に戻って言えば、みなさんは今ここですね。「十有五にして学に志す」。この年齢の頃から、勉強に対する考え方が変わってくる。今までは勉強は、先生に「やらされるもの」であるような気がしたかもしれません。

そうではなくて、「勉強って意外と楽しいかもしれない」と、自分から積極的に学び始めるようになるのは、ちょうどみなさんくらいの年頃なんでしょうね。勉学へのスイッチがオンになる真っただ中を、今まさに生きているんだということを、自覚してもらえるとうれしいです。

はい、今日は以上です。90分間の講義にしては、盛りだくさんの内容だったと思いますが、何かひとつでも心に残ってくれるものがあれば、私はみなさんの先輩としてすごくうれしく思います。ありがとうございました。

第二章

脳は空から心を眺めている

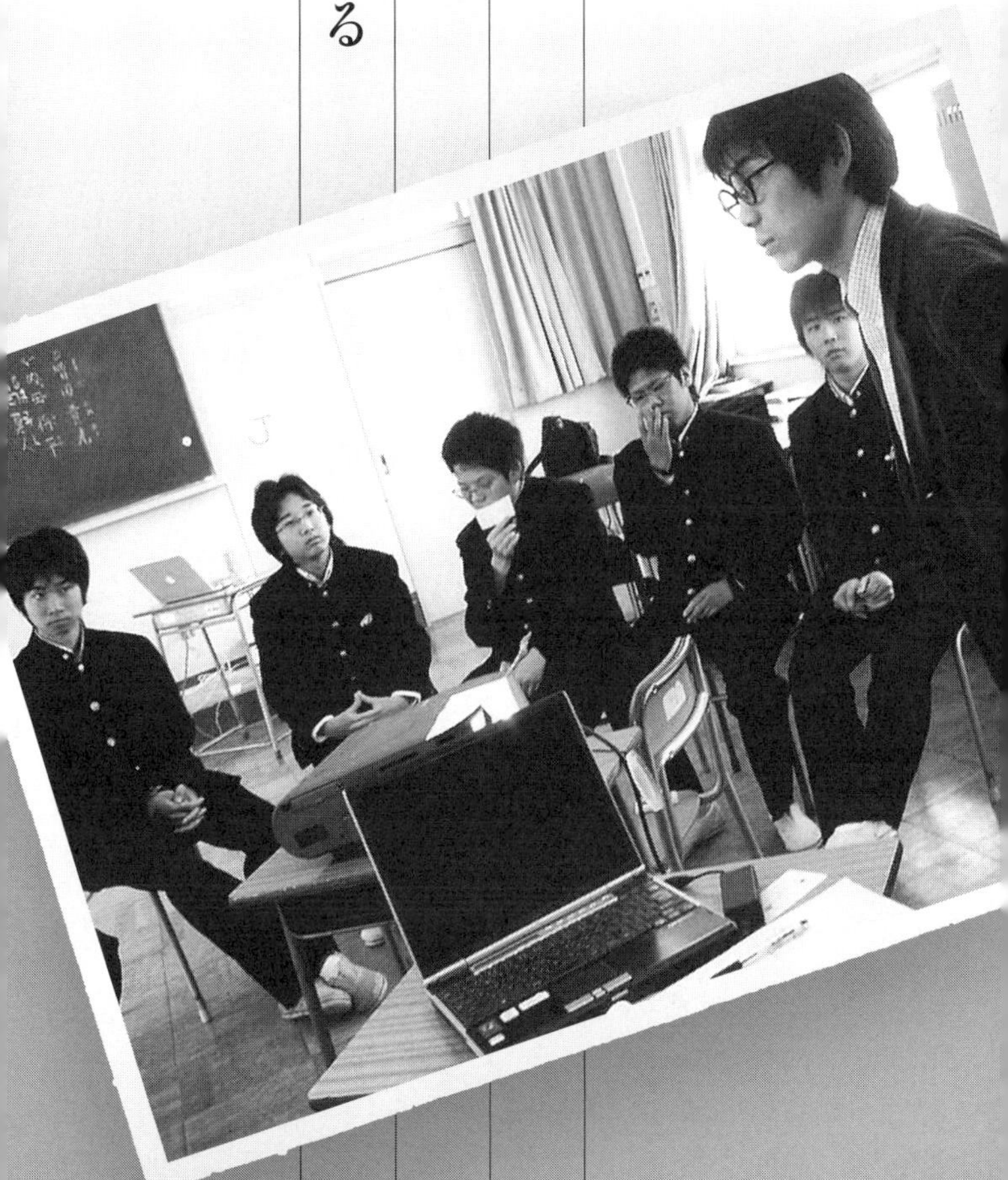

半年くらい前に体育館で、全校生徒に講義したけど、そのときの内容は今でも覚えてる?（本書第一章）

——藤枝東高校には『まこと』という校内誌があって、そこに講義録が載ってました。手を見れば理系か文系かがわかる、とか。

——人差し指の長い人が文系。

そうそう、そういえば、そんな話から始めたね。じゃあ、今日から始める講義は、あの全校講演を聞いてくれたということを前提に話していこう。3日間の連続講義だ。

今ここに集まってくれた9名のみんなは、春休みだというのにこうして参加を希望してくれたんだね。なんだかうれしいな。だって、前回の講義を聞いて、もっと知りたいって思ってくれたんだよね。

今回は少人数で、できるだけコンパクトな講義にして、それでいて最大限に、脳と脳研究の魅力を伝えたいと思っている。伝えたいことはいっぱいあるけれど、もちろん全部は伝えきれないから、もしかしたら消化不良になってしまうかもしれないけど、できるだけみんなの関心の所在を探りあてて、話題を展開していきたい。講義の最後には宿題も出そう。

——えぇー（一同）。

あはは（笑）。最後のおたのしみということで。

2—1　脳研究って何だろう

まず、みんなに、いくつか質問してみよう。そもそもみんなは「脳」に興味はあるのかな？たとえば「脳科学」って何をやってる学問だと思う？

——心理学と関係あるのかな、とか。

なるほど。たしかに、僕も職業について質問されたとき、「脳科学をやっています」と答えると、結構多くの人から「え？　じゃあ、私の心とか全部読めちゃうんですか」なんて訊かれるんだよね。もちろん答えは「はい、そんなの全部お見通しさ！」だよね……というはずはなくて、残念ながら心は読めない（笑）。

むしろ、研究者は普段、実験室にこもって、一般世間から隔離された世界で仕事をしているから、かえって人付き合いが苦手で、空気を読めないタイプも少なくない。僕もそんなタイプかも。

僕も脳科学をやる前は、やっぱり君と同じように、脳科学は心理学や哲学といった分野に近い学問なのかなと思ってた。けれど実際に携わってみたら、サイエンス、それもバリバリの理系の仕事であることがわかってきた。

もし脳科学だけで人の心が読めたら、カウンセラーとか、よく当たる占い師に転職した方が儲《もう》かりそうだね。でも、そういうわけにはいかなかった（笑）。
じゃあ、次の君。脳はいろんなことしてるんだけど、何のためにこんなに進化したんだろう。

――生態系の上の方に行って、種《しゅ》を残すため。

おお、すばらしい。そうだよね、きっと、その通りだ。じゃあ、それを踏まえた上で、あえてイヤらしい質問をするけど、脳を持ってない生き物でも、立派に生きている生命体はあるよね。たとえば細菌とか、校庭に植えられている美しい樹木とか。

乳酸菌も銀杏《いちょう》の木も、脳は持ってないけど、とりたてて生存に不利とは思えないよね。その証拠に、今日まできちんと子孫を残してきている。そう考えると、脳を持っていると有利なこと、脳ならではの利点ってなんだと思う？

――思いつくのは、脳があれば考えることができて、それから、その考えを人に伝えることもできる。そういうことは脳がないとできないんじゃないですか。

内省、そしてコミュニケーションってことね。なるほど。そしたら、さらに訊くけど、脳を持ってないものはコミュニケーションしないのかな。

――いえ、してますね。でも、たぶん人間ほどいろんなことを伝えたりはできないんじゃないか、と思うんですけど。

そういう確信がある？

――言語体系を持っているんで、人間は。

――カッコいい、言語体系だって（笑）。

あはは。たしかにそんな気がするね。君は脳を研究するとしたら何を解明したい？

――解明というか、機械を使って脳を再現できるか、というのをやってみたい。

機械、あるいはコンピュータを使って「人工脳」を発明したいってことかな。もし成功したら、それを使って何をしたい？

――機械の体になりたいです。

ほー、おもしろい。どこかの映画で見たことがあるような……。機械になったら何かいいことあるのかな。

――とりあえず長く生きたいです、おれは。

キッパリとした気持ちいい答えだ。たしかに世界中、あるいは人類史を振り返っても、至るところに「不老不死」の願望はあるよね。生物にとって本質的な欲望なんだろう。

2―2 「役立つ」以外にも記憶の役割がある

さて、今日はまず「記憶」について話をしたいなと思っている。なぜかというと、僕自身が「記憶」の専門家だから。だから記憶の話を初日にしておくのがいいんじゃないかなと。そこから出発して、今日の最後には僕らの「心の構造」の話題まで一気に到達したい。

さて、まずは記憶だ。記憶の「役割」にはすごく不思議なところがあるんだ。そもそも記憶は何のためにあると思う？

——今まで生きてきた経験を将来に活《い》かすため。

そうだよね。その通り。だから、役に立たないものはあまり覚えてもしょうがないし、役に立つように工夫されて脳に蓄《たくわ》えられているんだよね。この点については僕が以前に出した高校生への講義録『進化しすぎた脳』（ブルーバックス）でも触れているので、今日は、別の視点から、しかもいっそう多角的に考えてみたい。なぜなら、記憶には即物的に「役立つ」以外の、別の大切な側面があるからだ。

僕の実家は瀬戸川の向こう、川のわりと近くにあるんだけど、家の近くに大好きな場所がある。そこに行きたくて、この季節は、よく東京から藤枝市に帰ってくるんだ。そう、桜。

今のシーズンは桜がきれいでしょ。瀬戸川沿いの土手に桜トンネルが何キロも続いているよね。古樹のソメイヨシノ。実は今朝も、そこを1キロぐらいくぐって、この高校にやってきたんだ。観光地じゃないから、いつも空いてていいよね。独り占めした気分になる。

そこを通ると、子どもの頃の記憶がよみがえってくる。川の流れに溺《おぼ》れそうになったなとか、川辺《かわべ》で石投げ遊びしていたら人にぶつけちゃったなとか（笑）、いろんな情景が自然に思い出されて、そして、心が温まる。そう、これは「記憶」の恩恵だ。

2―3　突然、校歌を思い出す

最近、僕が経験したことで「記憶って不思議だなあ」と改めて実感したのは、今年のお正月、君らの高校が……というか、僕の母校が、全国高校サッカー選手権で決勝戦まで行ったでしょ。これは応援に行かなければと、教頭先生に「応援させてください」と頼んで、国立競技場に入れてもらったんだ。そしたら特等席。応援団の真ん前に座らせてもらったの。

でも、びびった。そう、うっかりしていたんだよね。生徒がみな立ち上がって……おいおい、何が始まるんだ、と。想定外。戸惑《とまど》うわけ。僕も周囲に合わせて立ち上がったら、なんと「校歌斉唱《せいしょう》」だった。試合開始前に校歌斉唱するでしょう。

しまった。卒業して20年経っているから、恥ずかしながら校歌を覚えてない。マズい状況だよ。「校歌も歌えないのか」……その程度の母校愛……物見遊山《ものみゆさん》で応援に来たのか、ただのお祭り気分か。そう問いつめられたら、かなり気まずい。

歌詞はおろか、メロディすら浮かばなかったので、これはどうしたものかと全身に緊張が走ったわけ。だって、応援団のすぐ前の席だよ。全国の生放送で、おどおどした自分がブラウン管に映ってしまうでしょ。

ところが驚いたことに、前奏が流れてちょうど歌が始まるところになったら、不思議と歌える。しかも、歌詞まで一字一句完璧に覚えてる。いやあ、これって不思議じゃない？　だって、自分には「覚えてる」という実感が一切ないのに、切羽詰《せっぱつ》まった状況に置かれると、記憶が自然に想起《そうき》されて、スラスラと歌えるんだよ。

こんな経験から、記憶というのは「覚えている」と意識できること、つまり「これは私が覚えている内容」というものばかりじゃなくて、それ以外のタイプもあるようだ、ということがわかる。

昨日は実家に帰って、普段はあまりやらないんだけど、久々にピアノを弾いてみた。僕はピアノは習ってない。ただ好きで弾くだけ。

母の大好きな曲があって、シューマンが作曲した『トロイメライ』という曲。その曲は母が働いていた頃の、寮の就寝時間に流れていた音楽だったらしく、今でも聴くのが大好きだという。だから、その昔、そうだね、ちょうど君らの年齢の頃だね、親を喜ばせようと思って、独学で練習したんだ。

でも、あれ以来、あまり弾いたことがなかったかな。昨日、実家で埃《ほこり》をかぶったピアノを開けて弾いてみた。やっぱり覚えている感覚はないんだけど、手が自然に動いて、ある程度は弾ける。こんな例を見ると、記憶は「将来に役立てるため」という、つまり、「未来への準備」として情報を保管しておくという側面があるのは当然だとして、でも、それ以上の深みがあるような気がしてこない？

2―4　世界はわずか5分前にまるごと創造された？

それで残りの3人、君らは2年生だったね。あえて、むずかしい質問をしてみたい。かつてある哲学者がこんなことを言ったんだ。「世界は5分前にできた」と（図19）。えっと、僕の時計によれば、今、朝9時37分か。ってことは、じゃあ、9時32分に世界はできた、ってことだ。その前は世界はまったく存在しなかった――さて、この説を、君らはどう否定する？

あれっ、シーンとなっちゃった。世界がたった今誕生したばかりだというと、何か違和感を覚える？

――もちろん違和感はあります。5分前にできたなら、5分間しか自分はこの世界にいなかったということになり……。

そう。なのに君には幼い頃の記憶があるでしょう。入学式の記憶とか、運動会の記憶とか。でも、その哲学者は、そんな思い出すらもすべて、たった5分前に脳に移植されたものであって、あたかも昔から自分が生きてきているような気がしているだけだ、すべてはただの幻想だと言う。さて、どう否定する？

――反論したいですけど、ちゃんとした証拠がないんで……。

たとえば校庭に出て、樹をチェーンソーで輪切りにして、「ほら、年輪がいっぱいあるでしょ。だから5分前に世の中ができたなんていうのはおかしな話だ」というのはひとつの反論かもしれない。けど、やっぱり反論になってないよね。その年輪すらも5分前にできたかもしれないからね。

——ある物事が起こって、それをはっきり覚えていられるのは、そもそも5分ぐらい前のことばかりで、5分間のことだったら、こうなってこうなったと言えるけど、それより前のことは「たしかこうだったんじゃないか……」くらいにしか言えないと思うので……。

2—5　昨日の自分と今日の自分は同じ?

うーん、すごくいいところに気づいたね。記憶には長い記憶と短い記憶があって、これは単に時間が長い・短いというだけの違いじゃなくて、脳内のメカニズムも違っているんだ。短期の記憶と長期の記憶とでは、どうも使っている脳回路が違うらしい。記憶の鮮度が褪《あ》せるスピードという以上の違いが、数分以内と、それよりも長い記憶にはある。それは重要な視点だね。

ただ、今の僕の質問は、少し方向性が違うんだな。そうだなあ、別の質問に変えてみようか。

昨晩は何時間寝た?

——6時間ぐらいです。

寝てから朝起きるまでのあいだは、ほとんど意識がないよね。でも今朝、起きたときに、昨日

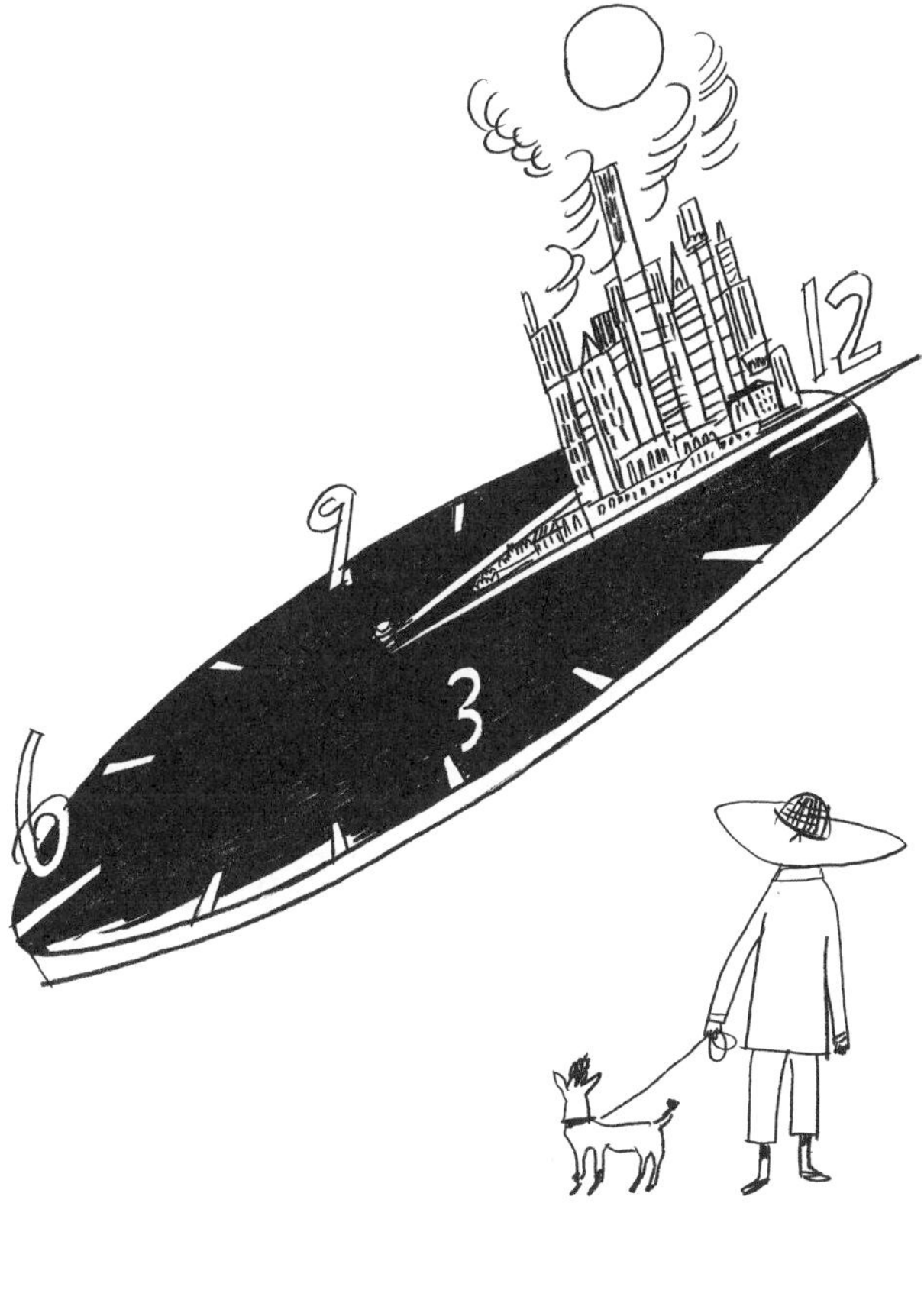

図19　**世界は５分前に創造された**
あなたの思い出や、樹木の年輪、過去の痕跡《こんせき》もまるごと５分前に創られたと言われたら、それを否定できるか……。

の自分と今日の自分が同じだということに疑問を持った？

起床して、あれ、昨日の俺と今日の俺は違う人間だ、もう別人だ……とは思わないよね？ なんで不思議に思わないのかな。同じだという確証はないよね。途中で意識が途切れているんだから。

となると、自分が今ここにいて、自分は昔から一貫した時間の中で、1人の人間として連続して成長してきた存在である、という実感は、ある種の「盲信《もうしん》」というか、信仰というか、つまり、そう強く信じているだけのことであって、そこにはなんの保証もない。

これを保証してくれる唯一の拠《よ》り所は、実は「記憶」なんだね。

その記憶は、もちろん、いつできたかはわからないよ。5分前かもしれないし、そうじゃないかもしれない。根拠なんて全然ないんだけれど、でも、自分が今「安定した存在」であるという安心感は、それを裏づける記憶から生まれているような気がするよね。

だから、記憶が、未来のための情報保管という役割を持つのは自明として、もうひとつの大切な役割は、〈自分〉という自我を存続させることなんだ。ただただ「将来役に立てたいから」というピュアな目的、あるいはプラグマティックな目的じゃなくて、もっと根源的なところで記憶は自分自身を創造しているということ。

2―6　日常は根拠のない信念に満ちている

この考えをもっと拡張しよう。だれでも自分については「昔からこう生きてきた」と、記憶に頼って確信しているけれど、実はそれ以外にも、世の中の多くのことは、基本的に「信じている」ことで成り立っている。

神の存在を信じるかとか、恋人の愛を信じるかとか、いろいろなレベルの「信じる」がある。そんな大きなことでなくても、たとえば、テレビの電源をオンにすれば画面に番組が映るというのも、信じているよね。

まあ通常は「信じる」なんて大袈裟《おおげさ》な言葉は使わないかもしれないけど、でも、その因果関係には保証もない。テレビが壊れているかもしれないしね。でも信じているから、そう期待して電源を入れるわけ。道を歩いていて、あの角を右に曲がれば薬局があるとか、そんな日常的な知識についても、いわば信じている。もしかしたら移転してもう薬局がないかもしれないでしょ。

僕らが生きている世界というのは、確固たる根拠のないまま、ただただ自分の信念の中を歩んでいる。改めて考えてみると、記憶って、そういうフワフワとした不確実さを疑わせないパワーを生み出しているんだよね。

そうした思考を巡《めぐ》らせていくと、おもしろい面が見えてくる。いろんな実験からそれがわかる。

たとえばうちはイヌを飼っている。これまたヘンチクリンなイヌでね。チャイニーズ・クレステッド・ドッグというイヌの種類。聞いたことある？……ないでしょ。僕もこの犬種は我が家のイヌ以外はまだ見たことがない。そもそもこの犬種のことを知らなかったくらい。けったいなイヌでね、無毛犬といって、体に毛がないんだ。頭と足と尻尾にだけは毛が生えている。皮膚《ひふ》に触ると新素材みたいな不思議な感触。

我が家のイヌには首輪とリードをつけている。その綱の長さは2メートルぐらいかな。ある日、僕は意地悪をして、犬小屋から4メートル離れたところにエサを置いて、その場を離れたの。ところが5分後に戻ってみたら、なんと、その隙《すき》にエサが食べられている。

さあ、このイヌ、どうやってエサを食べたでしょうか。

――……。

あれ、1人もわからない？　答えは、単に綱を犬小屋に結びつけてなかっただけ。

――ずるい……（笑）。

いいかな、よく思い出してごらんよ。そもそも僕は綱を犬小屋につないだなんて一言も言ってない。でも、「綱」「イヌ」「犬小屋」という単語を聞けば、「綱はイヌと小屋をつなげている」と思うでしょう？　そういうある種の前提というか思い込みが、記憶の中から「当然のもの」として勝手に生じてしまう。そういうことが脳内で起こるんだ。こんな現象は、まさに記憶におおいに依存している。

それはたしかに「思い込み」にすぎないけれど、でも、必要なことではあるんだ。そもそも、人と会話するときだって、何から何まで事細かにすべてを説明するのは時間がかかるよね。だから、一部の情報を与えられただけで、「きっとこうだ」と背景を推定しないと会話できない。

2—7　部分から全体を類推する

このように、一部の情報から全体を類推し補完する思考過程を「パターン・コンプリーション(pattern completion)」と言う。これは脳の大切な作用。僕らは気づかないうちに、いろんなところで、このパターン・コンプリーションをやっている。だって、世の中の情報って、すべて不完全でしょ。だから足りないところを想像で補わないと理解できない。

逆に言えば、コミュニケーションにおいては「どう省略するか」という技が、重要になる。うまく省略できれば、少ない情報でも、相手に十分に伝わる。

たとえば、省略の上手なことで有名な作家は、近代でいうと夏目漱石かな。夏目漱石の『吾輩《わがはい》は猫である』の冒頭の文章はどんなだっけ……?

——吾輩は猫である。名前はまだ無い。

そうだね。ここにもパターン・コンプリーションが見られるでしょ。「名前はまだ無い」とあるけど、「誰の名前が無いのか」は書いてない。にもかかわらず、僕らはこの文章を読んだときに、「猫に名前がついていない」ということを、暗黙の了解として読み解く。そうやって、脳が持つパターン・コンプリーションの性質を利用して、いかに多くの記述を省略できるかというのは、文学のひとつの醍醐味《だいごみ》でもあるんだな。その究極的な形が、詩や和歌なんだと思う。

今、この画面に変な図形を出したけど、これ、何かわかる？（図20－A）あるものが隠れていて、一部分しか見えてないんだけど。さて、何が隠れているでしょうか。何かが隠れていて、黒い部分だけが見えている。

「これが隠れてますよ」と伝えるための普通のやり方は、答えを見せてしまうことだよね。隠れている実態をそのまま明かしてしまえばいい。当たり前だけど、そうすれば必ず伝わるよね。

でも、「答え」を見せないまま、君らにちゃんと「答え」を知らせることができる。これもまた省略の妙《みょう》というか、脳がいかにパターン・コンプリーションをしているかという例だ。さて、どうすればいいか。

この図形はすでに一部、何かが隠されているでしょう？　でもその図形にさらに「隠し雲」を加える（図20－B）。すると、みんなに答えが伝わる。実際にやってみようか。こうやって、ここに隠し雲をつくってみる。ほら、わかった？

——ああー……（一同）。

ね、文字が書いてあるでしょ、「ABC」と。黒い部分だけについて言えば情報は増えてない

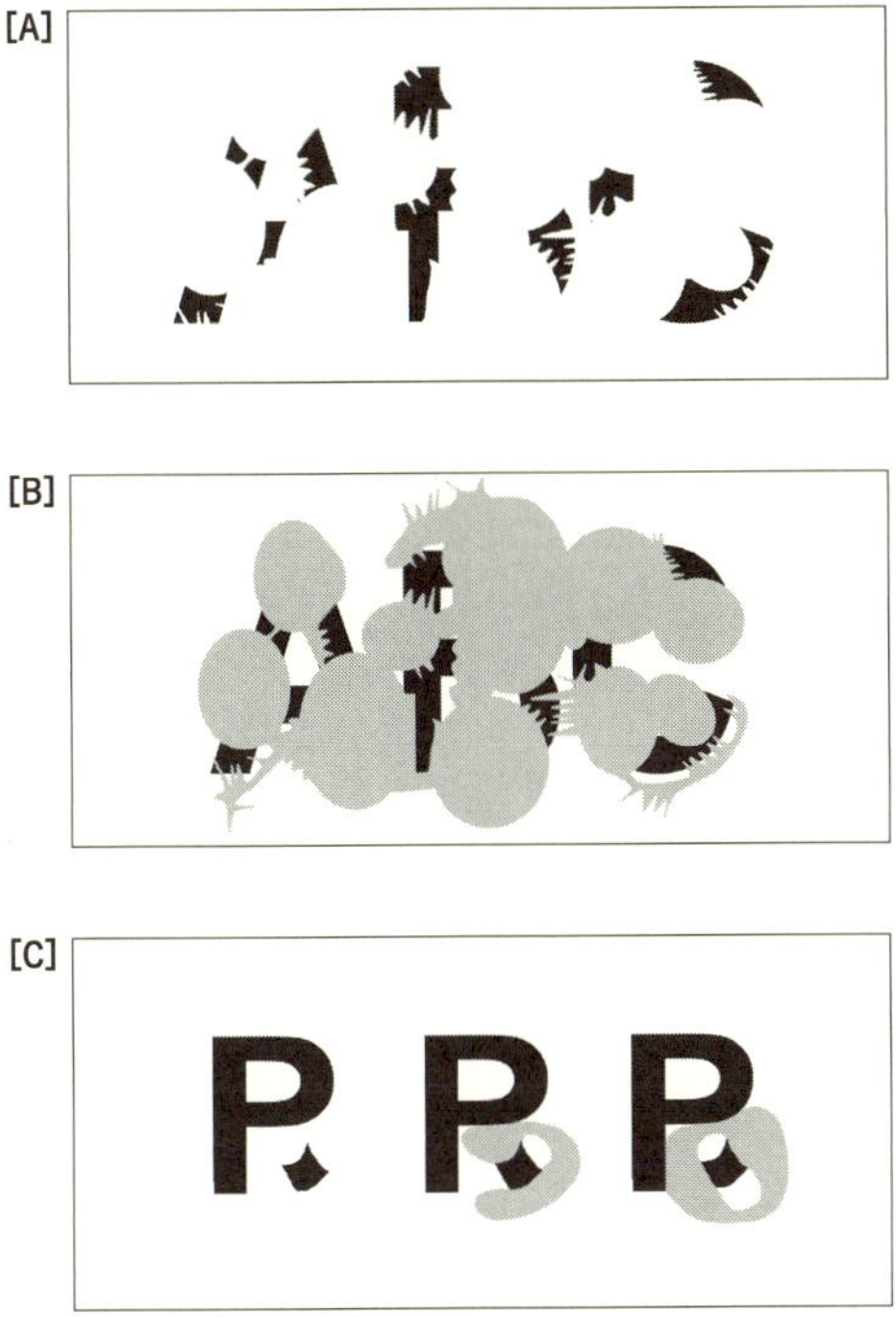

図20 パターン・コンプリーション
脳は一部の情報からでも全体を類推して補完することができる。
[A] 黒の模様が何なのかわからない。
[B] しかし「隠し雲」を加えると「ABC」と読める。
[C] 同じ図形なのに、隠し方によって「R」(中央) にも、「B」(右) にも見える。

Reprinted by permission Kunihiko Fukushima, Restoring partly occluded patterns: a neural network model. *Neural Networks* 18:33-43, 2005, with permission from Elsevier. ©2005 by Kunihiko Fukushima.

よね。にもかかわらず、きちんと伝わる。これがパターン・コンプリーションの力で、脳の持つ作用なんだな。

2―8　自由に世界を受け取ることなんてできない

でも、ここで、よく考えてみて。実はパターン・コンプリーションがあるということは、裏を返せば、そこに君らの自由はないということでもあるね。だってさ、この図形はもう「ＡＢＣ」以外に見えないでしょう。それ以外のものに見る自由が奪われている。無意識のレベルで強烈な推測が自動的に進行してしまって、答えが一義的に決まってしまう。別の解釈があったかもしれないのに、その可能性を許さない強い制約が生まれてくる。

別の例を見てみよう[1]（図20－Ｃ）。

同じ図形なのに、隠し方が変わると、違う文字に見えるでしょう？　黒い部分はまったく同じ。片方はＲに見えるし、もう片方はＢに見える。というより、もっと言えば、片方はＲにしか見えないし、もう一方はＢにしか見えない。つまり、僕らには解釈の自由がない。

こう考えると、僕らは自分では自由にいろんなことを考えて生きているつもりかもしれないけれど、実際にはごく決まりきった、特定の約束ごとの中でしか思考を巡らせていないという事実が浮かんでくる。

すでに経験して見知っている記憶を頼りに推測しなきゃいけないから、そんな思考パターンの「縛《しば》り」が生まれてしまうわけだよね。でも、この事実を裏返して考えれば、やはり、意識するにしてもしないにしても、僕らの思考や信念は〈記憶〉が頼りだという言い方ができる。

さっきの「世界は実は5分前に創造されたのかもしれない」という仮説もそうだ。世界が実際にいつできたのか、本当のところはともかく、僕らは今持っている記憶を手掛かりにこの世界を体験するしかない。そういうことをまず知ってほしかったんだ。

2−9　逆さメガネにもやがて慣れてしまう

ところで、こんな実験がある。僕も以前やったことがあるんだけど、「プリズムメガネ」って知ってる？　メガネのレンズの部分にプリズムが入っていて、右方向からの光が屈折して自分の真正面に入ってくる。だから、正面を向いているつもりでも、すべての視界は右側にズレる。そういう特殊なメガネをかけてみる。

最初のうちはモノを取ろうと手を伸ばしても、うまくつかめない。どうしても手が左の方にズレてしまう。ものすごく違和感があって、くらくらとめまいがする。だけど、そのうちに慣れてしまう。10分も経てば、このプリズムをつけたまま生活できるようになる。モノもつかめるし、針に糸を通すことさえできる。視界のズレが当たり前になっちゃうんだ。

もっと強烈なメガネがある。僕はかけたことがないんだけど、「逆さメガネ」。視野の上下がひっくり返って見える。上と下が逆さ。それもきっとめまいがするよね。かけた人の話を聞くと、最初は乗り物酔いのような症状で気持ち悪かったけれど、でも数日、あるいは1ヵ月もすれば、まったく問題なく日常生活を送れるらしい。

——それ、かけたことあります。

へえ、どこで？

——「る・く・る」って知っていますか？　静岡に科学館があるんですよ。昔の児童会館。

ああ、児童会館はよく知ってるよ。もうないんだ。なんだか世代間ギャップを感じるなあ（笑）。

——児童会館が変わって、いまは「る・く・る」が、静岡駅の南口にあるんです。そこでちょっと体験しました。

どのぐらいの臨場感があった？　僕も試してみたいな。経験者の話では、トイレに行ってオシッコする。すると、オシッコが自分に向かって飛んでくるような気がして、おおーっと思わずのけぞった、なんて話も残っている（笑）。科学館のメガネでは、さすがにそんな変なことまでは試せないか。

——はい（笑）。

逆さメガネをかけると、そういう今まで経験したことのない妙な世界が現れる。でも、そんなキテレツな世界であっても、いずれ慣れてしまって、普通に生活できる。

となると、逆に、僕らが今見ているこの世界とは一体何だろう。だって、ひっくり返っていても何の違和感もなく生活できるわけだよ。僕が試した左右プリズムもそうだったけど、一度新しい世界に慣れてしまうと、今度はメガネを外《はず》したときに、逆に、違和感を覚える。

今まで自分が育ってきた世界そのものなのだから、今まで通りにやればいいんだけど、さっきまでの視覚と触覚のズレを補正する補償《ほしょう》回路が働いているから、なぜか今度は違う方向に手が伸びてしまう。となると、僕らが見ているこの世界って、一体何が正しくて、何が間違っているんだろう。そんな話になってくるよね。これについてもう少し考えてみよう。

2―10 目のレンズが生み出す世界像は天地が逆！

みんな目の構造は知ってるよね。図鑑とかで見たことあるでしょ？ 目にはレンズがある。レンズで屈折した光が眼底《がんてい》の網膜《もうまく》で像を結ぶ。

目のレンズは片目1枚ずつしかないよね。ということは、虫メガネと似ているね。虫メガネを使って、遠くの風景を眺めたことはある？ どういうふうに見えた？

――**上下がひっくり返って見える。**

だよね。ということはさ、たとえば、この図のように地面からまっすぐ天に向かって木が生えていたとする（図21）。僕らがこの木を眺めるときに、木の像が網膜にどう映写されるかというと、レンズを通して上下が逆になるから、〈地面〉が上の方向に相当して、その地面から生える木が下方にある〈空〉に向かって伸びている、そんなふうに映るよね。目のレンズは1枚だから、網膜には倒立した像が映るわけだ。

僕らは常に上下がひっくり返った世界を見ている。つまりね、さっきの「逆さメガネ」をかけるということは、僕らが生まれながらにして持っている「逆さメガネ」（目のレンズ）を矯正《きょうせい》して、あるがままの正しい向きに修正してあげたということになるわけだ。

ほらね、だんだんわかってきたでしょ。僕らに今見えている世界の「正しさ」って、一体何なんだろう？　何が正しいのか、何が間違っているのかなんて、結局、脳にはもともとそんな基準なんてないんだよ。

僕らが今ここで、重要な結論を手にしたことに気づいてほしい。僕らにとって「正しい」という感覚を生み出すのは、単に「どれだけその世界に長くいたか」というだけのことなんだ。

つまり、僕らはいつも、妙な癖《くせ》を持ったこの目で世界を眺めて、そして、その歪《ゆが》められた世界に長く住んできたから、もはや今となってはこれが当たり前の世界で、だから、これが自分では「正しい」と思っている。過去の「記憶」が正しさを決めている。

この意味で言えば、「正しい」か「間違っている」かという基準は、「どれだけそれに慣れているか」という基準に置き換えてもよい。つまり、僕らの「記憶」を形成するのに要した時間に依

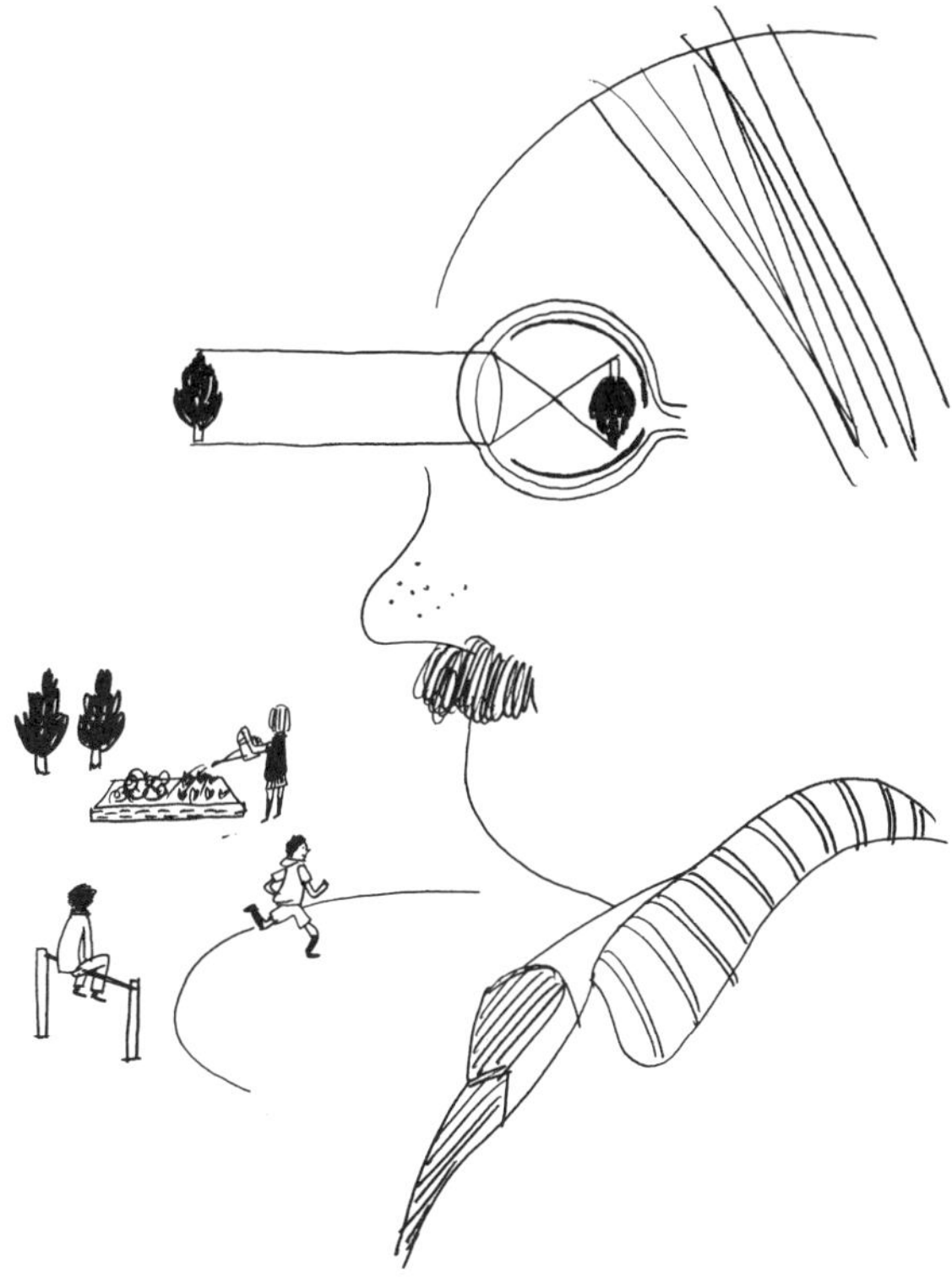

図21　木と網膜の関係
木を眺めると、その像は目のレンズを通して、上下が逆になって網膜に映る。僕らはそもそも常にひっくり返った世界を見ている。

存する。だから、そもそも「正しい」「間違い」なんていう絶対的な基準はないんだ。

たとえば、シマウマという動物がいるよね。あれはどんな模様している？ 白地に黒シマ模様、それとも黒地に白シマ模様？ こう訊くと、多くの人は「白地に黒シマ」と答える。でもね、現地のアフリカの人に訊くと、「黒地に白シマ」って答えるんだな。意外でしょ。でも、理由はわかるよね。肌の色だ。彼らにとっては、地肌《じはだ》は黒色なわけで、「白」こそが飾り模様の色だ。実際、白いペイントで身体に装飾をするアフリカの民族は珍しくない。

もし自分の個人的な価値基準を、正誤の基準だと勘違いしてしまうと、それは「差別」につながりかねない。残念ながら、人間は自分の感じる世界を無条件に「正しい」と思いがちだ。この癖には慎重に対処しないといけない。そう、謙虚にならないと。

2―11　脳が反応する世界が、世界のすべて

さて、「正しい」「間違い」が相対的だという話をもっと続けよう。去年、ちょっと気の毒なネズミが実験的につくられた。[2] そのネズミは生まれてからずっと防音箱に入れられて、外の音が聞こえない環境で育てられた。

そして、ある波長の音、たとえば「ラ」の音だけを聞かせる。大脳皮質の反応性の多くは後天的に決まるので、ラの音だけを聞いて育つと、脳は「ラ」の音によく反応するようになる。逆に

言えば、ほかの音がうまく聞こえないネズミになってしまう。そうやって育ったネズミは、たとえ多様な音が飛び交う現実世界に戻されても、ラの音しかうまく認識できない。

同じ原理を使えば、今度は「ミ」の音しか聞こえない別のネズミをつくることもできるよね。

さて、今、君らの目の前に、ラしか聞こえないネズミと、ミしか聞こえないネズミ、この2匹がいるとしよう。このネズミたちは「同じ世界」を生きていると言えるだろうか。

――何をもって定義するかにもよりますけど、少なくとも第三者の目から見たら同じところには存在しているけれども、それぞれのネズミから見たら世界観が違うというか、「聞こえる」「聞こえない」が違うから、やっぱり、違うんじゃないかなと。

そうだね。知覚される世界が違うわけだよね。

では、もうひとつ、似たような実験を考えてみよう。聴覚よりも視覚の例だと、もっと考えやすいかもしれない。

視覚はしばしばネコで調べられている。先ほどの実験と同様、特別な飼育をしてみよう。たとえば、縦ジマしかない部屋で育てられると、ネコは縦ジマしか見えなくなってしまう。大脳皮質を調べると、普通ならば、縦ジマに反応するニューロン（神経細胞）や、横ジマに反応するニューロン、斜め30度に反応するニューロンなど、いろいろな線分方向に反応するニューロンが見つかる。

でも、縦ジマの箱の中で育てると、縦ジマに反応するニューロンだらけになってしまう。同じように、横ジマの箱で育てると、横ジマしか見えないネコもできる。

さて、縦ジマしか見えないネコの足元につっかえ棒を横向きに置くと、このネコは横方向の線は見えないから、つまずいてコケちゃう。一方、横ジマのネコは、ピョンと飛び越えて、この障害物を避ける。見えているからね。

どう？　世界って一体何だろう。

それぞれのネコにとって自分に見えているもの、つまり脳が反応する世界が、世界のすべてだよね。だから、縦しか見えないネコには横が、横しか見えないネコには縦が、視覚世界としては存在しないいわけだ。

――人間もいろいろ経験して、たとえば同じものを見ても人によってそれぞれ違う感想を持つじゃないですか。その極端な例が今回の実験で。

おおーっ、いいこと言うね。そうだよね。今の例は「見える」か「見えない」かの即物的な話だから極端だけど、たとえば、人への「気遣い」って、まさにそんな感じだよね。

ある人は気づくけど、ある人は気づかない。気づく人から見れば「なんでそんなに気が回らないの！」と憤慨《ふんがい》するけど、でも、気づかない人にとっては「それが存在しない」世界に生きているわけだから、自分が「どれほど気がつかないか」ということすら気づけないわけだ。うーん、耳の痛い話だな。

と同時に、これはまた哲学的な意味も持ってくるよね。つまり、君が指摘してくれたように、君と、その隣にいる君が〈同じもの〉を見ても、それに対して同じように感じてるかどうかなんて保証はないよね。そういう、個人の感覚とその共有はおもしろい話題だ。ただ、その話題は、今は措《お》いておこう。一連の講義のどこかで話すことができればと思う。

2―12 「正しさ」は、記憶しやすさに規定される

話を戻そう。正しいか間違っているかという基準は、結局は「慣れ」の問題に帰着する。だから、「何が正しいか」なんていう思考は、あっさりと崩れてしまうんだね。「正しさ」の信念は、結局は記憶から生まれる。しかも、よりアクセスしやすい記憶に影響を受けやすいことが知られている。（当日はここで本書巻末掲載「付論1」（440ページ）の話題が供されました。本文では省略）

ひとつ質問しよう。単語の数の問題だ。ラーメンのように〈ラ〉で始まる単語と、サクラのように〈ラ〉で終わる単語、さて、どちらの方が多いだろう。

該当する単語を、いくつか思いつくよね。そこで、「どちらが多いと思いますか」と訊くと、どっちが多いと答える？

――〈ラ〉が最初につく単語。

そうなんだ。なぜだと思う？

――たくさん思いつくから。

その通り。想像しやすいもの、つまり、思い出しやすいものというのは、実は、それ自体を「正しい」と認識しやすい。[3]実際のところ、広辞苑(第六版)で調べてみたら、〈ラ〉で終わる単語の方が多かった。でも、〈ラ〉で始まる単語は、〈ラ〉で終わる単語よりも思い出しやすい。そして、思い出しやすい方が「多い」と感じやすい。

こんな実験もあるよ。たとえば「自分は自主的な人間だと思いますか」と質問をする。[4]このときに「自分が積極的に行動した過去の例を6つ挙げてください」とお願いしておく。

このように自分自身に関する例を挙げてもらってから「あなたは自主的な人間だと思いますか」と訊くと、例を挙げないときよりも、より「自分は自主的だ」と評価するようになる。該当する記憶にアクセスした後だと、自分はそういうタイプだと思い込むわけだ。つまり、自分の中の「正しさ」が変化する。

もっとおもしろいのは、6つ挙げてもらうのではなくて、12個挙げてくださいとお願いする。12個挙げてくださいとなると、今度は逆に「自分はあまり自主的ではない」という方向に判断が変わる。

――なぜかはわかるよね。

――12個もない……。

そう、12個挙げるのは大変なの。6個だったら簡単に思い出せるので、「こんなに簡単に例が挙がるくらいだから、俺は自主的な人間に違いない」と感じる。でも、12個も実例を思い出すのはむずかしいから、「あれぇ、そう言われてみるとあまり主体的な行動はしてこなかったな」と考えてしまう。

つまり、「正しさ」は、記憶のアクセスのしやすさによって変わってくる。あるいは、そのときの状況によっても変わってしまう、とても危うい基準なんだ。

たとえば、「金は愛より強い」と思うかとアンケートをとると、半数以上の人が「その通りだ」と答える。ところが逆に「愛は金より強いか？」と訊いても、やはり半数以上が賛成してくれる。これも記憶のアクセスが関係しているんだろうね。つまり、質問された瞬間に、身近な具体例が思い浮かぶんだよ、どちらのケースでもね。すると、それだけでもう「正しい」と思ってしまう。

2―13　子どもの描く世界地図は歪んでる。正しさの基準

この絵を見てみて（図22）。小さな子どもが描く典型的な絵だね。自分がどんな世界を生きて、自分は何を正しいと思っているか……そういう主観がこの絵から窺《うかが》える。これを見て、どう思う？

子どもが描いた世界地図。ほら、日本が異常にでかいでしょ。アイスランドも大きい。

――イタリアが……。

そう、イタリアも特別な扱いになっているね。この子にとって大切な国や地域が大きく描かれている。あれれ、「ヨーロッパ」じゃなくて「ヨーコッパ」になってるね（笑）。オーストラリアは「オセアニア」になっている。まあ、間違ってるわけではないんだけど、でもこの子にとっては、オーストラリアよりも、きっと、オセアニアという単語に親近感を抱いていたんだろうね。

こうやって自分の知っていることを通じて世界が歪められている。

人物画もそうだよね。子どもは、顔や目を異常に大きく描き、逆に、手や足は小さくしか描かない。子どもたちの視線から体のどのパーツが重要なのかがわかるよね。

こういうのって、子どもの絵だから何だかおかしいけど、でも、よく思い返してみれば、僕らの心だって、これと大差ない。妙なこだわりは大人にもあるし。こだわりの世界は心の中で大きな部分を占めている。

頭の中で、自分にとって大切なものだけがものすごく膨張《ぼうちょう》しちゃってて、そうじゃないものは矮小化《わいしょうか》されている。先の世界地図を見てもそうだけど、本来、アフリカはこんな小さなエリアじゃないでしょう。その一方で、日本には国旗まで描いてあって、愛着を持っている。歪められた絵を通じて、この子の心の偏向《へんこう》が手に取るようにわかる。

この絵ね、なかなか味わい深くて、右下の枠内を見るとわかるんだけど、日本がふたつあるで

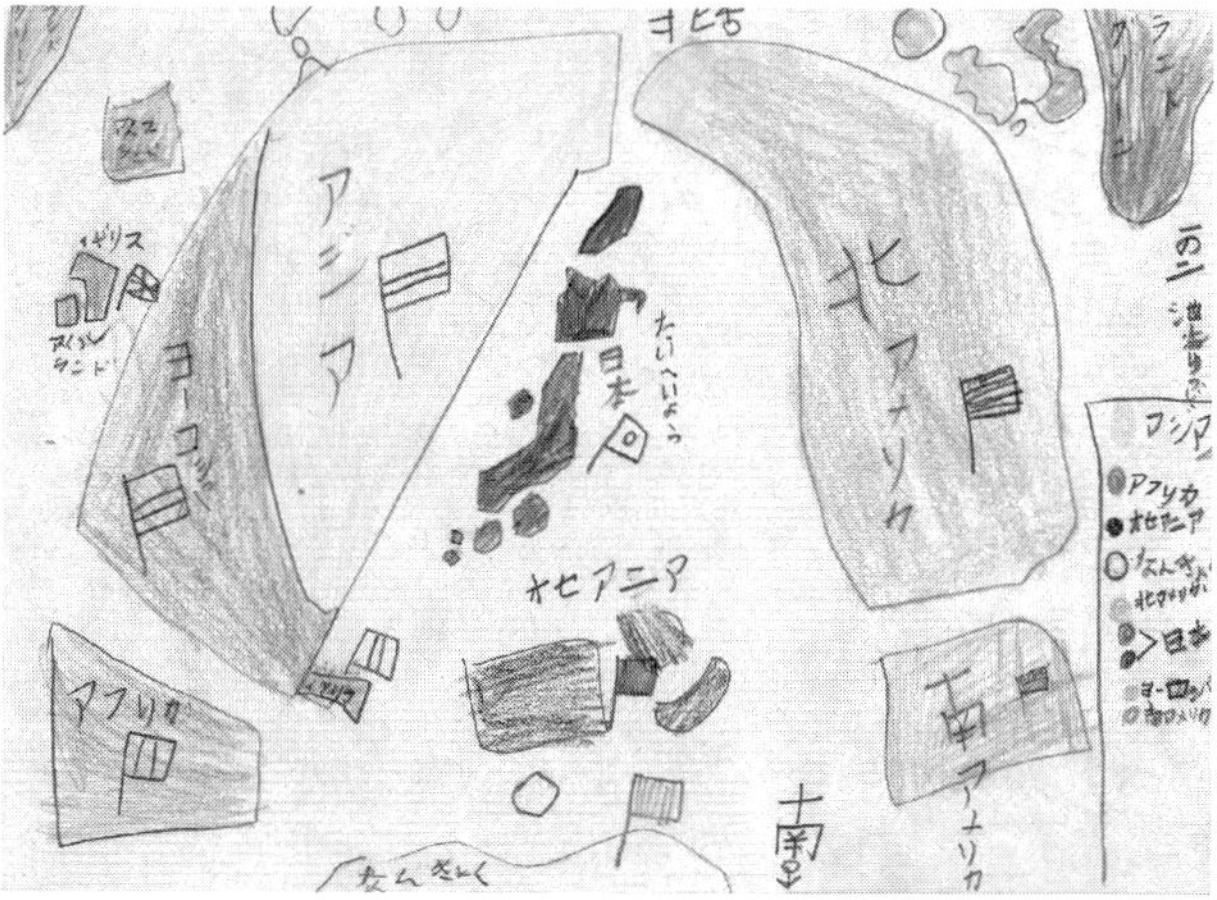

図22　**子どもの描く世界は歪んでいる**

本人にとってのこだわりのある国が大きく描かれている。注意して見ると、本来ないはずの南方向を表す記号さえ創作されていて、しかも、オスのマーク（♂）が代用されている……。

しょ。赤と茶色で描き分けられているね。そう、ひとつは北方領土だね。国際的にどれほど大きな問題として他国に捉えられているのかはともかくとして、僕ら日本人にとっては大切な問題だ。そんな国際ネタまでが、この子の絵に如実《にょじつ》に反映されている。

ちなみに、この絵の右端を見ると「一の二　池谷ゆうじ」と本人のサインがある。

――……(笑)。

2―14 「正しい」は「好き」の言い換えにすぎない

今回、実家に帰ったので、自分の部屋の棚をガサガサと探していたら、こんな絵が出てきて、「何じゃこりゃあ?」と。北方領土問題をちゃんと認識している小学校1年生って、ある意味、かわいくねえなあ……と思ったわけ(笑)。

繰り返しになるけど、「正しい」「間違い」という基準はなく、むしろ、その環境に長く暮らしてきて、その世界のルールにどれほど深く馴じんでいるかどうかが、脳にとっては重要だってこと。

もう一歩踏み込んで言えば、「正しい」というのは、「それが自分にとって心地いい」かどうかなんだよね。その方が精神的には安定するから、それを無意識に求めちゃう。つまり、「好き」か「嫌い」かだ。自分が心地よく感じて好感を覚えるものに対して、僕らは「正しい」と判断しやすい。

実際、普段の生活の中で、だれかに対して「それは間違ってるよ」と偉そうに注意するとき、その「間違ってる」を、「おれはその態度が嫌いだ」と言い換えても意味は同じだよね。「正しい」「間違い」の差は、脳にとっては、個人的な、あるいは社会的な意味での「好悪」のバランスの問題になってくるんじゃないかな。

次は、じゃあ「好き嫌い」はどう生まれるのかという話になってくる。そういえば半年前の全校講演のときにも、どうして恋人のことが好きになるかって話もしたよね。

さて、好き嫌いという感情は、どうやって生まれると思う?

――いろいろあると思うんですけど……、ある友達の話で、その子は前にカリントウがすごく好きで、毎日食べてたんだけど、食べ過ぎて吐《は》いちゃったんだそうです。それから嫌いになったと言ってました。だから、好き嫌いは経験に左右されると思います。

2―15　子どもはなぜ甘いものが好きか、大人はなぜビールを好むか

あはは（笑）。おっと、ごめん、笑い話じゃないか。でも、そうそう、今の話はおもしろい観点が含まれていたね。そうだなあ、これに関連づけるために、たとえば、味覚について話をしようか。

味覚には一般に5種類あると言われているよね。「甘い」「しょっぱい」「酸っぱい」「苦い」「うまみ」だね。この中で「甘い」と「うまみ」は基本的に好きなものでしょう。とくに幼少時は甘いものが大好き。子どもの頃に口にしていた駄菓子を今食べると、すごく甘くない？　甘すぎるくらいだ。

え、違う？　君らはまだ甘いものが好きな年代かなあ（笑）。まあ、いいや。

おそらくね、もともと生物は高カロリーの食べ物を本能的に好むようにプログラムされている。生存のためにね。だから、甘いものは生得的に好きなんだろうね。逆に「苦い」とか「しょっぱい」とか「酸っぱい」という味覚は、毒や腐っているもののシグナルなので、動物は根本的に嫌いなわけ。

こんなふうに、味覚に関しては生まれながらの好き嫌いがある。それに加えて高等動物、とくにヒトの場合はおもしろくて、きみらはビールをなめたことあるかな？　一応、まだ飲んじゃいけない未成年なんだけど……。

――はい、少しだけ。

あはは（笑）。でも、ビールをなめたとき「これはうまいなあ」と思った？　……思わなかったよね。たぶん世間の多くの人も、はじめてビールを飲んだときに「うわっ！　苦い」と思ったはずなんだ。にもかかわらず、オヤジは夏になるとビールを毎日のように飲む。

最初は「苦くてまずい！」と思っただろうけど、我慢してビールを飲み続けると、あるとき

「おっ、これ意外とうまいじゃないか」と気づく。「苦さ」は元来、毒物の危険信号だろうから、それをあえて好きになるというのは、「リスクを冒《おか》す快感」なのかもしれない。毒の恐怖を超えて、わざわざ飲むことが気持ちいいと知ってしまう。コーヒーも似たようなものだね。

この例からわかると思うけど、好き嫌いというのは本能で決まる部分があるとはいえ、学習の結果として克服することもできる。とりわけ人間の場合はそれが顕著《けんちょ》だ。だから僕らの趣味や嗜《し》好《こう》は多様だよね。だれもが個性的。この意味では、さっきの話、カリントウを食べて吐いたら嫌いになっちゃったっていう話も、ある種の学習の結果だと言っていい。

せっかくビールの話が出たから、そのつながりでもうひとつ。ビールへの嗜好はほぼ後天的な学習だ。好みの学習は何も人間だけじゃなくて、ネズミにもできるんだ。たとえば目の前のモニターに正方形と長方形を見せて、正方形のときには何も与えない、長方形が出たときにだけエサを与える。すると、長方形が出たらエサがもらえると思うようになる。

そこで今度は、正方形と長方形を同時に見せて、ネズミに選ばせる。すると、ネズミは長方形を選ぶ。つまり、長方形が好きになる。[5]あ、そうそう、もちろん厳密には、僕たち脳研究者は「好きになった」とは言わないよ。ネズミは好みを言葉では説明してくれないからね。科学の現場では単に「長方形を選択する確率が高くなった」と言うだけ。でも、ネズミの行動を支える心情を解釈すると、「長方形を好きになっている」と想像できるわけ。

ただね、ネズミは本来ならエサが好きなんだよね。長方形には元来なんの価値もない。でも、この実験では長方形とエサが情報として結びつく。だから、長方形それ自体への好感度が上昇する。エサへの嗜好が長方形に転移する……そんなことがネズミの脳に起こる。この原理はたぶん、ヒトでいう「○○フェチ」なんて呼ばれているものの原型なんだろうね。

2―16　好きになることは、脳の回路が変化すること

昨年の全校講演で話した「テグメンタ」は覚えてる？

――快感の脳部位。

そう。チョコレートを食べて幸せなときとか、[6]美しい音楽に陶酔しているときとか、[7]あるいは、恋人の写真を見て「トロけそう……」と思っているときなど[8]に活動する脳の部位。快感を生み出す場所だ。快感を生み出すものは、基本的にだれでも好きだよね。僕らは常に「何かしらの快感を追いかけている」と言ってもいいくらいだ。

テグメンタは脳のほぼ中心部に存在する部位。脳をリンゴにたとえれば、テグメンタはちょうどリンゴの芯にあたる深い場所にある。テグメンタに細い電極を刺して通電すると、テグメンタが活性化される。きっとネズミは猛烈な快感を覚えるはずだ。

そこで、こんな実験が行われた。テグメンタに電極を刺した状態で、ある音程のサウンドをネズミに聞かせる。たとえば、９０００ヘルツの音。音そのものはニュートラルなものだよね。つ

まり、本能的には好き嫌いはないはずだ。だって生まれる前から「俺はラの音が好きだった」とかってないでしょ?

そこで、そういう中性的な音をネズミに聞かせながら、同時にテグメンタを刺激してみる。ネズミの大脳皮質には、聞こえた音を処理する場所がある。その中には9000ヘルツに対応する領域もある。おもしろいことに、テグメンタを9000ヘルツ音と同時に何度も刺激すると、9000ヘルツの領域が拡大するんだよ。面積が広がって反応性が上がる。[9]

つまり、脳回路そのものが変化するんだ。9000ヘルツに反応するニューロンの数が増えたり、あるいは個々のニューロンの反応が強くなったりする。

快感刺激とセットになって脳に入ってくると、やがて脳自体が変化を始める。好きなものに触れたり、嫌いなものにさらされると、脳の物理的構造そのものが組み換わっていく。後天的な「好き嫌い」という嗜好性は、ネズミでも人間でも、きっと、そうやって形成されていくものなんだろうね。

2—17　ネズミもカンディンスキーの絵画が好きになる?

こうした抽象的な嗜好性は、僕たち人間の「芸術」にも関係してくるんじゃないかと思う。僕がすごく好きな絵がある。ロシアの画家で90年ぐらい前に活躍したワシリー・カンディンスキーという人の作品。

これはカンディンスキーの『コンポジションⅧ』という絵画だ（図23）。ニューヨークの美術館にある。僕がニューヨークに留学していたときは、これを見に何度も美術館に足を運んだし、コンピュータの壁紙にもしていた。そのくらい好きなんだ。

カンディンスキーは絵の要素から具体的なものを排除して、つまり、人物とか果物とか風景とか、そういう具体的な「物」を排除して、抽象的な図形で構成された不思議な絵を描く。

なぜ僕はこの絵が好きなのかな、と自分に問うてみると、きっと、さっきのネズミと同じなんだろうね。ネズミの場合、初期の段階はエサがもらえるから長方形を選んでいたかもしれないけれど、条件づけが形成されたら、もはやエサとは関係なく、ただただ「長方形が好き」という状態に至っている。

これと同じように、僕もこの絵に強い快感を覚えるのは、今まで生きてきた人生の中で、そう感じるように条件づけされてきたんだと思う。具体的な理由や原因は、もはや僕自身にもわからないけれど、生きてきた結果として、とにかく好き。そういう脳の回路ができ上がってしまったんだと思う。

だから、カンディンスキーの絵だったらどれでも好きかというと、そんなことはなくて、これはいいな、あれはピンと来ない、という好みが僕の中にある。きっと、同じ画家の抽象画でも、たまたま僕の脳回路にフィットするような、収まりのよい色や構図の配置があって、それが結果

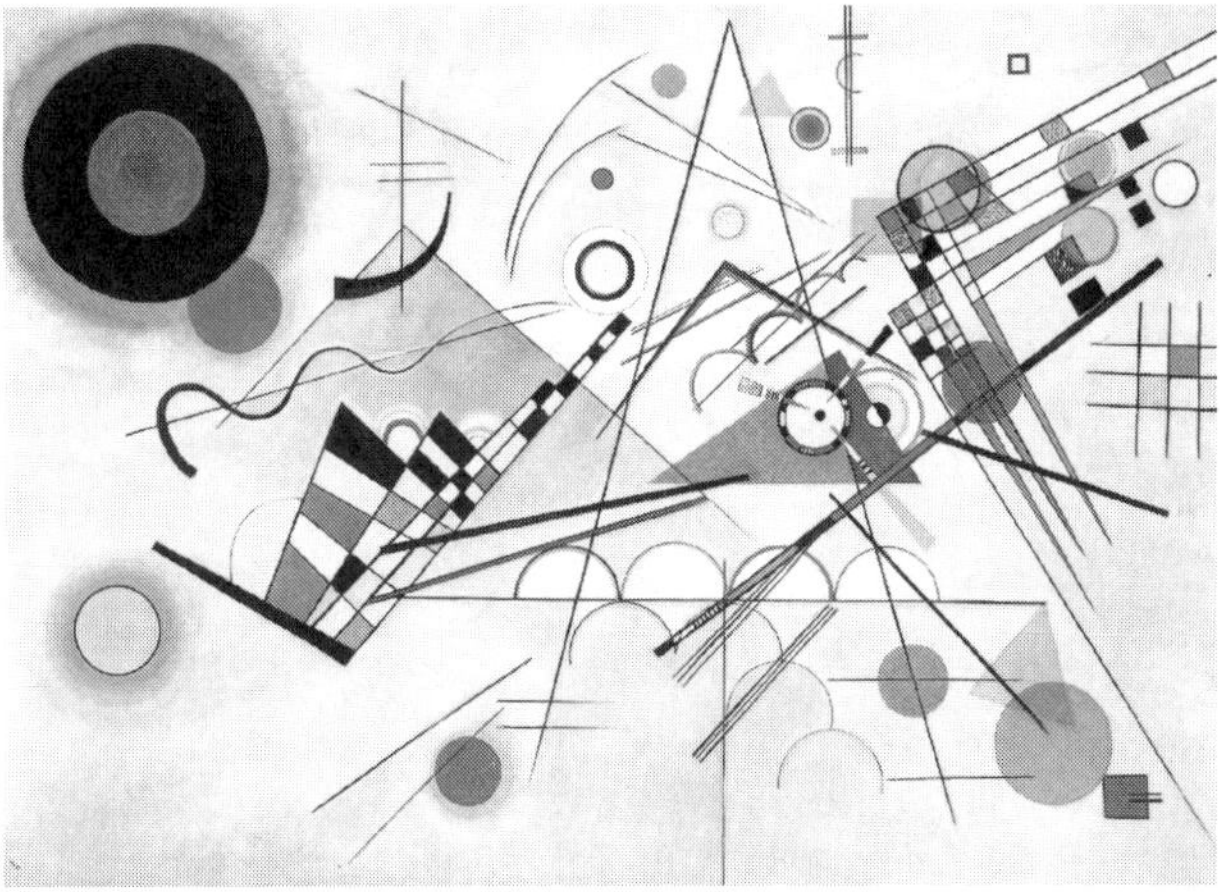

図23　ワシリー・カンディンスキー『コンポジションⅧ』
なぜか心地よいこの抽象画。これに快感を覚える脳回路が、知らないうちにでき上がってしまっているのだろう。

として、好き嫌いとなって実感されている。

ちなみに、カンディンスキーが最初に抽象画を描いた当時、周囲の人は彼を奇人扱いしたらしい。もともと絵画とは、肖像だったり、宗教画や風景画だったり、あるいはラスコーの洞窟にあるように躍動する動物たちだったり、何か具体的なシーンを描くものであって、「無機的な図形を並べただけで絵画だとは、美術の冒瀆《ぼうとく》だ、けしからん」と。

それが今や抽象絵画の偉大なパイオニアとして尊敬を集めている。芸術の評価や人間の趣味嗜好は、かなり後天的な環境や教育によって変化することがわかるね。

2―18　好みは操作される?

正方形より長方形の方が好きになったネズミの話に戻ろう。今度は正方形と長方形で選ばせるのではなく、さっき見せた長方形と、もっと細長い長方形を見せる。するとどっちを選ぶか。

結果は予想外。より細長い長方形を選ぶんだ。これはおもしろいことだと思う。だって、エサをもらえることを学んだ図形がそこにあるのにもかかわらず、新しく提示された、より細長い長方形を選んだ。

おそらくネズミは、長方形らしさ、「長方形性」とでもいうのかな、つまり「いかに細長いか」ということを理解していることになるね。そして、その度合いが高ければ、よりエサがもらえる可能性があると考えた、だからより細長い長方形を選んだと解釈できる。

このネズミの実験のおもしろさは、「程度」の抽出にあると僕は思っている。つまり、「長方形らしさ」って抽象的な指標でしょ。長方形の物体は物質世界に存在しているけれど、「長方形っぽさ」という程度の感覚は、脳の中にしか存在しない。つまり、ネズミの脳は「長方形的」というシンボル、つまり、象徴性を理解しているということになる。

この観点から、好き嫌いって一体何なのか、それが、どうやって形成されるかを、さらに深く考えていこう。

まず、「好きか嫌いか」で絶対に忘れていけないルールは、「何度も見かけたものは好きになりがち」ということ。俳優さんや女優さんの好感度調査をすると、CMの出演回数が多いとか、ドラマによく出てるとか、そういう人たちが必ず上位に入る。

もちろん人気があるからそれだけ頻繁《ひんぱん》に登用されるという側面があるけど、それに加えて、そもそも僕らはよく見かけるものに親近感を持つ。

そうやって反復提示によって「好みが操作されうる」という事実は忘れてはいけない。もうこれは脳の癖なんだよね。これがまず一点。

次に、別の観点から、おもしろい実験を紹介しよう。たとえば、ヘッドフォンを新たに発売するときの事前調査を考えてみよう。商品が人気が出るかどうかを、ボランティアのモニターさんを使って発売前にテストすることがある。一般の方々の意見を訊くんだ。新型ヘッドフォンが好きか嫌いか、とね。

調査室でペンを渡して、ヘッドフォンの使用感をアンケート用紙に記入してもらう。「これはいいですね」とか「ダメです」と書いてもらう。

その後、日を改めて同じ人に集まってもらう。今度はペンの好みを訊いてみる。２本のペンを渡して、どちらが好きかを選んでもらうんだ。

実は、この実験の真の意図は、ヘッドフォンの評価ではなく、ペンの好き嫌いを調べることにある。渡した２本のペンのうち、一方は先日ヘッドフォンを評価したときに使ったペン、もう一方ははじめて使うペン。どちらが好きかと訊くと、さまざまな答えが返ってくる。

回答の傾向からわかるのは、「すばらしいヘッドフォンですね。これは売れると思いますよ」とポジティブな回答をした人は、そのときに使ったペンを「好みだ」と選ぶんだ。逆に「僕はこのヘッドフォンの音質は好きじゃない」とネガティブな回答をした人は、そのときに使ったペンまで嫌いになっていて、新しいペンを選ぶ[10]。

この実験からわかるのは、僕らの好みは、意識にはっきりとのぼる理由がないままに、むしろ周りの状況を引き込みつつ、好きになったり嫌いになったりする、ということなんだ。

天気も同じ。ん？　今日は晴れてるね。晴れの日はそれだけで気分がいい。こんな春の美しい日に、アンケート調査をして、「あなたは人生に楽観的ですか、悲観的ですか」と訊くと、雨の日よりも、楽観的な答えが返ってくる傾向がある。これは想像がつくよね。そんなふうに、状況によって、自分の意見まで変わってしまう。

2―19　見えたという気がしないのに、わかってる

サブリミナル映像って知ってるよね。パッと一瞬だけ画面に提示するという手法。全校講演（第一章）でも見せたと思うけど。

――１ペニーと１ポンドのやつ。

そうそう、よく覚えてるね。それを利用した実験で、好きか嫌いかを問う実験があるんだ。こんな八角形を見せるのね……（黒板に描く）……あれ、うまく描けないな、八角形（笑）。まあいいや、とにかく、いろんな形の八角形をサブリミナル映像で一瞬だけ見せる。あまりに瞬間的なので見えた気がしない。

だから回答するときには、先ほどサブリミナルで見せた八角形と、別の新しい八角形のふたつを並べて、比べてもらう。そして、ふたつの質問をする。「さっき見えたのはどちらですか」という質問、そして、もうひとつは「どちらが好みですか」という質問だ。するとおもしろい現象が見えてくる。[11]

「どっちが好きか」という質問には、80％ぐらいの確率で、サブリミナル映像に現れた方が好きだと答える。一度見たことがあるもの、見覚えのあるものは好きなんだね。つまり、自分が経験

したことは好き。

よく考えてみれば、これは生物にとって重要な性質だよね。だって、「今自分が生きている」ということは、かつて経験したものは安全だった可能性が高いわけだね。その証拠は「今自分が生き延びているから」。もし決定的に危険なものだったら、そのときに死んじゃってるはずだろう、と。だから、前に見知っているものを好む傾向が動物にあるのは合理的だ。

——自分に経験したという自覚がなくても、そういうことが起こるんですか。

そうなんだ。まさに、それこそが、このサブリミナル効果の実験のおもしろいところ。

——昔の、ずっと前の経験でも同じことが起きるんですか。

うん。起こるね。ただし、今紹介したサブリミナル映像の場合は効果が短い。数分か数時間のレベルで効果が消えてしまって、何年というレベルでは残らない。

2—20 「たしかに見ました」は当てにならない

この実験でおもしろいのは、この先なんだ。「どちらが好きですか」という問いについては、すでに述べたように80％の正答率だった。

ところが意外だったのは、「さっき見えたのはどちらですか」と問う場合で、この質問では、なんと正答率は50％になってしまう。このテストは二択だから、デタラメに選んだのと同じだってことだ。

まあ、サブリミナル映像だから本人には「見えてない」わけだよね。見えたという意識が本人にはないから50%というのは納得できないことはないんだけど、でも「好き嫌い」で答えると80%も正解するんだから、やっぱり不思議じゃない?

僕らって、妙に確信することがあるよね。意識の上では見えていないけれども、「こっちが先ほどの図形に違いない」という強い思い。この実験では、そういう確信の強さをきちんと分類して、「ものすごく確信が強いとき」「まあまあ強いとき」「自信がないとき」と分けて、正答率を調べてみた。ところが、どの場合でも正答率は50%だったんだ。つまり、いずれも正解は偶然のレベルでしかない。これは何を意味している?

――「見た」と本人は強く思っていても、あまり正解とは関係ない……。

そうだね。つまり、「見覚えがある」という感覚は、いかに当てにならないかってことだね。君らも普段生活していて、「お、これ見覚えがあるぞ」と感じることはない? もしくは「この場所はなんとなく一回来たことがあるな」という感覚とか。デジャヴュ(既視感《きしかん》)って言うよね。

あの感覚がいかに当てにならないかがよくわかる。どんなに本人の確信が強くても、それが正解かどうかは関係がないってわけだ。この意味では、「どちらが好みか」という選択の方が素直だよね。本人の確信ではなくて、単に好みで選んでいけば80%の確率で、先ほど見た図形を正しく選ぶことができるんだから。

2―21　記憶そのものがすり替わる

デジャヴュ（既視感）のおもしろいところは、経験にも影響を受けること。

これはふたつの円が棒でつながった図形（図24）。これをみんなに覚えてもらって、1ヵ月後に思い出して図を描いてもらうとしよう。するとね、覚えてもらう際にこの図形をどう説明したのかが、将来の描画に影響を与えてしまう。

たとえば「これはメガネです」と説明しながら覚えてもらうと、思い出すときに、この図形がメガネっぽく変化してしまうことがある。あるいは「これはダンベルです」と説明すると、柄《え》の部分を二重線に描いてダンベルのように見せちゃう。

つまり、脳に蓄《たくわ》えた情報は、それ単体で思い出されるのではなくて、そこに付帯《ふたい》された情報によって影響を受け、記憶そのものがすり替わってしまうってわけだ。

こんなふうに僕らの記憶が都合よくねじ曲げられてしまうことを端的に示すものとしては、たとえば、次のような実験もある。

アガサ・クリスティが生涯に何冊の長編小説を書いたか知ってる？

――推理小説家……だっけ？　うんと、たくさん……。

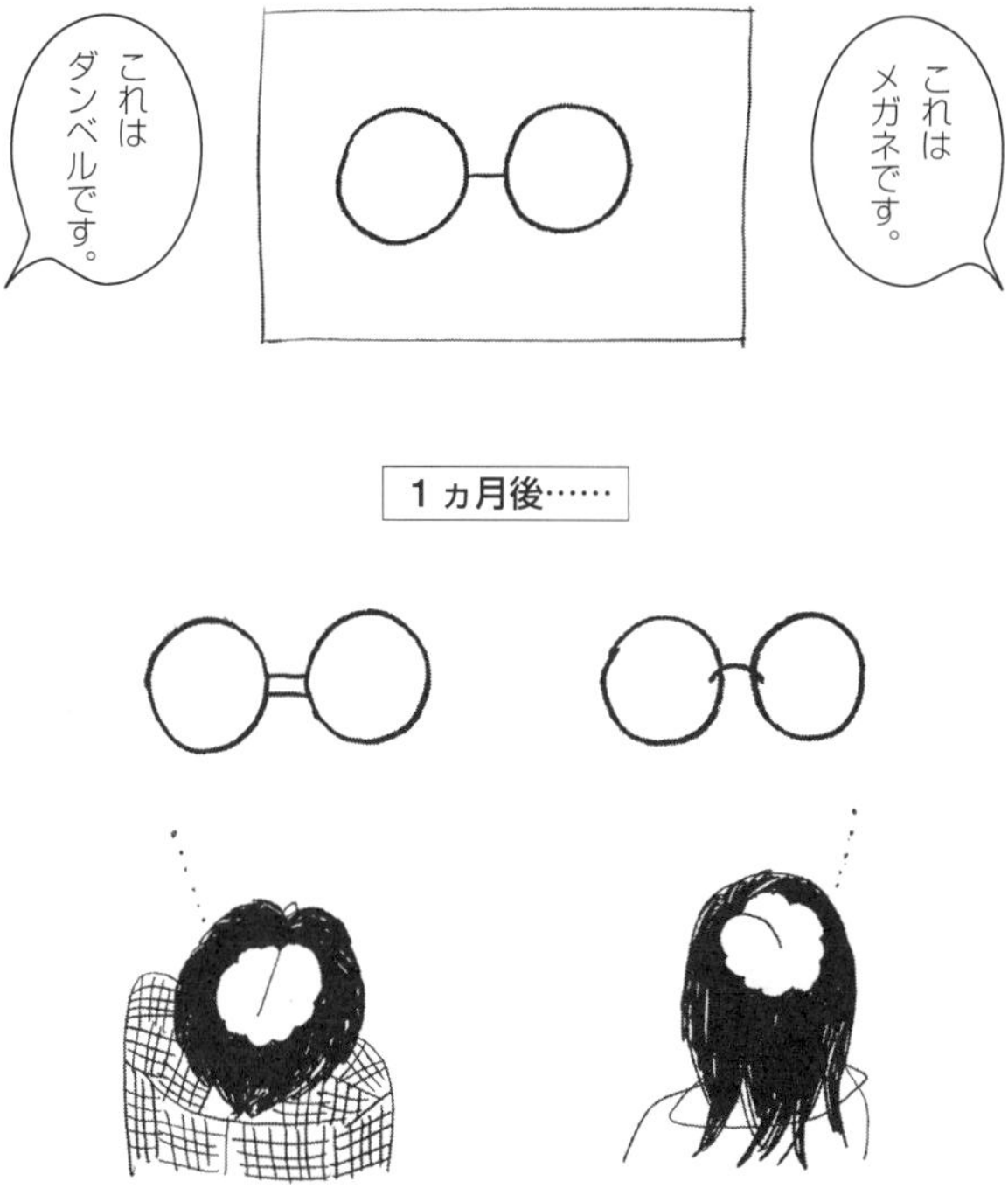
これはメガネです。
これはダンベルです。
1ヵ月後……

図24 **記憶のすり替え**

「メガネ」と「ダンベル」。上の図形を覚えたときに付加された情報によって、1ヵ月後には異なる図形として想起されてしまう。

よほどコアなファンでなければ答えは知らないよね。そこで「いくつだと思いますか」とみなに尋ねてみる。すると、平均で51冊という推定値が返答されてくる。

実際には、アガサ・クリスティは66冊の長編小説を書いているのね。そこで、しばらく時が経ってから、同じ人に正解を伝えたうえで、「あのとき、あなたは何冊だと推定しましたか?」と訊いてみる。するとね、解答の平均値は63冊に増加するんだ。「あのときの自分は正解こそしなかったけど、それでも正解に近い解答をしていた」と思い込んでいて、それで記憶が都合よく書き換わっちゃうんだろうね。

記憶というと、脳の中に保管された文書が、コンピュータのデータのように、そっくりそのまま保管される正確無比な情報だと考えている人もいるかもしれないけど、実はそんなことはない。すごく曖昧で柔らかい方法で蓄えられているんだ。しかも、このふたつの例のように、記憶が呼び出されるときに、その内容が書き換わってしまうこともある。

つまり、情報はきちんと保管され、正確に呼び出されるというよりも、記憶は積極的に再構築されるものだってこと。とりわけ、思い出すときに再構築される。思い出すという行為は、単に蓄えられた情報をそのまま引き出すだけでなく、想起を通じて記憶の内容を組み換えて新しいものにする。それが再び保管されて、次に思い出すときにも、同様に再構築されていく。

記憶は生まれては変わり、生まれては変わる。この行程を繰り返していって、どんどんと変化していく。だから「見た」という確信が、いかに怪しいかがよくわかる。

法廷《ほうてい》での証言、たとえば犯人の目撃情報、服装とか人相とか背格好とか年齢とか、ああいう目撃情報は当てにならないことが多いことはよく知られているけれど、記憶の性質を通して眺めても、それは納得できるよね。

2—22 強烈な無意識の作用を実感する

サブリミナルの効果でおもしろい資料を持ってきた。僕がつくったコンピュータ・プログラムだ。この画面をよく見ていてね。単語が出るよ。はい。

——眠い。

——ふたつ出た……。

お？ 今、君はふたつの単語が出たと言ったね。そう。その通り。ふたつが連続して表示されるようにプログラムされている。今見えたのは、「眠い」と、その前に「歩く」という単語も出ていた。

じゃあ、次の例はどうかな。どう、1つだけ見えた……？ 「キリン」。でも実は「キリン」の前に「ラクダ」が出ていたんだ。ある単語を一瞬見せた後、すぐに別の単語も見せる。するとふたつ目の単語は見えるけど、最初に出ていた単語が見えなくなっちゃう。表示はされているのに意識にのぼらなくなってしまう。

もちろん、ふたつ目が出るまでの間隔を十分に長くとれば、ふたつの単語はきちんと別々に見える。はい。この例はどうかな？　今のは2個目までの間隔が長いから、ふたつとも見えたでしょ。「深夜」の前に「綺麗《きれい》」という単語があったね。

じゃあ、これはどうかな？

——キクと、その前は……。

実はね、これはそれ以外には何の単語もなくて、「キク」だけの1回表示なんだ。ふたつ目の単語がないと最初の単語がきちんと見えるでしょ。このように、1個だけのときもあれば、2個の単語が出るときもある。

じゃあ、次の単語のペアを見てもらって、みんなに別の質問をしよう。今回はゆっくり表示されるよ。「ミカン」と「音楽」って出たね。このふたつの単語には意味的な関係はある？　あまり関係ないね。じゃあ、次のペアはどう？　「座る」と「椅子《いす》」。これは意味的に関係があるよね。

そんな実験だ。つまりね、この実験を通じて、君らにふたつの質問ができる。まず「単語が2個あったか1個だけだったか」。もうひとつは「もし2個出ていたとしたら、その単語ペアは意味的に関連があるかどうか」という質問。実際にやってみよう。

いいかな。じゃあ、答えてみて。ほら、今「高校」と出たのは見えたよね。そこで、ひとつ目の質問、「その前に単語があったか？」

——なかった。

では、ふたつ目の質問、「仮に単語がふたつあったとしたら、その単語は意味に関連があった？」。どうだろう。

——あった。

うん。今回はふたつの単語が出ていて、それは「高校」と「大学」だった。意味には関連があるね。

そんな試験をやっていくんだ。こういうサブリミナルの実験って、ちょっと戸惑《とまど》いを感じるよね。でも、おもしろい事実が見えてくる。ふたつ目の単語までの時間を長くすると、ふたつの単語が見えて、正解しやすくなるよね。

少しずつ間隔を長くしていくと、「単語はひとつかふたつか」という質問と、「意味に関係があるかないか」という質問、どっちの方が先に正解しやすくなるだろう。よりわかりやすくなるのは、どっちが早いと思う？

——単語がふたつ見えてからはじめて関係がわかるわけだから……。

そうだよね。常識的に考えたら、見えてないのに意味が当たるはずがない。だから、単語の数を当てる方がより正解しやすいと思うでしょ。ところが驚いたことに、仮に見えていなくても、「意味が似ているか似ていないか」の方がラクに判断できるんだ。[12]「見えたかどうか」は、単語の間隔をかなり長くしないと、「ふたつ見えた」とは感じられない。でも、そうなるよりもはるか前に、僕らは「意味が似ていた」とは判断できるんだ。ね、無意識の作用ってすごく強烈でしょ？　何も意識の上で見えるものだけが僕らのすべてじゃない。意識にのぼらない裏世界がすごく広くて、そちらの世界の情報を使って、僕らはたくさんのことを認識したり、考えたり、決断したりできるんだ。

2―23　「がんばれ！」の効果は絶大

『サイエンス』と『ネイチャー』という週刊誌は、科学界の2大誌と呼ばれている。重要な科学論文が毎週たくさん載っている。『サイエンス』はアメリカ、『ネイチャー』はイギリスの雑誌ね。

10日ほど前の『サイエンス』誌を読んでいたら、衝撃的な記事を見つけた。これはその論文。論文コピーを持ってきた[13]。

この論文でやっている実験はグリップ測定。目の前に置かれたモニターに「握れ」と表示されたら、手元のグリップを軽く握ってもらう。このグラフは、横軸が時間で、縦軸が握力。曲線は握力の変化の仕方だ（図25）。

はじめは握力はゼロ。「握れ」と画面に表示されてから、ちょっとだけ遅れて反応が始まる。気づくまでに時間がかかるからね。3・5秒間「握れ」と表示され、その後に表示が消える。す

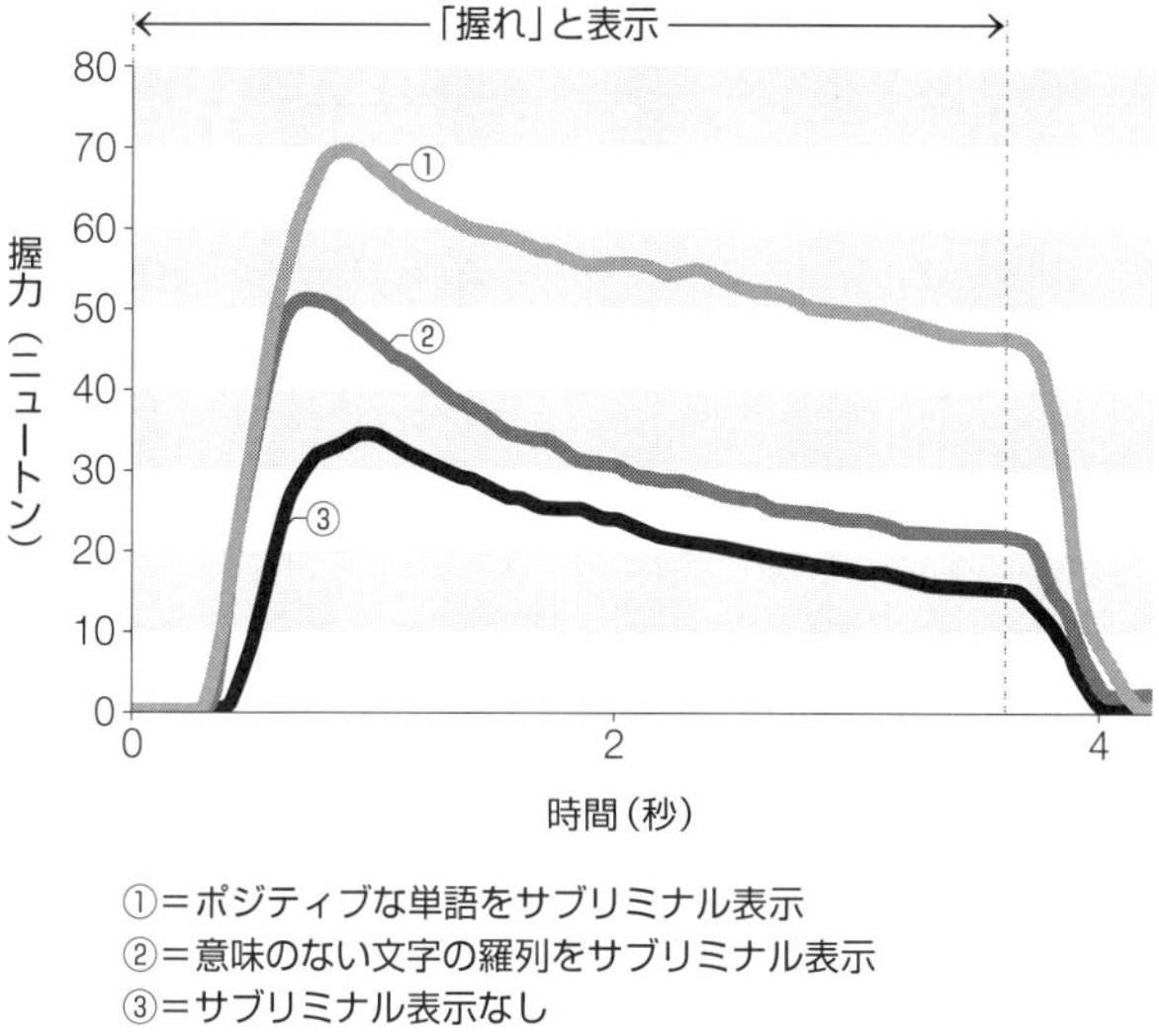

図25 「がんばれ！」実験

目の前のモニターに「握れ」と表示が出る前に、サブリミナル映像でポジティブな言葉で励ます。それだけで、何もしないときに比べて握力は約2倍になる。

From Aarts H, et al., Preparing and motivating behavior outside of awareness. *Science* 319:1639, 2008, reprinted with permission from AAAS. ©2008 by Aarts H, et al.

ると握力もスッとゼロに戻る。そういうグラフだ。

ここでサブリミナル効果を使う。何をやったかというと、「握れ」と表示される直前に、サブリミナル映像で「がんばれ！」と見せるんだ。

——……（笑）。

「がんばれ！」とか「いいね！」「ナイス！」などというポジティブな単語を見せる。そういう、ちょっとジョークっぽい雰囲気さえ漂《ただよ》う実験。そう、凡庸《ぼんよう》な科学者だったならば、たぶん、やらないと思うんだけど、この研究者たちはあえてそんな実験に挑んだ。実際に測定してみたら、なんと「がんばれ！」と出るだけで、握力がほぼ2倍に増加することがわかったんだよね。

——単純な……（笑）。

しかも、グラフを見てごらん、握り始めるまでに要する時間も早くなっているでしょ。「がんばれ！」と出ると反射神経まで促進しちゃうんだ。ちなみに、意味のない文字の羅列《られつ》をサブリミナルで出した場合には、有意な増強効果はなかった（笑）。

2—24　身体は真実を知っている

サブリミナル効果ってすごいでしょ。というより、こんな例ばかり見ていると、逆に「じゃあ、僕らの意識って一体何なんだ」という話になる。

感じていることや、意識していることは、もしかしたら正しい世界をまったく反映していなくて、むしろ無意識の自分の方がきちんと真実を知っている。

「がんばれ！」と本当は目の前に出ているのに、意識ではそれを認識できない。でも、無意識の脳はちゃんと感知して、僕らのあずかり知らぬところで、正しい反応や判断を下している。つまり、意識よりも無意識の方が正しい。

この例では、僕らの体は正しく「力を込めている」わけだから、見えたか見えなかったかを頭で考えて判断するよりも、「今まさに力を込めてくれている自分」を見て判断した方が、正解にたどり着けることになるよね？　つまり、情報として頼りになるのは脳より体だ。これに似た実験は結構たくさんあって、いずれも「身体は真実を知っている」ということを示している。

たとえば、ミュラー・リヤー錯視《さくし》という「目の錯覚」（図26）。これを見ると上下とも同じ長さの棒なのに、なぜか上の棒の方が短く見える。

ところが、この棒の端を親指と人差し指でつまもうとすると、上下どちらの棒に対しても、同じ指幅を広げてつまもうとするんだ。意識の上では「長さが違う」と判断しているにもかかわらず、僕らの身体は「同じ長さである」ということを、あたかも知っているかのような行動を取る。

また別の実験では、ふたつの選択ボタンがあって、どちらかを押すと、お金を獲得したり、あるいは損したりする。損得はほぼランダムに決められているんだけど、でも、どちらかのボタンが平均的には得して、もう一方は損するように設定されている。つまり、長い目で見ると、どちらか一方のボタンを決め打ちして、押し続けた方が得するように設計されている。

はじめはどちらのボタンがよいか知らないから試行錯誤をする。でも、そのうちに「こちらのボタンが得するぞ」という確信が得られるようになる。ところがね、意識の上で得するボタンを認識できる以前に、すでに身体には変化が現れているんだ[14]。

何度か試行すると、間違った方を選ぼうとするときに、皮膚に貼った測定電極の抵抗値が下がるの。抵抗が下がるということは、汗をかいたってことでしょ。つまり緊張しているわけ。

本人はまだどちらのボタンがよいか悪いかがわからないうちに、体はもう「やめてくれ、こっちを選んだらマズいぞ」と気づいている。身体は、僕らの意識以上に、デキるヤツなんだ。

2—25 脳は体を介して、自分の置かれた状況を把握する

さらに考えさせられる話がある。おそらく脳は、「自分よりも体の方が真実をわかっている」という事実をきちんと認識している。だから、自分の感情や状況の判断に、「体」の反応を参考にしているようなんだ。

たとえば、僕が君にすごく挑発的なことを言うとするよね。怒らせるようなことを言う。そして、その後、僕に対して反撃をしてもらう。口で叱《しか》ってもいいし、殴ってもいい。とにかく仕返

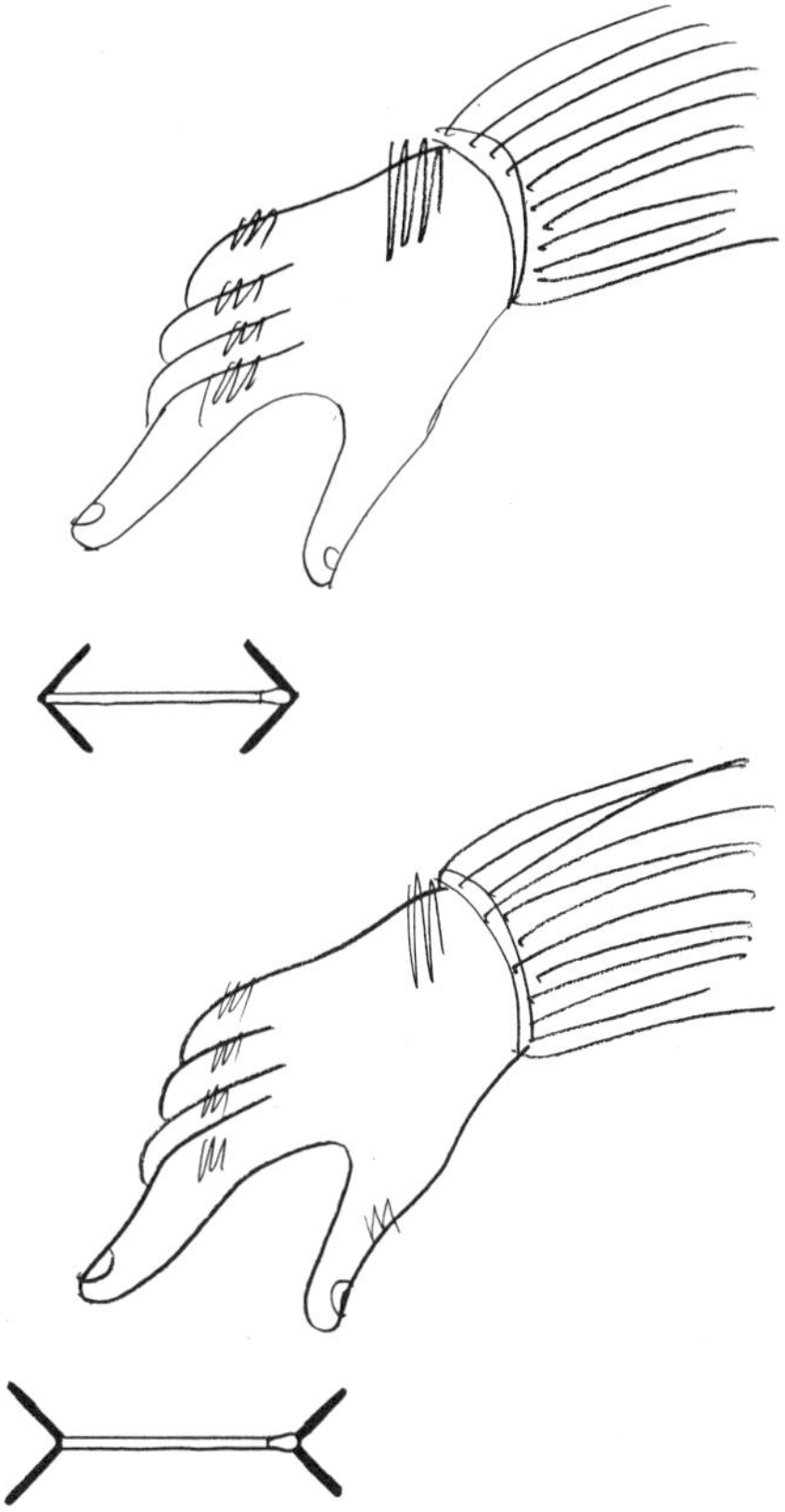

図26 ミュラー・リヤー錯視《さくし》をつまむ
意識の上では「長さが違う」と判断している。しかし、身体は「同じ長さである」とあたかも知っているように、同じ指幅を広げてつまもうとする。僕らの身体は「真実」を知っているようだ。

しをしてもらう。そして、その反撃の程度を測定するんだ。

この実験では、報復措置《ほうふくそち》をとる前に、君にちょっと運動をしてもらう。するとどうなると思う？

——反撃する気がなくなる。

あはは、それは疲れすぎだ（笑）。

実験してみるとわかるんだけど、軽く運動したときは、反撃の程度が強まる。[15] 運動すると鼓動《こどう》が高まるよね。心臓がドキドキする。このドキドキしてるという状態は、実は、怒ったときの状態とも似ている。怒ったときは心拍数が上がるよね。

そこで脳はこう考える。「おや、自分はこんなにドキドキしている」「ということは、あのときの怒りは激しかったということだろうか」「そうでないと、今の自分の胸の鼓動の高さが説明できないぞ」「したがって、自分はひどく怒っているのだ」——という推論を無意識のうちに行って、判断を下すようなんだ。

昨年の全校講演で話した、いわゆる「吊《つ》り橋効果」と似ているよね。吊り橋の上で告白するとうまくいく、というたとえ話。「ドキドキしてる」ことを「ときめいている」と早とちりする。この話と構造的に共通しているね。

これを実証するような実験もあって、アドレナリンって知ってる？

——興奮しているときに出るって聞いたことがあります。

神経伝達物質のひとつなんだけど、このアドレナリンという物質を注射すると、心血循環系に作用して、心臓がバクバクするの。

この薬を使っても同じことができる。つまり、怒っている状況、あるいは逆に楽しい状況を人工的につくっておいて、さらにアドレナリンを（もちろん本人には黙ってこっそりと）注射したグループと、注射してないグループとでは、アドレナリンを投与した方が、怒りとか愉快という感情の起伏が増幅される。[16] そんな例からも、脳は身体を参考にしながら、感情の状態を判断していることがわかる。

こうした一連の実験のおもしろいところは、怒っていても、恋に落ちていても、楽しいときも、実は「ドキドキする」という身体反応は共通しているということだ。すべては「心拍数上昇」という、同じ方向で現れる。

感情的に楽しいとか愉快であるとか、あるいは緊張するとか、ムカッとするのは、僕らの中では別のことのような気がするけれども、これが体に表現される段階になると、心拍数が上がるとか、血圧が上がるとか、汗をかくとか、実はそんなに表現のバラエティがない。感情は多様かもしれないけど、身体へのアウトプットの次元ではレパートリーが少ない。

つまり、「心拍数が高い」という事実だけでは、怒っているのか悲しいのかは、脳には区別できない。だから、とりあえず、今の感情の方向を増幅することになる。怒っているときはより怒り、悲しいときはより悲しく、楽しいときはより楽しく……と変化するんだ。

2―26 お金をたくさんもらうと仕事は楽しくなくなる？

こうして脳は体を介して自分がどれほどの状況にあるのか把握する。こんな不思議な脳の作用は、かつて次のような実験から発見された。

どんな実験かというと、単純作業をしてもらうだけ。ごくつまらない仕事を、みんなにやってもらうんだ。でも、仕事は仕事だから、後で報酬《ほうしゅう》を支払う。バイト代をあげましょうと。ただし、バイト代は均一ではない。グループAには高めに支払う。たとえば時給2000円。グループBには100円しか払わない。

さて、その後、アンケートをとる。「あの作業はおもしろかったですか」と訊く。そんな実験から意外な心理作用が見つかってきた。同じ単純作業をしても、報酬額によって、作業そのもののおもしろさが違うんだ。どっちの方がおもしろかったと感じただろう？　グループAかなBかな？　そして、なぜそんな差が生まれるんだろう？

――Aじゃないでしょうか。お金をたくさんもらえれば、うれしい感情が残りそうだし、それだけ大変な仕事をやりとげたという達成感も得られそう。ということで、おもしろかったという感想を持っちゃう。

そうだよね。普通に考えると、そんな結論になりそうだよね。ところがね、結果は逆なの。グループAは単調な仕事を「やはり楽しくなかった」と感じて、グループBは単調だったけれど「意外と楽しかった」と感じるんだ。

「体」が重要だという話をしてきたけれど、この実験結果も、おそらく体に関係がある。

グループAの場合、自分たちが働いているのはカネのためである。「いいカネをもらえるから、おもしろくもない作業でもやっているんだよ」と自分自身が納得できるよね。でも、グループBはおもしろくもない作業をわずか100円の報酬でやっている。これでは納得がいかない。にもかかわらず「自分が働いている」というのは事実だ。だって作業しちゃっているんだから、もはや否定できない事実でしょ。ポイントは、体は変更できないけど心は変更できるという点。

2―27　感情を操作して行動に合わせる

全校講演の話の繰り返しになってしまうけど、再度きちんと説明するね。自分の感情と身体的事実（行動）が矛盾していると、僕らはすごく不快。だから、感情と行動は一致させたいわけ。心身が乖離《かいり》した状態からいち早く抜け出したい。

つまり、なんとかして感情と行動を一致させたいのだけど、さて、これを一致させるにはどうしたらいい？　ふたつにひとつしかないよね。つまり、行動を変えて感情と一致させるか、感情を変えて行動に合わせるか。

感情と行動だったら、どちらの方が変更しやすいだろうか。答えは明らかだね。「感情」だ。だって、行動は事実でしょ？　「既成事実」を変えるのは大変な作業だ。というか、この場合は不可能だよね。その一方、「心」はいとも容易《たやす》く変えられる。

だから、感情を行動に整合するように変化させて、身体の事実、つまり「作業をしている」という事実に合致させるわけ。「自分はこんなに安い賃金でも働いている」「ということは、この作業は決してつまらないものではなくて、おもしろいんだ」「おもしろいからこそ、私は自ら望んで積極的に作業をやっているんだ」とね。こう解釈すると、先のアンケートの結果が説明できるでしょ。

つまり、「給料をたくさんもらえれば、それでいい」というのは実は短絡《たんらく》的で、「やり甲斐《がい》」までを含めて考えたら、僕らの心は複雑な反応を示すことがわかる。お金をもらいすぎると、仕事自体の魅力が落ちることもあるってことだ。

2―28　右脳と左脳をつなぐ神経の束を切断すると

右脳、左脳って聞いたことあるかな。

――右と左でやってることが違うんですよね。

そうそう。昨年の全校講演でも、ヒトは主に左視野を見るという話もしたよね。それも大脳半球の左右差から生まれている。まあ、右脳型タイプとか左脳型タイプなどという性格判断は、テレビや雑誌ででっちあげられた内容もあるから、あまり信じない方がいいと思うんだけど、とはいえ、実際に右脳と左脳とでは担当している機能が、部分的に異なるというのは紛《まぎ》れもない事実だ。

どうしてそんなことがわかったかというと、ちょっとした歴史的経緯がある。脳を簡単に描くとこうだね（図27）。脳はほぼ左右対称だ。右脳と左脳がある。そしてその両者をつなぐ、橋渡しをする線維《せんい》がある。これを「脳梁《のうりょう》」と言う。脳梁は線維の束で、その中に無数の神経線維が走っていて、右脳と左脳をしっかり結んでいる。

脳梁という強い連絡経路があるから、普段は右脳と左脳の役割の差は明瞭に出てこない。つまり、左右差があったとしても、すぐにその情報が脳梁を通じて反対の脳にも届くでしょ。だから、一見すると、脳機能は左右であまり差がないように見える。

でもね、手術して、脳梁を切断すると……たとえば、てんかんの患者さんに対して、脳梁を切る手術が昔はやられていた。今でも症例数は少ないけどときどき行われている。脳梁を切ると、左右の大脳半球の連絡が途絶えるよね。すると、右脳と左脳の役割がこんなに違うということが、はっきり見えてくる。

脳梁を切られた患者さんでテストすると、まずわかるのは、言語。言語を司《つかさど》る大脳皮質の部位は「言語野《げんごや》」というんだけど、これは脳の左側にある。全員じゃないけど、90％くらいの人では左側にある。

右脳と左脳は、それぞれ身体を左右交差してコントロールしているよね。ということは、言語野が左にあるのだから、目にした文字を読むのは右側の視野の方が得意だ。視野の右半分にあるものは、左脳の言語野に直接入ってくるからね。

そこで、脳梁を切った患者さんに、視野の半分だけに、単語を見せてみよう。まず、左脳に〈ペン〉という文字を見せる。つまり右の視野に見せる。「何が表示されましたか」と訊くと「〈ペン〉と書かれていました」と答えてくれる。それはまあ納得できるね。言語野があるからね。

一方、右脳（つまり左視野）に〈ペン〉という文字を提示すると、「何も見えません」あるいは「何か見えたけど、よくわかりませんでした」などと答えてくる。そんな事実から、言語野は脳の左側にしかないことがわかるよね。

2—29　無意識に言葉を理解できる？

そこで、こんな実験をする。見えたか見えてないかを、口頭で答えてもらうのではなくて、見えた単語に相当する物を、目の前に並べられた物から選んでもらう。つまり、〈ペン〉と表示されたらペンを選んでもらう。左側の脳に見せたときは、〈ペン〉と出せば、ペンを選んで、それを手に取る。それは当たり前だ。

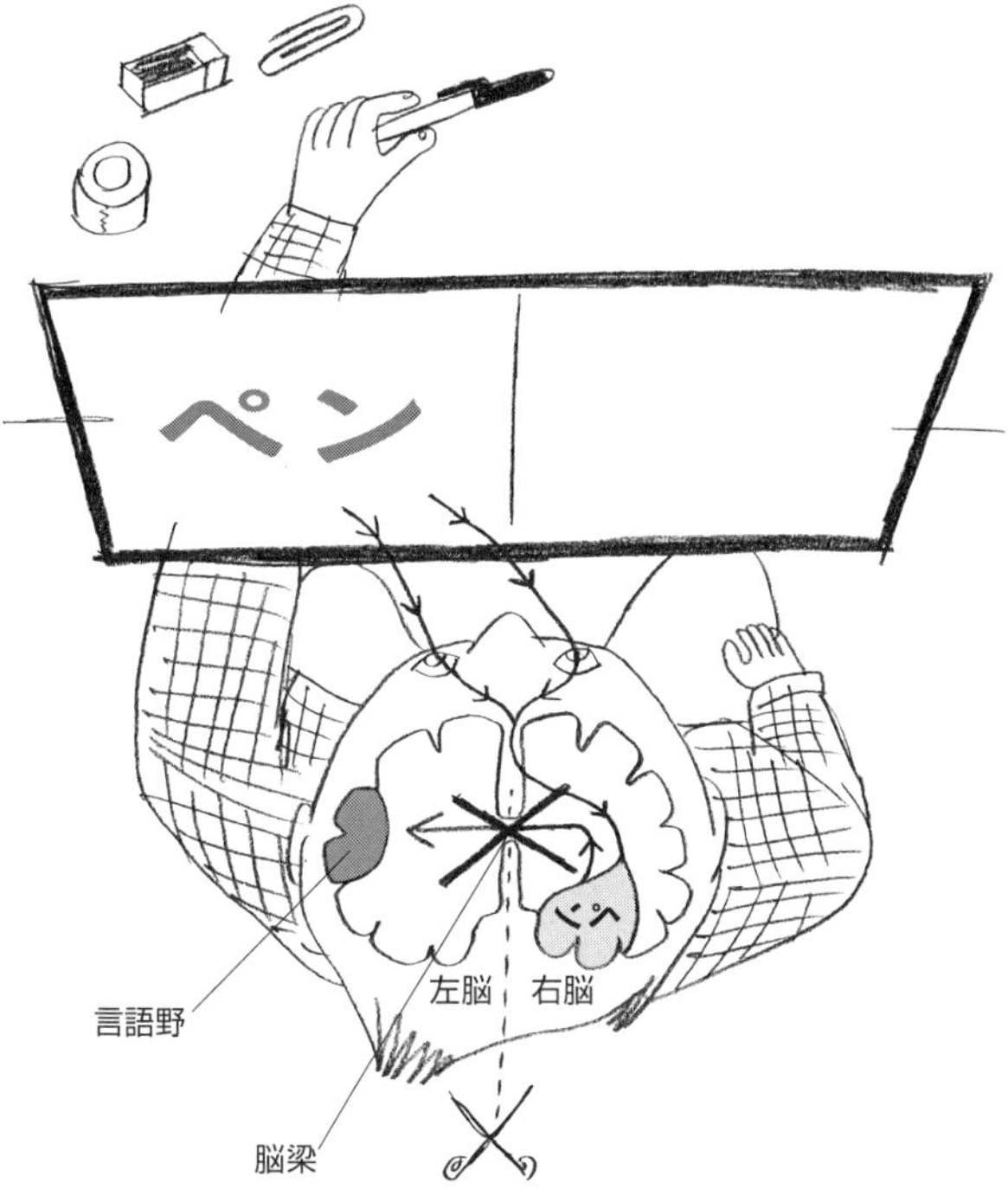

図27　脳梁が切断された患者の実験
患者の左側の視野に「ペン」と見せると、右脳に「ペン」という情報が届く。ただ、言語野がある左脳とのリンクは切れているので「単語は見えていない」と言う。しかし、「見えない」の状態でも、なぜかペンを正しく選ぶことはできる。見えたことを無意識に「知って」いるのだ。

でもね、右側の脳に見せたときの反応がおもしろいんだ。不思議なことに、右脳に見せても、なぜかペンを選ぶことができるの。びっくりでしょ。だって本人は「単語は表示されていない」とか「わからなかった」と言っているんだよ。でも、体は答えを知っていて、きちんとペンをつかむことができる。

左脳にある言語野は、おそらく、意識的に言葉を読んだり話したりする際に重要だけど、無意識のレベルでは右脳もある程度は言語を把握できるということだ。だから、ペンをつかめるんだろうね。あるいは別の可能性として、脳梁以外の、脳のもっと深い部分で、左右の脳がつながっているのかもしれない。

この実験にはさらに興味深い事実があって、右脳で見た単語にもとづいてペンを選ぶと、「あっ、さっき出たのは〈ペン〉という単語でした」と答えが言えるんだ。わかるかな？　もう一回説明するね。

右側の脳に〈ペン〉という単語を示しただけでは、患者さんはその単語が理解できない。でも、「とにかく何か選んでみてください」と促《うなが》すと、正しくペンを選んで、そして、その選んだ自分の姿を見て、「あっ、先ほどの単語は〈ペン〉でした」と正解にたどり着ける。

ということは、脳はやっぱり自分の取った行動を通して、自分の状況を理解していることがわかってくるでしょ。今まではドキドキするとか、給料がもらえてうれしいとか、そんな感情レベルの話だったけど、今回のはもっと高度な脳の機能だ。言葉の理解とか、行動の理由づけだからね。そんな脳高次機能にも、身体の重要性が窺《うかが》える。

2―30 理解して表現するのか、表現を見てはじめて理解するのか

さらに、こんな実験もあるよ。〈ギタリストのふりをせよ〉と右脳に示す。本人には何かわからないから、「とにかく何かポーズを取ってみてほしい」と促すと、ギターを弾いているマネをしてくれる。

そのうえで、「さっきモニターに何のマネをせよと表示されましたか」と訊くと、自分が今とっているポーズを眺めて、「ギタリストです」と答えてくれる。でも、身体を動かないように縛《しば》ってしまって、〈ギタリストのふりをせよ〉とモニターに出すと、今度はギターを弾くポーズが取れないよね。身動きが取れない状態だと、「さっきモニターに何が出ましたか」と訊いても、「わかりません」となってしまう。

やっぱり、自分の身体がギタリストのふりをしている様子を、脳がモニターして、その観察を通じてはじめて、表示された言葉の意味が認識できる。理解して表現するんじゃなくて、まず身体で表現してみて、表現している姿を脳が知覚して、そして自分の内面を理解するということなんだ。

でも、これはそんなに不思議なことではない。なぜなら、君らにも経験があるはずだよ。たと

えば、保健体育の学期末テストでよく出される試験問題に、ラジオ体操の順番を答えさせるという設問があるよね（図28）。

この図でいえば、はじめは深呼吸から始まって、次はこんな動きをするよね。そこで「3番目の動きはどれだろう？」と訊くと、どう？　この選択肢から選んでみて。

――（体を動かして）Aですか？

ほらほら、思わず体を動かしてしまうでしょ（笑）。小さくラジオ体操をやってしまう。この問題を頭で考えて解くのはむずかしいけれど、実際に身体で表現してみると簡単に解ける。やっぱり、表現された行動を自己観察することで、自分自身が理解できるというわけだ。

2―31　日常生活は作話（意味のでっちあげ）に満ちている

ところで、脳梁《のうりょう》切断の実験にはまだ続きがあってね、たとえば、右脳に〈笑え〉と示す。するとちゃんと笑ってくれる。ハハハハハ……と。何が表示されたかは把握できていないけど、正しい行動が取れる。笑えるんだ。

そこで今度のテストでは、「何が表示されたか」という内容を問うのではなくて、その行動の「理由」を尋ねてみる。つまり「どうして笑っているの」と訊くの。すると、「だって、あなたがおもしろいこと言うから」と味わい深い返答をしてくれる。

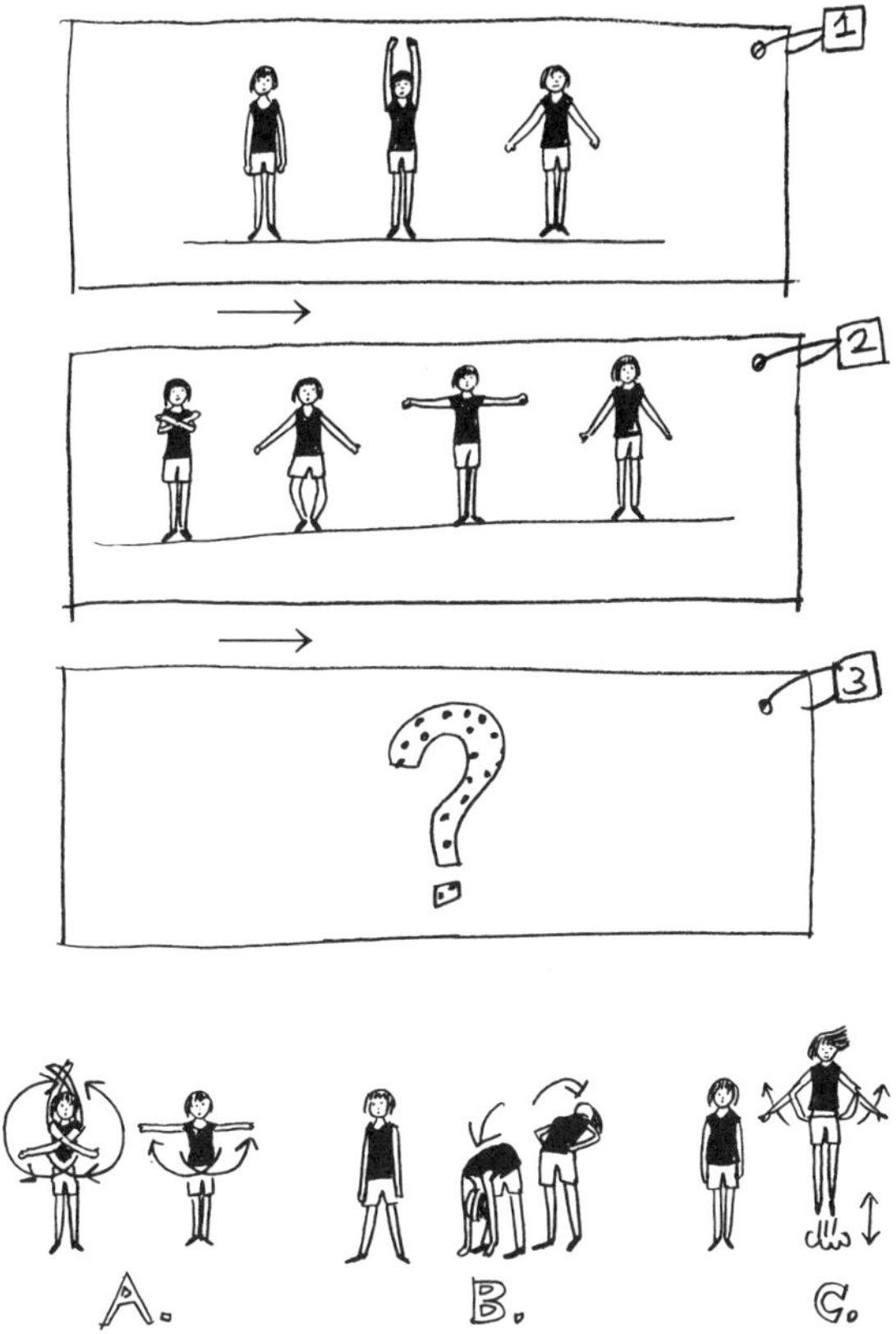

図28　ラジオ体操の順番

深呼吸から始まるラジオ体操第一の運動。３番目の動きはA、B、Cのうちどれだろう？　頭で考えるとむずかしいが、体で考えると簡単にわかる。

「笑っている」という今の自分の行為は、もはや事実として否定できないよね。だって、もう笑っちゃってるのだから。その状態で「どうして笑ったか」と問うと、本人は「〈笑え〉とモニターに出たから」という本当の理由に気づいていないから、「笑っている理由」を探し始めるんだ。そして現状に合わせて都合よく説明してしまう。

あるいは、〈掻《か》け〉とモニターに示すと、頭をぽりぽり掻くのだけれど、どうしてかと訊くと、「かゆいから」と説明してくれる。もちろん、かゆいから掻いたんじゃない。でも、「掻いている」という事実を説明する最適な理由は「かゆいから」だよね。

こんなふうに脳は、現に起きてしまった行動や状態を、自分に納得のいくような形で、うまく理由づけして説明してしまうんだね。

もっと複雑なテストをやっても似た現象が見られるよ。右脳と左脳に違う単語を表示してみる。たとえば、左脳に〈時計〉、右脳に〈ドライバー〉、と見せる。すると、目の前に並べられた物の中から、きちんと「時計」と「ドライバー」を選べる。もちろん、本人には〈時計〉と表示されたことだけが意識にのぼる。左脳に映されたのは「時計」という文字だからね。にもかかわらず「ドライバー」も一緒に手に取る。

そこで理由を尋ねてみる。「なぜ時計とドライバーを持ったのですか」と。するとこんな答えが返ってくる。「〈時計〉という単語がモニターに出ました。だから時計を取りました。でも、時計が止まりそうだったから、電池を交換しようと思ったのです」。立派な答えでしょ。

――ヘンな言い訳（笑）。

あはは。もちろん本人はまじめに答えているんだよ。こういう実験では、状況が特殊だから滑《こっ》稽《けい》に思えるかもしれないけど、これは僕らが普段やっていることと変わらない。

ただ、僕らの日常では、理由づけが比較的常識の範囲内に収まっているから、その矛盾に気づくことができない。だから奇妙に感じないだけの話。実のところ、僕らも常に周囲の状況に合わせてストーリーをでっちあげている――意味の偽造《ぎぞう》だ。

こうした無意識の行為を「作話《さくわ》」と言う。僕らの考えていることのかなりの部分は、おそらく作話だと言ってよいだろう。

これは、自分の行動がまず先にあって、その行動の起源を常に探しているということだよね。もちろん、はっきりした根拠があって行動をしている場合もあるだろうが、よく根拠がわからないままに行動しているときは（そういうケースは意外と多い）、その行動の意味を勝手につくりあげる。そして、当の本人は、それこそが「真の理由」だと心底信じている。

きっとね、行動や決断に「根拠がない」という状態だと、不安で不安でしょうがないという心境になるのだろうね。理由がないと居心地が悪い。だから、いつも脳の内側から一生懸命に自分の「やっていること」、もっと厳密に言えば「やってしまっていること」の意味を必死に探そうとしてしまう。

2—32　記憶は「時間の流れ」もつくり出す

次に別の患者さんの例を挙げよう。「海馬《かいば》」という脳部位がある。海馬という脳部位が損傷《そんしょう》を受けた患者さんを見ると、興味深いことがいくつかわかる。

海馬は記憶をつくる場所だ。だから海馬が作動しないと記憶が形成されない。でも、それ以外の脳機能は正常だ。記憶が残らないことだけが問題であって、それをのぞけば論理的な思考も人並みにできるし、ＩＱも正常だ。

記憶についても、昔のことを思い出すのであれば問題はない。患者さんはかつて覚えた言葉を使ってなら会話もできる。昔話に花を咲かせることもできる。

でも、やはり海馬がないと困る。新しいモノが覚えられないからね。出会った人、会話の内容、起こった出来事、行った場所、見た風景……そういった情報が脳に残らないんだ。

おもしろいのはね、海馬に損傷を受けた患者さんに「今いつですか」と訊くと、海馬が破壊された頃の年月を答えることなんだ。

有名な例ではＨ・Ｍさんという患者のケースがある。[17] 彼はてんかん患者で、その治療のために海馬を摘出《てきしゅつ》したんだ。Ｈ・Ｍさんは「今いつですか」と訊かれると、決まって「１９５３年」と答えていた。１９５３年は彼が海馬の摘出手術を受けた年なんだ。

今日は、記憶の役割について何度か触れてきたけど、ここでもうひとつわかる記憶の役目は「時間の流れ」をつくることだね。時間を推進させる駆動力だ。だから記憶が残らないと、時が止まってしまう。時計の針が進まず、時間の淀みに立ち往生してしまうんだ。

2―33　僕らは「自分が道化師にすぎない」ことを知らない

さて、海馬が損傷されて記憶ができない患者さんでテストすると、やはり作話が見られることがわかる。担当医が来て手を差し出して握手をしたとしよう。この患者は〈握手をした〉という記憶は残らない。何分かで消えてしまう。

そこで、握手するときに、手に小さな電気ショック機を隠しておいて、握手した相手をビリビリと刺激してみる。イヤなことをするよね。そうでなくても海馬に損傷を受けて気の毒な患者さんなのに、その上さらにイジメのようなことをする（笑）。

不意を突かれて刺激を受けた患者さんは「何をするんですか」と怒るんだけど、でも、やはり、数分ですっかり忘れてしまう。

ところがおもしろいことにね、握手をしたとか、電気刺激されたというイベント（出来事）の記憶は覚えていないのだけど、好きとか嫌いという感情の記憶は残るの。感情の記憶保管は、海馬とは別の脳部位が関係しているのだろうね。こんなふうに、記憶は多重性を持っている。

さて、その患者さんが再び診察に来たとき、「握手しましょう」と同じ医者が手を差し出すと、患者さんはイヤがる。刺激されたこと自体はまったく記憶にないけれど、でも、とにかく握手はしたくないんだ。

そこで質問をする。「どうして握手をしてくれないんですか」と。すると患者は「手を洗っていないのです。手が汚れているから握手しては失礼だと思って……」などと答えてくる。つまり、自分の感情の根拠を、自分がアクセスしやすい記憶（ここでは「手を洗っていなかった」という記憶）に落とし込んで、説明をつけてしまう。

これも事実を知っている僕らから見ると、滑稽なこじつけに思えるけれど、やっぱり本人はいたってマジメ。間違った帰属《きぞく》推論に何の疑問もはさまずに真剣に話している。

もちろん、彼らの言動を笑ってはいけない。僕らも同じように、いつも歪《ゆが》んだ主観経験の中を生きている。単に、その推論に論理的矛盾が生じない限り、「自分はウソをついている」ことに気づかないだけのこと。

――気づけないんですか？

不幸にして、日常生活の中では、僕らは「自分がウソつきである」ことに気づくチャンスは少ない。だって行動や感情の根拠が不明瞭だからこそ「作話」するわけでしょ。

そして根拠が不明瞭である以上、裏を返せば、作話した内容が「間違っている」ことを立証することは難しい。そもそも、真の理由がわからないから作話したのであって、だから、もはや、作話内容を「真実」と照合して、検証するなんて叶《かな》わない望みだよね。

そんなわけで僕らは「本当は自分が道化師《どうけし》にすぎない」ことを知らないまま生活している。根拠もないくせに、妙に自分の信念に自信を持って生きている。

そんな傲慢《ごうまん》な僕らは、やはり「人間という生き物は主観経験の原因や根拠を無意識のうちにいつも探索している」という事実を、もっときちんと認識しておくべきなんだろうね。そうすれば、もう少し自分に素直に、あるいは他人に対して謙虚になろうと思えてくるでしょ。

2―34　作話には生存戦略上、大きな効能がある

さて、ここで問題。なぜ僕らはそういう変な推論をするんだろう。なぜ主観経験の原因を探索しようとしてしまうんだろうか。「握手したくない」と思ったら、その感情の理由を探して、作話してしまうけれど、正直に「なぜかはわかりません」と答えてもいいわけだよ。でも、なぜか原因を探索して、ヘリクツをこねてしまう。だれかわかる？　その理由は、あるいはその目的はなんだろう。

滑稽な作話は、お笑いのセンスを磨くための訓練？　もちろんそんなことはないよね。そんな下心なしに、僕らは普段から何かを感じたら、その感情の原因を必ず探ろうとしてしまう。そういう癖がついている。いや、癖というか、これはほとんど「本能的」といっていい。だれかから

教えられたわけではないんだけど、そうするように僕らの脳はプログラムされている。

――自分の気持ちの理由がわかっている方が、自分も納得できるから……。

――つまり、生物として有利……。

そう。たとえば、足の裏が痛いと思ったときに、その原因を探ろうとすることは、生存するうえで有利だよね。だって痛いのにそのまま放置したら危険だ。「痛いな」と感じたら、「なぜ痛いのか」という理由を探索することは、命を守る大切な行為だ。もしかしたら、画鋲《がびょう》を踏んでいるかもしれないし、カニに挟まれたのかもしれない（笑）。「痛い」と感じるだけでは、それ以上の情報は得られないでしょ。だから、その原因を突き詰めないといけないんだ。そうやって、主観経験の原因を上手に探り当てることができたら、それに対処することができる。原因を取り除くこともできるだろうし、次に備えて準備することもできるかもしれない。

だから、「痛い」ことの原因を突き止めようと欲することは生存に有利だし、逆にそういう欲求を持った動物たちが進化の過程で生き残ってきたのは想像に難《かた》くない。

僕らヒトはその最たる例だと思う。だから、僕らはいつも理由を探し求めてしまう。ただ、ヒトの心はさらに複雑に進化していて、感情だけでなく、行為や言動や存在についてまで、理由を探し求めてしまう。そうした絶え間ない探索心によって、現状に対処しようと努力している。それ自体はすばらしいことだ。

でもね、この欲求に要求されるレベルは、「当面の状況がうまく説明できればよい」という程度のもの。自分が納得できれば、もう十分なんだ。だから、強引に作話して辻褄《つじつま》を合わせるという滑稽な側面もまた生まれてしまう。それが、今日ここで挙げてきたような「作話」だ。

そういえば、若者たちには、ときどきおもしろい行動を取る人がいるね。「自分探し」とかいって奇妙な旅に出かけちゃう人。自己存在の理由を求めたいんだろうね。

でもさ、そうやって発見した「自分」が本当の自分だという確証はあるんだろうか。だって脳は作話だらけだから。ウソで塗り固められた虚構を「真の自分だ」と盲信するのは、うーん……まあ、本人の勝手か（笑）。

さて、原因や理由を知りたいと欲するのは生存に有利だという話題に戻すと、僕は、この欲求は「知的好奇心」の源になっているかもしれないと考えている。

行動や感情の理由を知りたいというのは、「ものごとの道理」を知りたいということと似ているよね。原理や理屈を知りたいと。自分に関連した理由を知りたい欲求が、他人の言動の理由や、この世界のあり方の原理も知りたいという願望に発展したら、それは「好奇心」といってよいでしょ。

あるいは、ワイドショー的に、他人の私生活について詮索《せんさく》したくなる欲求も似ているね。まあ、これは講義の流れとは関係ないからやめておこう。ヒトの社会性に関する話題だけど、話が長くなってしまうからね。

2―35 僕らはヒトになるべく生まれてはいない

僕が今日の講義を通じて伝えたかったことは、記憶の話もそうだけど、むしろ、そこから高次に派生する、いわば「心のありか」と言ってよい内容だ。一連の実験を改めて思い返すと、心は、ある意味、脳の「外」からやって来るものだとも言えそうじゃない？

だって、自分の取った行動を見て、その行動の根拠を説明するわけでしょ。ということは脳の中にあるというより、行動する身体にその要素がありそうだよね。もちろん、「心はどこにあるか」と訊かれたら「脳にある」と答えてもいいけれど、でも、「心はどこからやって来るか」と言われたら、脳だけではなく、身体からも来るし、周りの環境からも来る。この意味は、もう、十分にわかってもらえると思う。

――自分の身体を見て理解すると言っても、そういうふうに理解するってことがどうして自分でわかるんですか？

うん、いい質問だ。「野生児」って知ってる？ たとえば、フランスで200年ほど前に発見された男の子。「アヴェロンの野生児」として有名だから聞いたことがあるかな。発見当時は推定11～12歳、ヴィクトールと名づけられて、その後28年間、人間社会の中で生きた。

こうした野生児に接した人々の当時の記録を読んでみると、「とても人間には思えなかった」

とある。僕らがヒトに期待する、いわゆる「人間っぽさ」がそこにはない。

アヴェロンの野生児は、発見された後、じきに思春期を迎える。でも、異性に関心を見せることはなかったという。たとえ性的興奮を覚えても、自分の欲求の目的を、自分では理解することができなかった。ただ発作を起こすだけ。

つまり、自分自身の「状態」について理解するためには、それに相応《ふさわ》しい環境や教育が必要なんだ。「自分を知る」ことができる能力は学習の結果なんだよ(ただし、野生児のデータについては解釈がむずかしい。生まれつき感情の起伏のない病気だったか、あるいは自閉症だったから、親に捨てられて野生児になったという説もある)。

僕らはヒトになるべくして「ヒト専用の脳」を持って生まれてきたというだけでなく、同時に、たまたま生まれた環境が、人間的な、つまり人工的な環境だったから、ヒトになることができたという側面もあるわけだ。これは裏を返すと、大人たちが赤ちゃんを「ひとりの人間」として扱うことが重要な意味を持っているとも言えるわけ。

赤ちゃんは成長していく過程で、自分の感情を表現するという手段を、おそらく周りから学んでいる。もちろん、「不快なときは泣く」というような根本的な反応は生まれ持った能力だろう。でも、そこから先は単なる本能ではない。

たとえば、笑顔をつくると、母親が笑顔で返してくれるでしょ。そうしてくれる親を見て、また笑顔をつくる。そういう親子のあいだに感情のループをつくっていって、同じ「笑顔」であっても、たくさんの種類の笑顔を覚えていく。そうして獲得した絶妙な笑顔を身体表現し、また、その表現をしている自分を観察して、感情のレパートリをさらに増加していく。[18]

こうしてヒトは感情を豊かにしていく。「豊かな感情」は人間社会が育《はぐく》んだものだ。それは、野生児たちが比較的平坦で単調な感情や表情しか持たなかったことを見ても納得できる。それを、僕らに普通に備わっているレベルにまで豊かにしているのは、教育の成果だ。

2―36　人間と動物の境界線

――人間らしさというのは後天的なものだという話はわかりましたけど、逆に進化を遡《さかのぼ》っていくと、最初の原始人みたいな霊長類は、人間らしさを獲得するために、自然の環境から人間らしさを得たということになりますよね。そうすると、今の時代の人たちでも、まっさらな無垢《むく》な状態でも、自然の状態に置けば、いつかはそんな人間的なものになっていくんでしょうか。

うーん、それも、いい質問だね。答えは僕にはわからないなあ。結局、なんだかんだ言っても、「人間らしさ」の源は、やはり自然に発生したんだよね、進化の歴史を見ればね。今では人間が「人間の環境」をつくっているけど、そもそも、その起源は一体どんなだったんだろう。不思議だよね。まるでニワトリとタマゴの議論のようだね。

こういう話は重要で、詰まるところ「人間」と「動物」の違いは結局何だろうということなんだよね。ヒトは1匹だと人間になれない。つまり、人間に重要なのは他者との関係だ。この意味で、複数のヒトが集まりさえすれば、たぶん「人間らしい環境」が自然にできると思う。

環境を積極的につくっていくことを「ニッチ構築」と言う。この能力は、遺伝子を超えたポテンシャルを創発《そうはつ》するためには必要だ。

生物を考えるときには、「野生」か「人工」かという考え方をしなきゃいけない。人工で飼育されたサルと野生のサルは違う。この観点からすれば、現代人は常に人工的な環境で育っていることになる。近代的な建物にはガスや電気が備わり、コンピュータもあれば、携帯電話もある。そういう人工環境で育ったヒトと、野生で育ったヒトを比べたら、「ヒト」は一体どうなのかってことだ。

ただね、ヒトにおいては他の動物とは違う重要なポイントがある。「人間である」ということの定義自体が「野生でない」ということを内包しているんだ。

これは忘れてはならないポイントで、僕ら人間って、ニッチ構築の能力が卓越《たくえつ》しているので、人間の営み自体が「人工的」であって、その意味で「野生状態」のヒトというのは、ヒトとしてのあり方の定義の上で、もはやヒトではなくなってしまうんだ。野生児の例はその極端な例で、彼らと僕らを比べること自体、実に無茶な比較だ。つまり、「自然」と「人工」は対立概念にはならない。これはヒトとしてやっていく上で忘れてはならないポイントだ。

2—37　他人の心が理解できるのはなぜ

さてと、ここからが難題だ。自分の「心」の様子は自身の身体を通じて知覚できるよね。だから自分に「心」があることは、自分では知っている。でも、「心」のもうひとつの形として「他者の心」がある。他人の心を、僕らはなぜ理解できるんだろう。

他人の心を知ることは、他人の脳にアクセスするってことでしょ。むずかしい行為だ……この問題について考えたいんだけど……はて、どういう順番で説明していこうかな。

まず、〈痛み〉の神経を考えることから始めよう。脳の活動を観察しながら、皮膚に電気刺激を与えたり、針を刺したりすると、脳の痛みの神経が活動するのがわかる。〈痛み〉は生存にとって死活的に重要だよね。

でも、世の中には痛みを感じない人がいる。あ、それは我慢強いって意味じゃないよ。痛覚の神経が生まれつきない人がいるんだ。そういう患者さんを見ているとわかることがある。寿命が短いんだ。長生きしない。

普通ならば痛いと感じることでも平気でやってしまって、ケガをしても気づかない。痛みを感じないと「何が危険か」ということを習得できないんだ。だから物理的な損傷を負いやすい。

仕方がないから「知識」として何が危ないかを教育して、危ないから気をつけるように注意する。何かに触れた気がしたら、もしかしてケガをしてないかと、その度に触れた皮膚をチェックしなさい、と口うるさく注意する。現実には、そこまでやっても長命は望めないの。

つまり、僕らは普段気づかないかもしれないけど、無意識のうちに痛みを避けているんだ。寝ている間に寝返りをうつことさえ、痛みの神経がないとできない。痛みを感じないと、気づかないうちに、身体に過剰な負担をかけてしまう。

今、僕はこうやって立っているでしょ。疲れたら足をわずかに動かして、体の重心をずらすよね。そんなさりげない仕草も痛みの神経がないとできない。ただ立っているだけでも、ヒザにすごく負担がかかっている。実際、〈痛み〉の神経は、生物進化の過程でもかなり初期の頃に発達させているんだよね。

そして、進化の力は、〈痛み〉の神経を、実に感動的な方法で応用したんだ。

2―38 「心が痛む」ときは、脳でほんとに痛みを感じてる

これを端的に示す実験がある。たとえば、3人でバレーボールのテレビゲームをやってもらう。対戦相手である2人のプレイヤーは自分からは見えない。モニターを通してトスゲームをやってもらうわけだ。トスゲームだから、全員が味方だね。3人でボールを回しあって、自分のところにきたら、別のプレイヤーにボールを返してあげる。

さて、この実験では、対戦相手の2人はグルなんだ。というか、実は2人はコンピュータなの。本人は知らないんだけど、単にコンピュータ相手に遊んでいるだけという状況だ。

そこで意地悪なプログラムを組んでおく。最初は3人で楽しく遊んでいるんだけど、あるときを境に、本人にボールを渡さないようにする。つまり、ほかの2人同士でゲームを楽しんでいて、本人だけが「のけ者」にされたという状況になる。そのときの気持ちは想像できるよね。仲間外れにされると、だれだって淋しくて胸が締めつけられるような、とってもイヤな心境になるでしょ。

実は、この実験は「のけ者にされたときの脳の反応を調べる」という研究。そんな状況に置かれたときの脳の反応をMRIで測定してみたわけ。そしたら、驚くことに、〈痛み〉に反応する脳部位と同じ領野が活動した[19]。

よく「心が痛む」「胸が痛む」と言うけど、まさに言葉通り「痛い」ってわけ。「心が痛む」という比喩的表現は日本語だけでなくて、世界中にわりと共通した表現。つまり、脳から見ると、仲間外れにされたときの不快な感情は、物理的な「痛み」と同質なものだといえる。

——さっき痛みを感じない人が出てきましたが、その人はのけ者にされても痛みを感じないってことですか。

おお、いい質問だね。そういうデータは聞いたことがない。おそらく実験としてまだやられていないのだと思う。でも、とてもいい視点だね。この仮説を検証するという意味で、ぜひとも必要な実験だ。

ところで、〈痛み〉の感覚は、元来は「のけ者にされたくない」という感情をつくるために生まれたわけじゃないよね。あくまでも身体が損傷を受けていることを素早く感知して、その〈痛み〉を避けるためにつくられた感覚システムだ。

そのよくできた「痛覚システム」を、ただ痛み検出のためだけに使うのはもったいないよね。実際、ヒトになると、このすぐれて敏感な痛覚システムは「社会的な痛み」の検出にも使われるようになったというわけだ。〈痛み〉の応用だ。

2—39 僕らの「心」の働きは、進化の過程の「使い回し」の結果

このように、進化の過程で、ある生物学的形質が本来の目的とは違う目的に転用されるようなことがよく生じている。これを「前適応《ぜんてきおう》（pre-adaptation）」と言う。

代表的な例だと、鳥の羽毛《うもう》があるね。あれは飛ぶために進化したわけじゃない。羽自体は鳥が大空を飛ぶよりも前に発達していて、当初それは体温保持のために役に立っていたんだ。

それが後に「飛ぶ」という目的にも活用されるようになった。そんな文脈から「羽は飛行のために前適応している」と言う。新しい有効活用なんて言えばカッコよく聞こえるけど、まあ、言い方を変えれば「使い回し」ってことだ。

おそらく「言語」も同じではないかと、僕は感じている。コミュニケーションするために音波を使う動物はいっぱいいるよね。虫や鳥などの動物の鳴き声がそうだ。本来はシグナルとして使っていた音を、ヒトでは新たな使い方が開発され、「言語」になったのではないかと。まあ、厳密には証明できないんだけどね。

進化の遺産を「使い回す」こと自体は、生物界ではあちこちに見られる普遍的な現象だ。そんな流れのひとつとして、「社会的な心の痛み」もまた、〈痛み〉の神経回路を使い回したというわけだ。

それにしても、仲間からの「疎外感《そがいかん》」を検知するために「痛覚」を使ってみるなんて、これは進化上の大発見、いや大発明と言っていいよね。いやあ、よく思いついたなあ、あっぱれだ。このお陰《かげ》で僕らは社会性を保つことができる。ヒトから嫌われたくないという感情は、社会生活を営む上で重要だからね。

〈痛み〉の話にはまだ続きがある。たとえば、腕に強い電気刺激を与えるとすごく痛いよね。

――……。

そっか、そんな人工的な刺激は経験したことがないか。すごく痛いんだよ。そこで、その〈痛み〉を経験したことがある人で実験をする。自分が刺激されるんじゃなくて、他人が電気刺激を受けるシーンを見てもらうんだ。すると見ているだけで背筋がゾクゾクするでしょ？　う－ん、実感がわかかないかなあ。

じゃあね、えっと、そうそう、こんな話をしよう。僕は大学生の頃、東京でひとり暮らしをしていて、毎日自炊していたのね。ある日、うっかり包丁で指を切ってしまったことがあった。あの夜は時間がなくて焦っていた。どうしてもテレビで見たい映画があったの。『博士の異常な愛情——または私は如何《いか》にして心配するのを止《や》めて水爆を愛するようになったか』という長ったらしい名前のついた映画。知ってるかな？　これ、名作なんだよね（本書の副題はこの映画のタイトルがヒントになっています）。まあ、いいや。もとい。

さて、料理ができたので、台所を急いで片づけようと思い、包丁を洗っていたんだ。包丁の背をスポンジで洗おうとしたら、それは刃の方だったんだよ。これがまたさ、僕は包丁を研《と》ぐのが趣味だから、切れ味抜群の鋭い刃でね……包丁の背だと思って、腹側を力一杯にスポンジでスーッとね。気づいたら、スポンジもろとも、指の根元がパックリと切れちゃって。

——ひぇぇ（一同）。

ほら、今、背筋がゾグゾグとしたでしょ？　「うわ、痛そう！」ってね。そんなゾグゾグするときの脳の反応を測ったというわけだ。すると、やっぱり痛覚系の脳回路が活動していることがわかった。[20]

もちろん本人は痛くはないから、「痛み反応」そのものではないけれど、でも、相手の痛みを想像するときにも、痛覚系の回路が活性化する（図29）。つまり、相手の痛みを理解するという「共感」の心も、やはり〈痛み〉から生まれているんだね。実際、憎しみがあって、「痛い思いをして、ざまをみろ」と感じているときには、共感回路は活動しない[21]（笑）。
動物を使った実験、たとえばネズミでも、やはり、同じ巣の仲間の苦痛を理解するのに、痛みの回路を使っているようなんだ。おもしろいことに、見知らぬ相手に対してはあまり強い共感を覚えないみたい[22]。人間そっくりだね。それから、先ほど、痛みを感じない患者さんの話をしたけど、そういう人は自分の痛みだけでなくて、他人の痛みもうまく理解できないこともわかっている[23]。

だから「共感」もまた痛みの転用の結果だと言えるね。「疎外感」だけでなく、相手を思いやる温かい気持ちも「痛覚」から生まれるなんて、なんだかホントおもしろいね。そうやって、僕らの「心」の働きは、動物たちが長い進化の過程でつくり上げてきた脳回路を巧妙に使い回して、その合わせ技の上に成立している。

もっと言うと、モノを破壊するときも痛み回路が活動するんだよ。とくにまだ使えるようなものの、テレビとか冷蔵庫とか、あるいはボールペンでもいい、まだ使えるものをハンマーで壊すシーンを見ると、「ああ、もったいないなあ」と思うでしょ。その場合も痛覚系の神経回路が活動している。

この場合は「共感」というよりは、「節約」になるのかな。こんな具合に、ヒトの社会的な心理は、痛覚の脳回路を活用することで生まれてくる。

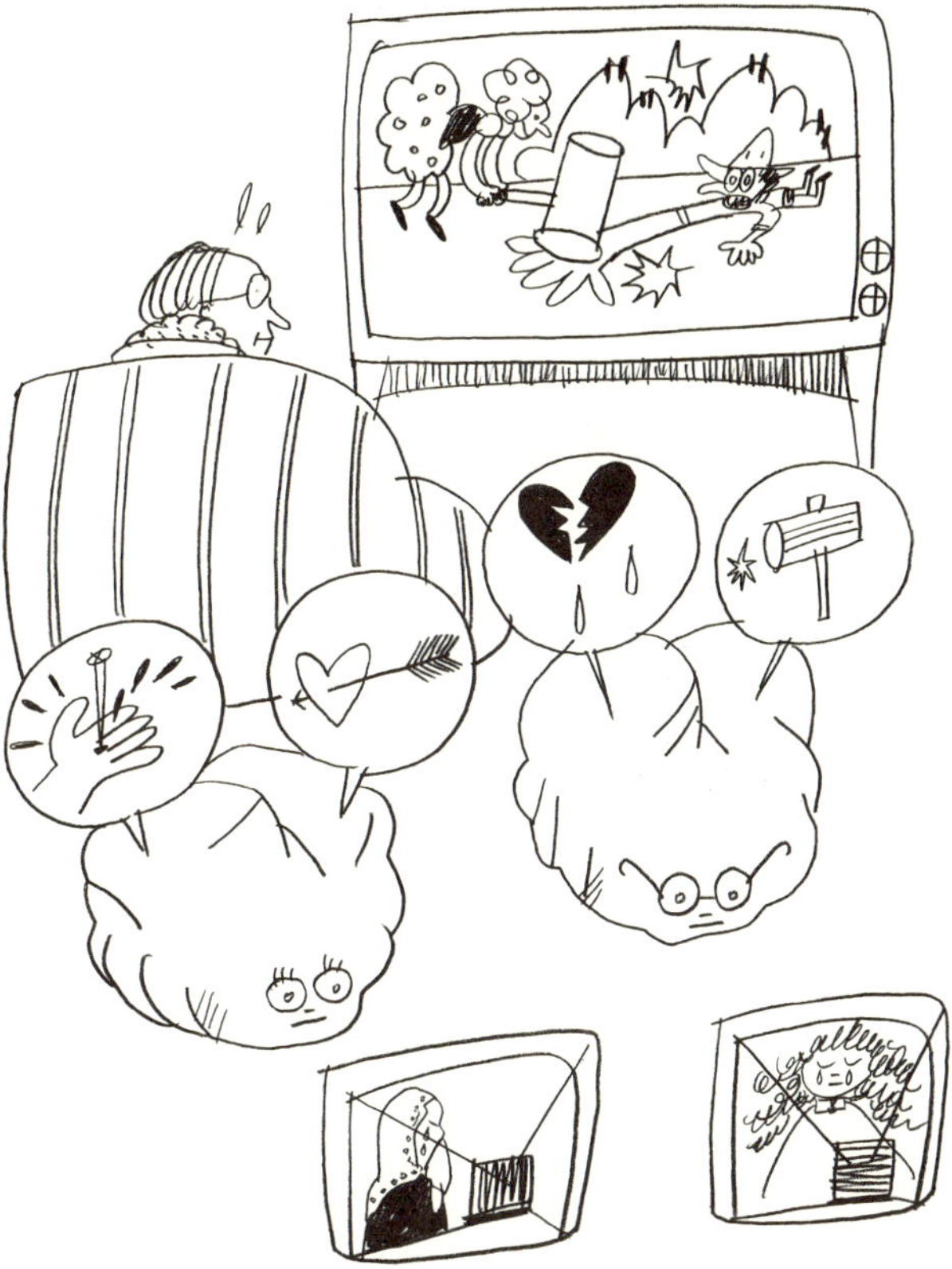

図29 〈痛み〉の脳回路の使い回し ── 前適応
相手の痛みを理解する「共感」は、痛みを感じる脳回路を転用することで生まれた。ヒトの社会的な心理は、脳回路の使い回しの産物。

2―40 自分か他人かを区別できなくなる

この「脳回路の使い回し」の話題を別の観点から発展させよう。

脳の活動を人工的に操作すると、いろいろなことが起こる。たとえば、自分を他人だと勘違いするという実験がある。君らは自分が写った写真を見ると「ああ、これは僕だ」と認識できるよね。そんな当たり前のことができなくなってしまうっていう話だ。

TMSという実験装置を使う。経頭蓋磁《けいとうがいじ》気《き》刺激法とも呼ばれている。頭皮の表面から強烈な磁場をかけて、脳の一部をマヒさせる刺激装置だ。

これを使うと、ある特定の脳領域の活動を一時的に抑制することができる。たとえば言語野をマヒさせれば、その瞬間は言葉が出せなくなる。視覚をマヒさせると視野の一部が欠ける。なかなか劇的な効果が出るのだけど、脳には重大な悪影響はないと言われているので、とりあえず安心してね。

この装置を使って、側頭葉《そくとうよう》のある部分を刺激してマヒさせると、写真に写っている人物が自分か他人かわからなくなってしまうんだ。[24]

ということは脳には自分を認識する回路が備わっているということだよね。その専用回路が働かないと、自分か他人かを区別できなくなる。つまり、自分という存在、「自己」は、脳によって創作された作品なんだ。

2―41　幽体離脱を生じさせる脳部位がある

マヒさせる実験ではなくて、脳を直接に電気刺激して活性化させる実験もある。

刺激すると、刺激場所に応じていろいろな反応が起こる。たとえば、運動野《うんどうや》を刺激すると、自分の意志とは関係なく、腕が勝手に上がったり、足を蹴《け》ったりする。視《し》覚野《かくや》や体性感覚野《たいせいかんかくや》を刺激すると、色が見えたり、頬《ほお》に触られた感じがしたりする。

そうやって、刺激によっていろいろな現象が生じるのだけど、なかには信じられない現象が起こることがある。たとえば、これは一昨年に試された脳部位だけど、頭頂葉《とうちょうよう》と後頭葉の境界にある角回《かくかい》という部位。この角回を刺激されるとゾワゾワゾワ～と感じる。[25]

たとえば1人で夜の墓地を歩いていると、寒気がすることない？

――あります！

それそれ、あんな感じらしい。角回を刺激すると、自分のすぐ後ろに、背後霊のようにだれかがベターッとくっついている感じがするようなの。うわーっ、だれかにつけられている。だれかに見られている……強烈な恐怖を感じるんだって。

でもね、その背後霊を丁寧に調べてみると、自分が右手を上げると、その人も右手を上げるし、左足を上げてみると、その人も左足を上げる。座っていると、その人も背後で座っていることがわかる。

これで理解できるよね。そう、実は、背後にいる人間は、ほかならぬ自分自身だ。

要するに、「心」は必ずしも身体と同じ場所にいるわけではないということ。僕らの魂は身体を離れうるんだ。この例では、頭頂葉を刺激すると、身体だけが後方にワープする。

この実験で興味深いことは、その「ゾワゾワする」という感覚について尋ねてみると、背後の〝他者〟に襲われそうな危機感を覚えているという点だ。これはちょうど統合失調症の強迫観念に似ている。

これで驚いてはいけない。身体と魂の関係については、さらに仰天《ぎょうてん》するような刺激実験がある。[26]先ほどの実験と同様に角回を刺激する。ベッドに横になっている人の右脳の角回を刺激するんだ。すると何が起こったか。

刺激された人によれば「自分が2メートルぐらい浮かび上がって、天井のすぐ下から、自分がベッドに寝ているのが部分的に見える」という。これは何だ？

――幽体離脱《ゆうたいりだつ》。

その通り。幽体離脱だね。専門的には「体外離脱体験」と言う。心が身体の外にワープして、宙に浮かぶというわけ。

幽体離脱なんていうと、オカルトというか、スピリチュアルというか、そんな非科学的な雰囲気があるでしょ。でもね、刺激すると幽体離脱を生じさせる脳部位が実際にあるんだ。つまり、脳は幽体離脱を生み出すための回路を用意している。

たしかに、幽体離脱はそれほど珍しい現象ではない。人口の3割ぐらいは経験すると言われている。ただし、起こったとしても一生に1回程度。そのぐらい頻度《ひんど》が低い現象なんだ。だから科学の対象になりにくい。

だってさ、幽体離脱の研究がしたいと思ったら、いつだれに生じるかもわからない幽体離脱をじっと待ってないといけないわけでしょ。だから現実には実験にならないんだ。つまり、研究の対象としては不向きなのね。

でも、研究できないからといって、それは「ない」という意味じゃないよね。現に幽体離脱は実在する脳の現象だ。それが今や装置を使って脳を刺激すれば、いつでも幽体離脱を人工的に起こせるようになった。

2—42　他人の視点から自分を眺められないと、人間的に成長できない

でも、幽体離脱の能力はそんなに奇異なものだろうか？　だって、幽体離脱とは、自分を外から見るということでしょ。

サッカーをやってる人だったらわかるよね。サッカーの上手な人は試合中、ピッチの上空から

自分のプレイが見えると言うじゃない。あれも広い意味での幽体離脱だよね。俯瞰《ふかん》的な視点で自分を眺めることができるから、巧みなプレイが可能になる。サッカーに限らず、優れたスポーツ選手は卓越した幽体離脱の能力を持っている人が多いと思う。

スポーツ選手だけではなくて、僕らにもあるはずだよね。たとえば、何かを行おうと思ったとき、障害や困難にぶつかったり、失敗したりする。そういうときには反省するでしょう。

どうしてうまくいかないのだろうとか。あるいは自分の欠点は何だろうとか。それから女の人だったら、「私は他人からどんなふうに見えているかしら」と考えながら、お洒落《しゃれ》や化粧をする。こうした感覚は一種の幽体離脱だと言っていい。自分自身を自分の身体の外側から客観視しているからね（図30）。

他人の視点から自分を眺めることができないと、僕らは人間的に成長できない。自分の悪いところに気づくのも、嫌な性格を直すのも、あくまでも「他人の目から見たら、俺のこういう部分は嫌われるな」と気づいて、はじめて修正できる。だから僕は、幽体離脱の能力は、ヒトの社会性を生むために必要な能力の一部だと考えている。

いずれにしても、幽体離脱の神経回路がヒトの脳に備わっていることは、実験的にも確かだ。そして僕は、この幽体離脱の能力も、「前適応」の例じゃないかと思っているの。

だって、動物たちが他者の視点で自分を省るなどということはたぶんしないでしょ。おそらく動物たちは、この回路を「他者のモニター」に使っていたのではないだろうか。

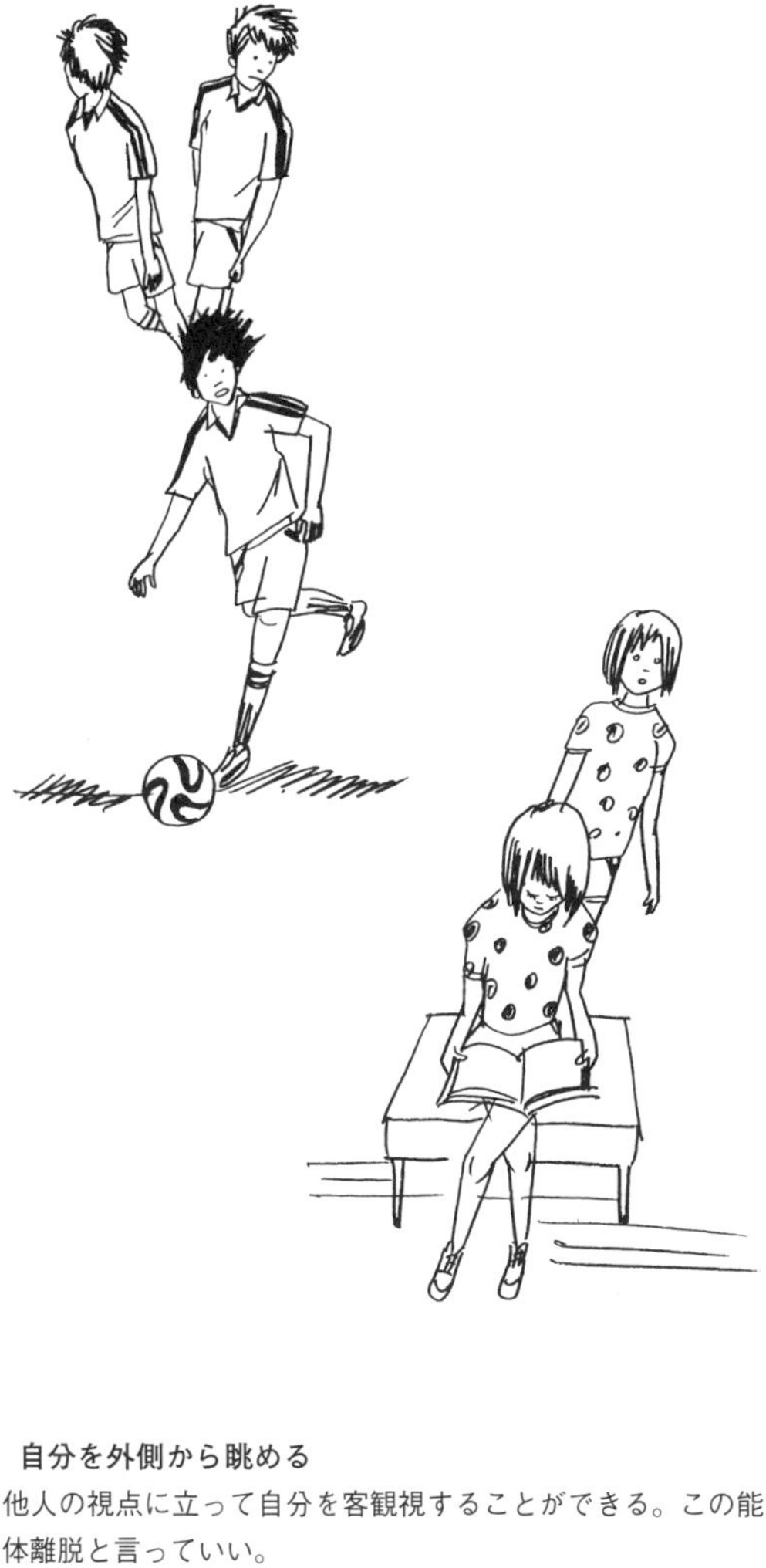

図30　自分を外側から眺める

僕らは他人の視点に立って自分を客観視することができる。この能力は一種の幽体離脱と言っていい。

たとえば、視野の中に何か動く物体が見えたら、それが動物であるかどうか、そして、それが自分に対して好意を持っているのか、あるいは食欲の対象として見ているのかを判断することは重要だよね。現に、野生動物たちはこうした判断を行いながら生き延びている。だから動物に「他者の存在」や「他者の意図」をモニターする脳回路が組み込まれていることは間違いない。

他者を見る能力は、高等な霊長類になると、行動の模倣《もほう》、つまり「マネ」をするという能力に進化する。ニホンザルはあまりマネをしないんだけれども、オランウータンはマネをする動物として知られている。

たとえば動物園にいるオランウータンなんか、自分で檻《おり》のカギを開けて出ていく。並んでいるカギの中から、いつも飼育員が使っているカギを探し当てて、自分で開けて脱出できる。つまり、飼育員を見ていて、そのマネするわけだ。野生のオランウータンだと、現地人のカヌーを漕《こ》いで川を渡ったという記録もある。

2―43　他人の眼差しを内面化できるのが人間

模倣の能力がある動物は、環境への適応能力が高いし、社会を形成できる。しかし、マネをするという行為はかなり高等な能力だ。他人のやっていることをただ眺めるだけではダメで、その行動を理解して、さらに自分の行動へと転写する必要がある。鏡に映すように自分の体で実現する能力がないとマネはできないよね。

ヒトの場合はさらに、マネだけでなく、自分を他人の視点に置き換えて自分を眺めることができる。まあ、サルでも鏡に映った自分の姿を「自分」だと認識できるから、[27]自分を客観視できてはいるんだろうけど、でも、ヒトは鏡を用いなくても自分の視点を体外に置くことができる。

そして、その能力を「自己修正」に使っている。他人から見たら私の欠点ってこういうところだなとか、クラスメイトに比べて自分が苦手とする科目はこれだなとか、そんなふうに一歩引いてものを眺める。そういう自分に自分を重ねる「心」の階層化は、長い進化の過程で脳回路に刻まれた他者モニター能力の転用だろう。

このように進化論的に「他者の心」の誕生を考えるのはとてもおもしろい。では、いつ「他者の心」を詮索《せんさく》する能力が芽生《めば》えたんだろうね。

進化の過程で、ネアンデルタール人とかクロマニョン人とか、いろんな人類がいたわけでしょ。ネアンデルタール人の末裔《まつえい》はもう2万数千年前に滅亡してしまって存在しないけれども、遺跡調査によれば、彼らは飾りものを身につけていたかもしれない。身体を飾っていた可能性も一部では提唱されている。

だとすれば、他人の視点で自分を見ていたってことになるよね。「これきれいかしら」とね。

さらに発掘調査によれば、墓に花を供えてたのではないかという説も出てきている。死者を悼《いた》むという意識があったとしたら、かなり「人間らしい心」を持っていたのではないかという気がするよね。ヒトがヒトらしくなったのは、ちょうどそのぐらいの時代ではないかと思う。

2―44　僕らは自分に「心」があることを知ってしまった

おっと、もう終わりの時間が迫ってきたね。最後に僕の仮説を話しておしまいにしよう。

こうした進化の名残で、いまだに見られる奇妙なプロセスが、今日の講義の前半で話してきた、「自分の身体の表現を通じて自分の内面を理解する」という心の構造だ。

いったん脳から外に向かって表現して、それを観察して自分の心の内側を理解するというのは、一見すると、ひどく面倒な手続きを踏んでいるように思えるよね。だって、自分の脳なんだから、いきなり脳の内部に、脳自身がアクセスすればいいのに、なぜ、こんな無駄と思える二度手間をわざわざ踏むのか……。

おそらくこういうことだろう。すでに説明したように、進化の過程で、動物たちは他者の存在を意識できるようになった。そして次のステップでは、その他者の仕草や表情を観察することによって、その行動の根拠や理由を推測することができるようになった。他者の心の理解、これが社会性行動の種《たね》になっている。

なぜかというと、この他者モニターシステムを、「自分」に対しても使えば、今度は、自分の仕草や表情を観察することができるよね。すると、他者に対してやっていたときのように、自分の行動の理由を推測することができる。これが重要なんだ。

僕は、こうした他者から自己へという観察の投影先の転換があって、はじめて自分に「心」があることに自分で気づくようになったのではないかと想像している。つまり、ヒトに心が生まれたのは、自分を観察できるようになったからであって、もっと言えば、それまでに先祖の動物たちが「他者を観察できる」ようになっていたことが前提にある。

そういう進化的な経緯が理由で、ヒトは今でも、「身体表現を通じて自分を理解する」という不思議な手続きを踏んでいる。常識的に考えれば、「脳の持ち主は自分なんだから、脳内で自身に直接アクセスすれば、もっとストレートに自分を理解できるんじゃないか」と思うよね。「体を通じて自己理解する」というのは、理解までのステップが増えてしまって非効率だ。

でも、「生物は先祖の生命機能を使い回すことによって進化してきた」という事実を忘れないでほしい。

いや、「使い回す」ことしか、僕らには許されていない。「無」からいきなり新しい機能を生み出すことは進化的にはむずかしいことだ。そんな困難なことに時間を費やすくらいなら、すでに存在しているすばらしい機能を転用して、似て非なる新能力を生み出す方が、はるかに実現可能性が高いし、効果的だろう。

その結果生まれたものが、僕らの「自己観察力」だ。これは「他人観察力」の使い回し。自己観察して自己理解に至るというプロセスは、一見、遠回りで非効率かもしれないけど、進化的にはコストは低い。

　こうして僕らは、自分を知るために、一度、外から自分を眺める必要が生じてしまった。これこそが「幽体離脱」だ。しかし、それによって、僕らに「心」が芽生えた、いやもっと厳密に言えば、自分に心があることを知ってしまった。

　このように脳機能の使い回し、つまり、「前適応」こそが、進化の神髄《しんずい》だ。

　ということは、人類の未来に対しても同じことが当てはまるはずだ。だって僕らは進化の完成形ではなくて、まだまだ中間産物でしょ。だから、もしかしたら、現在の人類の持つ「心を扱う能力」を、未来の人類が応用して、もっととんでもない新能力を開拓してしまう可能性もあるわけだ。将来の人類のために、僕らの脳が今どんなふうに前適応しているのか、そういうことに思いを巡らせてみるのも楽しいよね。

　さて、今日はここまでにしよう。また明日だ。明日は「自由」について考えてみたい。自由って何だろう、僕らに自由意志はどこまで備わっているのだろうか。そんなことを考えてみよう。

　では、これで解散。気をつけて帰ってね。

——宿題は……。

　あっ、宿題か……。忘れてた。

——なんで思い出させちゃうんだよお（笑）。

　あはは。えっと、何を出そうかなあ。そもそも決めていなかった（笑）。では思いつきだけど、「生物」って何かを考えて。

——定義？

そう、生物の定義。「生命」と「生命がないもの」をどうやって分けるか。想像できるように、厳密な答えは、たぶん、ない。でも、自分はこう思うっていうところを考えてもらって、そうだなあ、今日中に僕にEメールで送ってくれるとうれしいな。

第三章

脳はゆらいで自由をつくりあげる

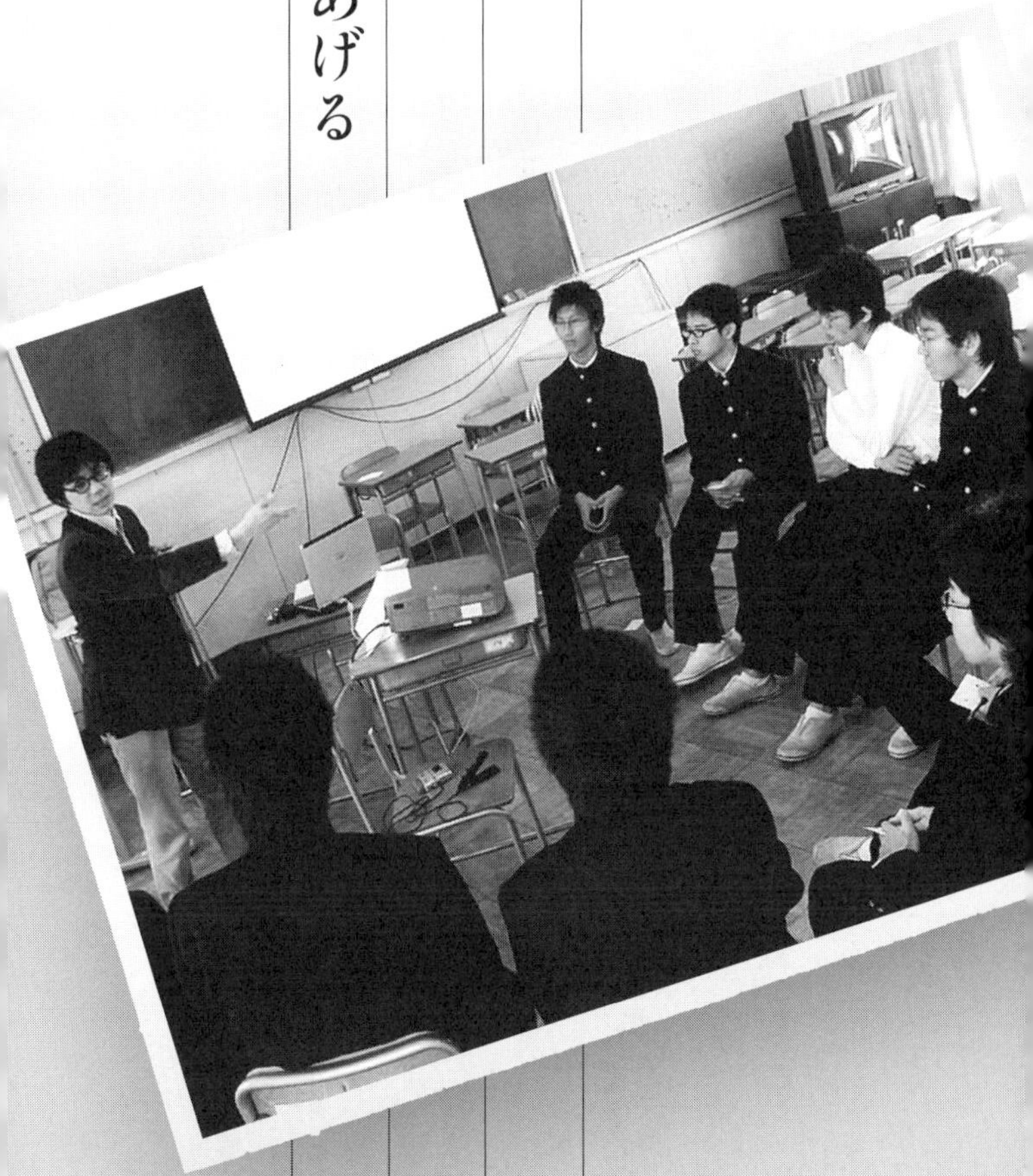

おはようございます。今日もいい天気だね。しかも桜が満開だ。瀬戸川、それから蓮華寺《れんげじ》池のところ。きれいな桜並木に、朝から心が洗われた。いい気分だね。

さて、昨日のお話は何だったか覚えているかな?

――記憶について。それから体と心の関係。

3―1 少しは脳の気持ちにもならないと

そうだね、記憶の役割と身体性について、いろんな例を挙げながら考えたね。まず、僕らのやっていることはかなり無意識だということ。思考、行動、決断、そういった当たり前のことも意外と無意識に支配されている部分が多いという話をしたね。最近、脳ブームがあったね。脳トレ系のゲームはやったことある?

――あります。

僕もやってみたことがある。よくできていて楽しいね。そうした脳ブームのせいかわからないけど、僕らってともすると、うっかり脳を中心に「心」を考えがちだ。そして「体」の重要性を軽んじがち。

でも実際には、身体は僕らの心に強い影響を与えている。脳がさらに進化すればどうなるのとか、あるいは、体を捨てて精神だけがインターネットの世界にダイブするとか、そんな未来を描いたSF映画があるよね（笑）。

でも、体や環境を捨ててしまったら、そもそも僕らの「心」は形成されない。私は私でなくなってしまうだろう。脳は身体や環境とカップルしてはじめて意味を持つ。

脳は「自分の取った行動」を観察して、「あっ、自分は今こう考えているんだ」と理解する、そんな側面が「心」には強い。表現を通じて自己理解に達する。あるいは、身体状態を認知して心の内面を脚色《きゃくしょく》する。

でも、これは不思議なことではない。身体の構造を考えてみれば当たり前だ。

つまり、脳、脳と言って、脳をトレーニングしようとか、脳を鍛えようとか、そんなこと言う前に、でも「少しは脳の気持ちにもなって考えてもみようよ」ということだ。

脳の立場になってモノを考えたことある？

――え……？

まあ、いつも脳を使って考えてるから、その「脳」自身になりきるのも、奇妙な感じがするけれど、でも、自分が「脳」という臓器になったと仮定してみて。すると、すぐに気づくことがあるでしょ。

――じっとしてて、孤独。

そう、脳はひとりぼっちなんだよね。孤立しているんだ。いつも真っ暗闇《くらやみ》にいるんだよ。だって、頭蓋骨《とうがいこつ》というヘルメットの中に閉じ込められてるでしょ。あそこは光が差し込まない。脳から見ると、外の世界はまったく見えないんだ。つまり、脳は外の世界を直接知ることはできないということ。

では、脳はどうやって世界を知るのかといえば、すべての情報は「体」を通じて脳に入ってくる。手で触ってみるとか、耳で聞くとか、目で見るとか。だから身体は、脳にとって唯一の情報源、外界と脳とをつなぐインターフェイスだ（図31）。

これでわかるよね。手足、皮膚《ひふ》、目、耳、鼻、口……「体あっての脳」ということを忘れてはいけない。「脳のない生物」は実在するけど、「体のない脳」はSFの世界にしか存在しない。

つまり、僕らの精神活動、そのすべてとは言わないけれども、でも、かなり大きな部分で、「体」が重要なウェイトを占めてくる。自分の体が「今どんな状態か」という情報が、脳にとっては重要な判断材料なんだ。

3—2　僕らの「心」は環境に散在する

心臓がドキドキしているとか、汗をかいているとか、こういった症状は無意識の世界から自然と生じるその変化が脳によって感知されて、意識に影響を与える。つまり、なんらかの形で知覚できるようになる。

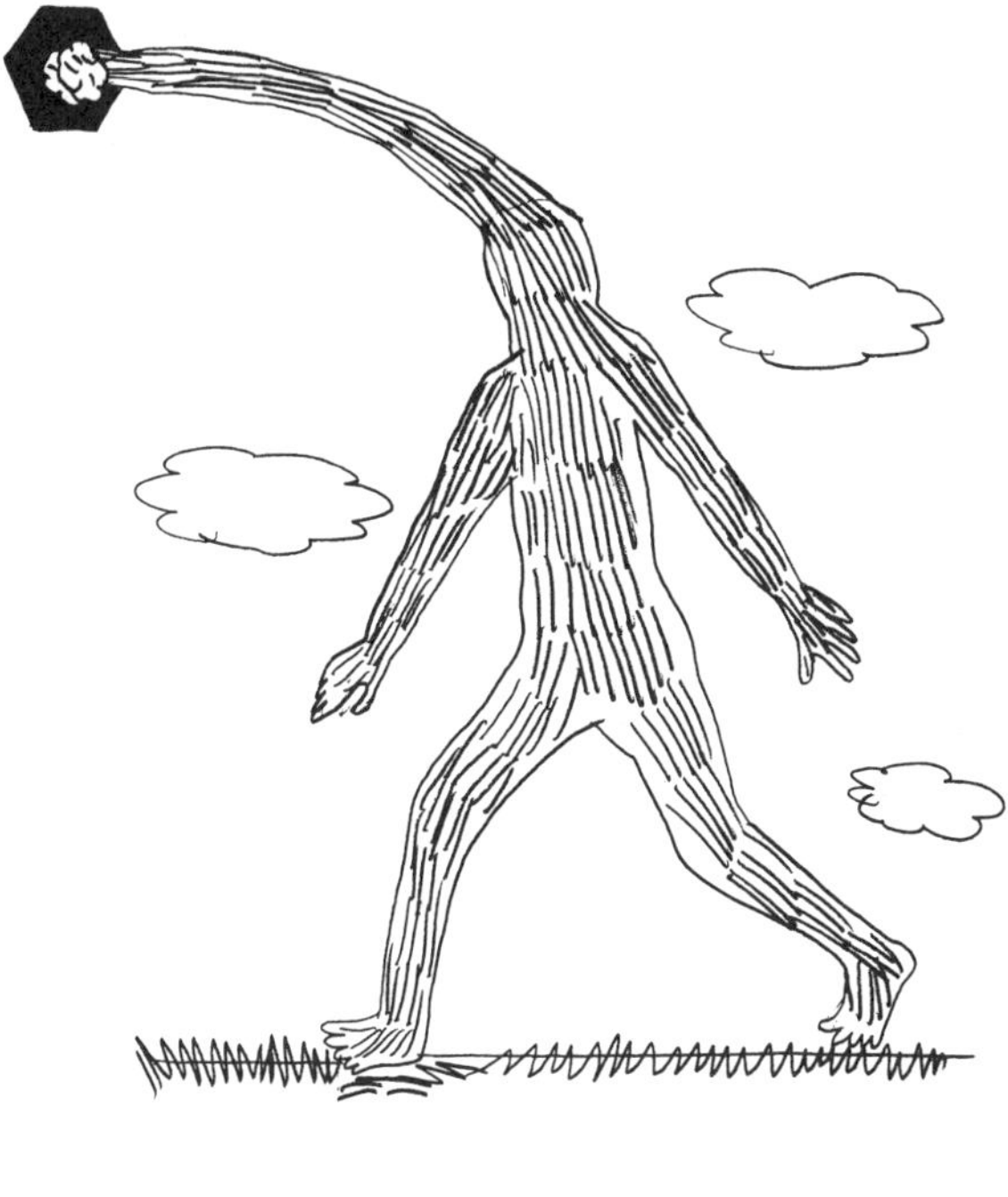

図31　身体は外界と脳とをつなぐインターフェイス
脳は頭蓋骨の中という真っ暗闇に閉じ込められているため、外界の情報はすべて身体を通じて脳に入ってくる。

そして、身体の反応を参考にしながら、僕たちはなんとかしてこれを説明づけたいと欲する。理由を知りたい、原因を追究したいというモチベーションが、僕らの脳にはプログラムされている。理解することは快感なんだ。

身体状態を説明するための根拠を、僕らは過去の「記憶」に求める。以前はこうだったから、今回もこうに違いない、と。今、自分がドキドキしてるのは、きっとこういうことに違いない、こうすれば説明がつく、と過去の記憶を参照しながら、現状に納得のいく説明をつけていく。

このプロセスは、広い意味でアブダクションと呼ばれる推論だ。現象を矛盾なく説明するような仮説を考え出すんだ。ただし、それが正しいという保証はどこにもない。当面の問題が解決できればそれでいいというわけ。だから「作話《さくわ》」という奇妙な現象も生まれてくる。

こうした、身体と脳の相互作用、無意識と意識の相互作用のプロセスの全体、これが「心」の姿だと考えてもらっていいだろう。

そのどれが欠けても、私たちの「心」は形成されない。だから「心は脳だけに局在する」と短《たん》絡《らく》的に考えるよりは（まあ、それでもいいのだけど、でも）、むしろ心は全身に、さらには周囲も含めた環境に散在すると言った方が適切だと思うんだ。

3―3　本当は脳にニューロンはいくつあるのか？

さて、脳について語るうえで、実は、いくつか大切なことを言ってこなかったので、今日は、まず脳について根本的なことから、改めて考えてみよう。

たとえばヒトの神経細胞、つまりニューロンは脳の中にいくつあると思う?

——何兆とか、そんなような……。

何兆ぐらい? ……うーん、そんなにあるかな?

——数億くらい?

うーん、悩ましい。実は、だれも知らないんだ。大ざっぱな数値ならば文献があるけれど、その数値は文献によってばらついている。

とはいっても、「1000億個ぐらい」と書いてあることが多いかな。もちろん、1000億個を全部数え上げた人はいない。だから、いくつあるか本当はわからない。

意外に思うかもしれないけれど、かつて似たような議論が、ほかの分野でもあった。「ヒトの遺伝子の数はいくつあるでしょう」という問題だ。昔はわからなかったんだ。だから、いろいろな憶測が飛び交った。ヒトの遺伝子は10万はあるだろう、いやいや15万だ、20万だ、などとね。

2003年にヒトゲノム・プロジェクトが完了した。ヒトのDNAは全部で30億塩基《えんき》対《つい》あって、それがほぼ完全に解読された。

そして、蓋《ふた》を開けてみたら、ヒトの遺伝子は2万2000くらいしかなかった。これは専門家による予測よりはるかに少なかったし、他の動物との比較でいえば、ネズミとほぼ同じなんだ。

遺伝子数でいえば、ネズミもヒトもたいして変わらないぞ、という話になってしまった。

なぜ実数よりも多く見積もられてきたのかと考えると、やっぱり僕らって、心のどこかで、「人類はほかの動物と違って、高度な知能を備えているし、高等な意志決定の中枢機構も持っている(ように見える)し……」ということで、「俺らはエラい動物なのさ」と傲慢《ごうまん》になっていた部分があったのだと思う。

3―4　ふたつの壮大なプロジェクト――脳を解明し尽くす?

今、ヒトゲノム・プロジェクトに相当するような大きなプロジェクトが、脳科学においても進んでいる。ふたつある。ひとつ目はヒューマン・ブレイン・プロジェクト。[1] 大脳皮質の回路構造がずいぶんとわかってきているから、それをそっくりそのまま、コンピュータでシミュレーションしてしまおうという壮大な試み。精緻《せいち》なしくみが実装されたニューロンモデルを使って、巨大な電子脳回路をつくる。

それでシミュレーションして、脳回路がどんな計算を行っているか、あるいは、どんな機能を発揮することができるのかを、徹底的に調べようというわけだ。天文学的な計算パワーが必要で、世界最高のスーパーコンピュータを相当な台数使う。これはスイスで進行中のプロジェクト。

もうひとつのプロジェクトは、コネクトーム。[2] まだ始まったばかりで、アメリカを中心に行われている。脳を全部すみずみまで電子顕微鏡で精査するという気の遠くなる試みだ。

このプロジェクトが完了すれば、ニューロンの個数はもちろん、各ニューロンがいくつの神経突起《とっき》を持っていて、いくつのシナプスをつくっていて、各シナプスはどのニューロンと接触しているのかがわかるよね。脳の配線図をすべて詳細に解明してしまおうという壮大なプロジェクト。こちらも、膨大な台数の電子顕微鏡を使ってやろうと計画している。

このプロジェクトが進めば、ニューロンがいくつあるかはじきに判明すると思うけれど、どうだろうね……。今は1000億個だの、2000億個だのと憶測されているけど、これはただの推測値だ。僕は内心では、実はそこまで多くはないのではないかと感じている。

脳の体積とニューロンの大きさを比較すれば、簡単な計算ができるよね。以前、計算してみたことがある。もしこの脳の中にニューロンがぎっしりと最稠密《さいちゅうみつ》で詰まっていたら、どのぐらいの数のニューロンを詰め込むことが可能だろうかと。するとたしかに、だいたい1000億くらいになる。

でも、脳組織を顕微鏡で拡大して眺めてみると、ニューロンがたくさん詰まっている場所もあるけれど、ニューロンがほとんどない部分がかなりの体積を占めている。脳にはニューロンだけじゃなくて、神経線維《せんい》を張り巡らせるための配線スペースも必要でしょ。それに、ニューロン以外の細胞もたくさんある。脳の中には血管も縦横無尽に走っている。

さらにグリア細胞という脳細胞があって、これはニューロンと同数、あるいはニューロンより数が多いとさえ言われている。そう考えると、ニューロンの数は単純計算で得られる1000億という数値よりかなり少ないだろうという印象になる。まあ、近い将来、明らかになるでしょう。

3―5　僕らのDNA情報はCD1枚に全部収まってしまう

いずれにしても現時点ではっきり言えることは、遺伝子の数がだいたい2万2000個であるのに対して、ニューロンは1000億から1000億個のレベル。つまり、遺伝子の数に比して、ニューロンの数は多すぎる。文字通り桁違いだ。だから、脳のつくりは、遺伝子の情報だけでは決定できるはずがない。こうしたことからも、少なくとも遺伝子は単純な設計図ではないということがわかるよね。

ちなみに、ヒトのDNAは30億塩基対でしょ。DNAは4種類の構成分子から成っているよね。それは全部言えるかな?

――グアニン、チミン、シトシン、アデニン。

そうだね。4種類あるということは、ビット数でいうと2ビットだね、2の2乗だから。30億塩基対をバイト数で表現すると7・5億バイトとなるね。つまり750メガバイト（M

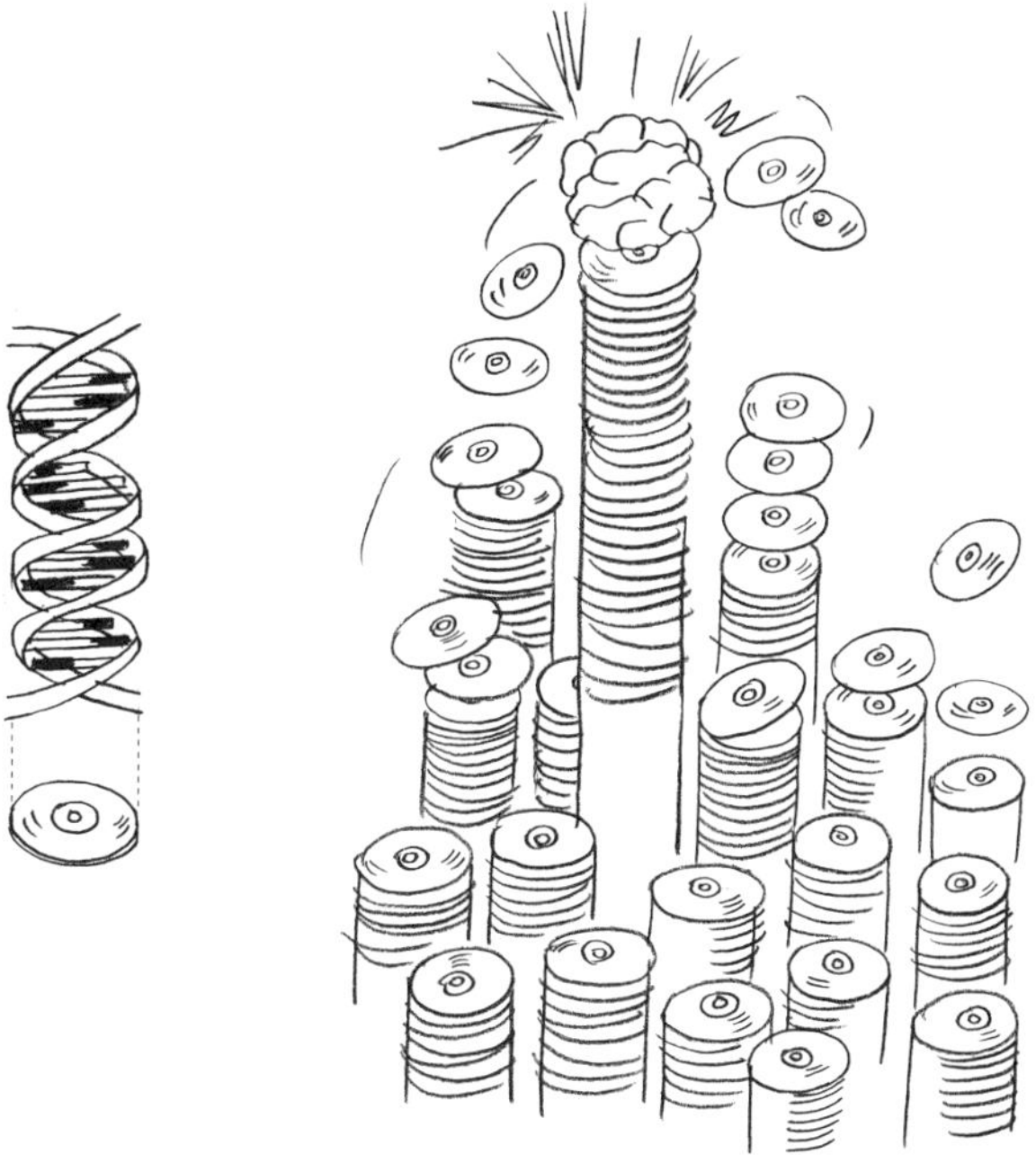

図32　DNAとニューロンの情報量の比較

DNAの情報量はCD約１枚分。ニューロンの情報量はDVDを数枚使ってやっと収まるが、その情報はその瞬間その瞬間で急速に変化するため、とてつもない情報量になる。

B)。これはどこかで見覚えのある数字じゃない? そう、CD1枚の容量だね。ヒトのDNA情報はCD1枚に全部収まってしまう、情報量としてはそんな程度だ。

では、ニューロンの情報量はどうだろう。ニューロンの情報表現は、出力があるかないかだね。つまり、1(あり)か0(なし)のデジタル信号。これは1ビットに相当するね。なので、仮にニューロンが1000億個だとすると、125億バイトになる。12・5ギガバイト(GB)だ。こうなるとさすがにCDではダメで、DVDを何枚か使わないといけない(図32)。

ニューロンを考えるときには、まだ重要なことがある。ニューロンは、DNAと違って、時間ダイナミクスがある。ある瞬間には1か0のいずれかだけど、次の瞬間には、また1か0の状態が変わるでしょ。時間が100分の1秒ズレただけで、1と0の組み合わせがすっかり異なった状態になっている。

だから、わずか1秒間でも、恐ろしいほど多くの情報量に達する。とてもではないけれども、DVDに焼いていたのでは足りない。そのくらい巨大な情報を、脳が常時処理しているということになる。

3—6 進化の過程で、動物のパーツを使い回してヒトが完成した

人間は脳という高度な器官を使って文明を築いてきた。では、そもそもヒトが地球上に現れた

のはいつぐらいだろう。

よく次のような換算がたとえとして使われるけど、聞いたことあるかな。地球が生まれてから45億年か46億年ぐらい経っていると言われている。この地球の全歴史を1年に短縮して考えると、人類が誕生したのは1年のうちいつぐらいだろうか。

人類の誕生の時期は、学者によって諸説あるけれど、だいたい1年の最後の数時間。つまり、大晦日《おおみそか》12月31日の夕方以降に、ヒトが現れたと言われている。

僕らは感覚的には大昔から地球上で威張っているような気がするけれども、ごくごく最近やってきた新参者《しんざんもの》にすぎない。

ヒトは、長い進化の過程でようやく生まれた産物。裏を返すと、ヒトの体や脳は、あるとき突然に生まれたんじゃなくて、長い長い進化の過程で作られた動物のパーツをうまく使い回して、ようやくヒトが完成したと言ってもいい。

1年の最後のわずか数時間で何ができる？　短時間でできることなんて限られているでしょ？……という話だ。だから僕らの身体には動物的なものが色濃く残っている。

それはそうだ。よく考えてみれば、心臓だって別に人間がつくったものではないし、耳だって目だって人間がつくったものではないよね。先祖たちがつくりあげたパーツを、僕らは使わせてもらっている。この「使い回し」の観点が、昨日の講義のキーポイントだったね。

たとえば、心の痛みとか、他者に共感する優しさとか、もったいないと感じる節約の精神とか、そういう高度な社会性を生み出す心は、ほかの動物たちにはなかったかもしれない。けれども、それにしたところで、動物たちが持っている脳回路をうまく使い回して生み出したにすぎない。

あの時代の動物は別の使い方をしていたけれども、今は僕らが新しい使い方を開発している機能がたくさんある——使い回される元となった機能を「前適応《ぜんてきおう》」と言ったね。動物たちが使ってきた能力を活用させてもらって、ヒトらしい機能を生み出した。

3—7　ネズミは〈どのくらい前〉と〈いつ〉を区別できるか？

ところで、今朝、『サイエンス』を読んでいた。『サイエンス』は週刊誌で毎週金曜日に発行になる。今朝、最新号を読んでいたら、「ネズミにエピソード記憶があるか」という論文があった。[3] エピソード記憶については長い年月にわたって大論争になっている。その結論に大きく近づいた論文だ。

「エピソード記憶」は、僕らが経験したことを覚える記憶のこと。運動会で1位になったとか、先週末は夕飯でカレーを食べたとか、ああいう実体験の記憶が「ヒト以外の動物にも存在するのか」というのが、今ホットな話題になっている。

「ある」という意見と「ない」という意見があって、「ある派」は、どちらかといえば人間を特別扱いしない平等なタイプの研究者だ。より慎重な研究者は「ない派」に回ることが多くて、「ヒトにしかない」あるいは「ヒトでしか存在が証明されえない」と主張する。

エピソード記憶は、〈いつ〉〈どこで〉〈何を〉した、という3つの要素が揃《そろ》っていなければならない。これがエピソード記憶の最低要件だ。

この要素の中では、〈どこで〉と〈何を〉は少なくともネズミにはある。場所も覚えるし、物体も覚える。でも、〈いつ〉はないのではないかと言われていた。今朝発表された学術論文を読んでいたら、やはり〈いつ〉の記憶はないようだということが実験的に確かめられたという。

たとえば3時間前に何をしたかという、〈どのくらい前〉という記憶はネズミにもある。これは間違いない。時間の前後関係を区別するくらいの能力ならばネズミにもある。

でも、〈どのくらい前〉と〈いつ〉というのは、まったく違う概念だよね。「3時間前に朝ご飯を食べた」というのと、「2007年10月11日に私は出身校で講義をした」というのは質的に違うでしょ。

現在を原点とする時間軸の上で相対的な時点を指すのが〈どのくらい前〉で、絶対的な時間の流れの中で時間を指し示すのが〈いつ〉だからね。

〈どのくらい前〉＝現在を原点とする時間軸の上で相対的な時点を指す
〈いつ〉＝絶対的な時間の流れの中で時間を指し示す

実験によれば、ネズミは〈どのくらい前〉という記憶はできるけど、〈いつ〉の記憶はできなさそうだという。なるほど、やはりネズミにはエピソード記憶はないんだね、と。仮にあったとしても、それは人間でいうところの「エピソード記憶」とは異質なモノではないか。

そんなことが今朝報告された。実はこの論文を読んで、今朝から僕はちょっと興奮ぎみなんだ。うーん、これは重要な一歩だね。

でも、「人間にしかない」とわかったところで、だからといって、人間が突然、「無」からエピソード記憶をつくったかというと、たぶんそんなことはないだろう。

むしろ〈どのくらい前〉という時間を感じる脳回路は動物たちも持っているわけだから、きっと、それに類似した脳回路をうまく使い回すことによって、僕らのエピソード記憶をつくったんだろうと想像できる。

僕らの心は、一見、ほかの動物から飛び抜けて優れているように思うかもしれないけど、それぞれの要素を慎重に考え直してみると、案外とわかりやすい、単純なものから派生している可能性が高いんだ。

3—8　生物は、意外に簡単に地球上に生まれてしまった

さて昨日、宿題を出したね。「生物」の定義、生物って一体何だろうということを考えてもらったんだけれども、昨日は思いつきで出してしまって、少し後悔してるんだな。だって僕にもよく答えがわかんないから。

——えーっ……(笑)。

自分がわからないにもかかわらず、生徒にはきちんと考えてもらうなんていう姿勢は、教える立場の者としていかがなものか……そんな気分になってしまって。だから、ここは君らと同じ土俵で議論したいと思う。

そもそも生物は地球上でいつ生まれただろう？　地球の歴史を1年にたとえると、ヒトの誕生は最後の数時間だったね。では生物は何月何日ぐらいに生まれただろう。

原始的な地球では、地表は真っ赤なマグマで覆《おお》われていて、とても住めたものではない。それが長い年月を経て、ゆっくりと冷めて、そのうちに表面の温度が適温になると、ガスや水が発生して地球を覆う。ようやく生命が誕生できる環境が整う。

相当な年月がかかったはずだね。さて地球の歴史を1年にたとえると、生命が誕生したのはいつごろだろう？

——11月末ぐらいかと思います。

——12月20日ぐらい。

ほかに意見は？

――7月。

おっ、早いね。そんな早くからいた？

――社会科だったかで習ったような記憶があるんですが……。

なるほど、ほかに？

――11月の頭ぐらい。

――12月の頭ぐらい。

うんうん、いずれにしても1年でいうと後半という感じだね。

実は、生物の原始的なモノ、ほんとに原始的な細菌のような生き物なんだけど、それが最初に現れたのは、化石として証拠が残っている限りでは、2月の末だ。

――ええ～～！

生物は、意外に簡単に地球上に生まれてしまったんだね。

3―9 有機物は、原始的な地球上でいともたやすく生まれた

生物をつくっている物質、少なくとも地球上の生物をつくっている物質で代表的なものは何かというと、昨日の宿題でメールに書いてくれた人がいたけれど、たとえばDNAやRNAなどの核酸《かくさん》。それから、タンパク質の構成成分であるアミノ酸。後はブドウ糖などの糖、それに脂肪《しぼう》

酸《さん》、こういったものから成っている。こうした科学物質を「生体有機物」と言うね。

2月はもう生物がいたということは、これらの有機物は、それよりももっと早くから存在していたということだ。

でも、こうした高度な生体有機物を、単純な有機物や無機物だけを原料にしながら人工的につくることは相当にむずかしい。試験管の中で化学合成しようと試みても、易々《やすやす》とはつくることができない。だから、2月に早くも生命が生まれていたなんて驚きだ。

原始的な大気の成分には、二酸化炭素とか、メタンガスとか、アンモニアとか、水素とか、そうした低分子量で単純な物質が多かった。

そこで、こんな実験をした研究者がいる。頑丈な試験管に原始的な大気成分のガスを入れて、水を張って、高温にする。さらに紫外線を照射して、高電圧の雷を与える。これは原始的な地球の環境を再現したものだ。

さて、何が起こるか。驚くことに、試験管の中には、糖やアミノ酸や、それにＤＮＡの原料となるプリンやピリミジンなどが生成されたんだ。[4] あるいは、窒素ガスに覆われた地球初期の海に隕石《いんせき》を衝突させる実験でもアミノ酸や脂肪酸ができることがわかっている。[5]

ということは、生命を構成する有機物は、とくに時間を要せずに、原始的な地球上で、いともたやすく生まれたのではないかと推測できる。

この中でとりわけ重要なのはＲＮＡで、ＲＮＡは自己触媒《しょくばい》作用を、たまたま持っている物質なんだ。たとえば、ある種のＲＮＡ鎖は、自分と同じものを複製する化学作用を持つ。だから、地球上でＲＮＡが鎖になっているものが偶然できたとすると、それと同じものが自動的な化学反応で自己増殖してどんどん増えうる。

自分で自分を増やすことができる物質、これはもうほとんど生命に近い存在。あと一息だ。そう考えると、２月に生命が生まれたという事実は決して早すぎるとは言えない、という気もしてくる。

つまり、生命なんて、僕らが想像している以上に、あっさりと生まれてしまうのかもしれない。

3―10　生物＝自己複製するもの？

さて、「生物」の定義の話題に移ろう。昨日はいろいろ考えてくれたんだね。全員からメールをもらった。っていうか、結構、遅くまで起きてるんだね。一番最後にメールをくれた人は夜中の2時（笑）。

君らが考えてくれた「生物」の定義は、もちろん人それぞれだけれども、でも、大きく4つのパターンに分けられるように思った。逆に言うと、それ以外なかった。

ひとつ目は、呼吸や光合成なども含めた「生命活動」をすることが生物の定義であるとするもの。

2番目は、命が有限であること。つまり、いずれ死んで、命が尽きることが生物であるとするもの。

3番目が、外から食料なり酸素なりのエネルギーを吸収して、それを活用することができるものが生物であるとするもの。

4番目、この答えをした人が一番多かったんだけど、自己複製する。自分と同じものをつくる。言葉を換えると、子孫を残すということだね。これができるものが生物であるとするもの。

1から4まで、いずれもすごくもっともらしい。でも、この宿題を通じてぜひ感じてほしかったのは、「ものを定義する」ことがいかにむずかしいかということ。「生物」や「心」のような、ごくごく身近なものでさえ、定義しようとなると、とたんにむずかしくなる。

実際、「生物」の定義は、研究者のあいだでも意見が分かれている。たとえばウイルス。インフルエンザのウイルスとかね。ウイルスは生物だという学者もいれば、あれは生物ではないという専門家もいる。プロでさえもそんな状況だから、昨日の宿題は「正解」にはそう簡単には近づけない難題だ。

でも、生物の定義についてマジメに考えてみると、いくつかわかることがある。

たとえば、「生命活動をするもの」を定義として掲《かか》げる、先の例で言えば1番目のタイプ。これはもっともらしいように見えるし、たしかにわかったような気になる。でもよく考えてみてほしいのだけれど、そもそも「生命活動とは何だ」と訊かれたらどうする？　困らない？　あえて説明すると「生物のやっていること」としか捉えようがないものでしょう？

つまり「生物とは？」↓「生命活動をしているもの」↓「生命活動とは？」↓「生物がやっていること」となって、原点に戻って来てしまうよね？　こうした循環があるのに、それで定義したことになるのだろうか。

3─11　生物＝いずれ死ぬもの？　トートロジーの悪魔

「いずれ死ぬ」という2番目の定義はどうかな。これも同じことだよね。だって「死ぬ」とはいったいなに？

──生きていないこと。

うん。「死ぬ」っていうのは「生きている状態」が終わることだよね。命が途絶えること。生きている状態が終わるってことはさ、つまり、生きている状態がわからないと「死ぬ」だって定義できないでしょ。「生物」であることをやめることを「死ぬ」と言うんだから、死ぬという言葉には、すでに生物の定義が含まれてしまっているんだ。

だから2番目の「いずれ死ぬ」というのも循環してしまっていて、定義としては完璧じゃない。「生きるってなに？」↓「死んでないこと」↓「死ぬってなに？」↓「生きてないこと」

（笑）。

一見わかったような感じがするけど、よく考えてみると何の定義にもなってなくて、単に言い換えただけの堂々巡りになっている。こういうふうに、それ自体は絶対的に正しいんだけど、実のところ無意味な議論にしかなっていない修辞技法を「トートロジー」と言うんだ。

先の定義のうち、最初のふたつは同語反復の無限ループになっているから、典型的なトートロジーだ。だから、わかったつもりになっているだけで、厳しい言い方をすると、本当のところは何の進歩にもなっていない。

3―12　生物＝外部エネルギーを活用するもの？　それとも、子孫を残すもの？

じゃあ、3番目はどうかな。「外部からのエネルギーを活用している」というものだね。これは生命の定義として相応《ふさわ》しいと思う？

たしかに生物にはそういう側面はある。でも、たとえば、蒸気機関車もそうじゃない？　石炭を入れて、それをエネルギーに変えて、動力に変えているよね。あれは生命かな……となってきてしまう。生物にそういう特徴があるのは確かだけど、それをもって生物と定義するのは危険な感じがする。むずかしいでしょ。

では、4番目の定義はどう？　「生物は子孫を残すもの」という定義。これは安全パイかな？

この対偶《たいぐう》（仮定と結論を否定して、なおかつ順番を変えたもの）を考えてみよう。つまり、「子孫を残さなければ生物じゃない」。これは、どうかな？

――絶対そうとは言い切れない。人間でも、たとえば子どもがいないとか……。

あはは。僕は今、子どもがいないから、それをもってして「池谷裕二は生物ではない」と切り捨てられたら、なんと返答していいのか困っちゃうなあ（笑）。

――子孫を残さない生物っていろいろあるんじゃないですか……。

そうそう、あるよね。たとえばラバという動物。あれは人間がつくったものだね、ウマとロバの掛け合わせでしょ。あれは一世代限りの生物。繁殖《はんしょく》能力がないから、子孫が残せない。だから、ラバは毎回必ずウマとロバを人工的に掛け合わせてつくっている。ラバは子どもができないので、４番目の定義に当てはまらないけれど、だからといって、あれは生きものではないかな？　……生物だよね。

最近ではもっとおもしろいことに、そこら辺に落ちているパーツを組み立て、自分と同じものをつくるロボットまで開発されている。[6]このロボットは自分の分身を複製するから、つまり自己増殖能力がある。

パーツとエネルギーがある限り、ずっと自己増殖し続ける。そんなロボットがすでに存在しているという事実からも、自己増殖そのものは生物の定義としては問題があるような気がする。

3—13　生物＝親があるもの？

じゃあ、この定義を逆から見たらどうだろうか、うまくいくかな。つまり、今「子孫を残す」ではマズかったから、それを逆から眺めて、「親がある」というのならどうだろう。これは定義になってる？　ラバにも、池谷裕二にも親はあるよ。だれか反論してみて。

――そうしたら、「何をもって親とするんですか」と質問を返したいんですけど。ラバだったら、遺伝上の親はたしかにいるかもしれませんけど、実際は人間が無理やり遺伝子を組み換えたような生物もいるので、そういうときは、「何をもって親とするんですか」と訊きたいです。

鋭い。じゃあ、私もそこに加担《かたん》して、ひとつおもしろい例を提供しよう。マイコプラズマって知ってるかな？

――肺炎の……。

そう、肺炎の原因になるようなバクテリアの一種だね。マイコプラズマのＤＮＡ数はヒトよりもずいぶんと少なくて、58万塩基くらい。今はバイオ工学の技術が進歩したので、58万塩基だったら試験管の中で人工的にＤＮＡ合成することができる。実際につくってしまった研究グループがあるんだ。[7]

全DNA配列を化学的に合成して、マイコプラズマの全ゲノムをまったく人工的に、つまり、「親がいない状態」から作成してしまった。こうしてできたマイコプラズマって生物かな？　どう思う。この例では親はだれに相当するんだろう。その科学者かな？

——さっきの子孫の定義と同じことですね。

そうだね。ということで、「親がある」というのも、「子孫を残せる」という定義と同じぐらい奇妙な話になってくる。いよいよ「生物」を定義するのはむずかしいぞ、という話だ。

3—14　生物＝環境適応するもの？

生物の定義としては、まだおもしろいものがあるから紹介しておこう。今回の君らの答えにはなかったけれど、「環境に適応する」を定義のひとつとして挙げる人もいる。たとえば、もし片足をケガしてうまく動かなかったら、もう一方の片足でケンケンして歩いたりするでしょ。だれに習うわけでもなくて、自発的にそういうことができるよね。

そういう予期しない状況に置かれても、その環境に内発的に適応する。自分の体の一部が損傷を受けても、それを補う新しい適応が自然に生まれる。そんな柔軟性はいかにも生物っぽいよね。

——そういうロボットはつくれないんですか？

もちろん、予期された状況下だったら、機械でも対応できる。プログラムをあらかじめつくっておけばいいわけだからね。でも、生物は不測《ふそく》の事態であっても、つまり、それに備えてあらかじめ準備をしていなくても、その場になったら自分で解決策を見出して見事に適応できる。そうした内発的な環境適応の能力を「生物」の定義のひとつとしようという流れだ。

でもね、君の言う通り、最近それすら可能なロボットができてしまった[8]（笑）。それはヒトデ型のロボットでね、4本の足を使って歩くのだけれど、足の1本をハンマーで壊してしまっても、残った足を活用して器用に歩くようになる。

ただ、そういう非常事態に陥《おちい》ったときの対応法は、ロボットにはプログラムされていない。だから破壊された直後は動けなくて、モジモジしているのだけど、しだいに動き方を習得して、最終的には3本足で歩行する能力を回復する。う〜ん、これは生物だろうか。なんだかよくわからなくなってきしまうね。

3―15　完璧なアンドロイドを、人間と区別する理由はあるか？

そこで、僕が考えている定義を話してみたい。

そのためにも、まずこんな思考実験をしてみよう。君らが未来の科学者になったとする。工学技術のスーパーテクニックを持っている。先端技術を駆使して、ヒト型ロボットをつくった。完壁なアンドロイド。外見は人間とまったく区別がつかない。でも、からくりはただの機械。

外見から判別不能というだけでなく、知的活動も区別がつかない。言葉も話すし、話しかければ、適確な応答がある。コミュニケーションができる。人間となんら遜色《そんしょく》ない。だけど、中身はただのアンドロイド。

さて、君はそのロボットを友達のタロウ君に紹介する。「昔の知人が近くに引っ越してきてさ。アトム君って言うんだ」なんて言ってね。タロウ君は、「彼」がまさか機械だと思わずに、近所付き合いを始める。そして、最後までそれに気づかないまま、タロウ君は亡くなった。はて、そのアンドロイド（アトム君）はロボットだろうか、人間だろうか。

――そのアンドロイドはタロウ君と共に年をとるんですか。

それはいい質問だね。じゃあ、そういうふうに工作しておこうか。表面上は年をとって老けてゆくように。

――ロボットの寿命はどうなっているんですか。

自己崩壊するようにつくっておけばいいんじゃないかな。僕のコンピュータだって壊れるしね、使っているうちに。

――そうじゃなくて、人間と同じぐらいなのか、それとも桁違いに寿命が長いのか……。

うん、わかった。じゃあ、そういう奇妙な状況を排除するために、タロウ君は残念ながら交通事故で1年後に亡くなってしまったことにしよう。

さて、どうだろう？　まず重要なポイントは、タロウ君は「アトム君」を人間だと心から信じているという点だ。それが間違っていようが正しかろうが、タロウ君はまったく「人間」であることを疑っていない。その限りにおいては、そのアンドロイドは、彼にとって完璧に「人間」だ。ヒトそのものだと言ってもいい。

――でも、本当はロボットなんですよね。

そう、そこなの。つまり、「あいつはホントは機械だぜ」と思っているのは、あくまで僕らだ。その心理をよくよく考えてみると、なんとも不思議な乖離《かいり》を感じる。だってさ、もしかしたら僕らが単に幻覚を見ているだけで、「僕があのアンドロイドを作成したんだ」と勝手に信じ込んでしまっている可能性もあるでしょ？　記憶が操作されているだけかもしれない。だとしたら、正しいのはタロウ君の方だよね。

ということは、「アイツはロボットにすぎない」という表現は、いわば、僕らが一方的にそういい、見下してることと同じだ。僕らだけがそう思っている。

さて、もうわかるかな。これ、実は「差別」なんだよね。よく考えてごらん。人種差別とか、男女差別とか、優生学とか、人類至上主義とか、そういったものと実質的に同じ構造をしている。このアンドロイドを「人間」と呼ぶことに躊躇《ちゅうちょ》や違和感を覚えてしまうのは、もはや、僕らの「心」の問題でしかない。そんな可能性も出てこない？

――たしかにそんな気が……。

3—16　違和感なく「生命」だと感じたら、それは「生命」

かつて似たようなことを考えた人がいる。アラン・チューリングという英国の数学者だ。彼は「知能」を定義してやろうと考えた。知能とは何だろうか、と。彼が考案した方法に「チューリング・テスト」という試験がある。その試験に合格すれば、それは「知能」と呼んでよいのではないかという、いわば提案だ。

チューリング・テストとは何か。人間の形をした完璧な知的ロボットはまだ開発されていないから、とりあえずここでは身体を問題にはしない。見かけを重視したら、テストには合格しないからね。だから「知能」という内面にだけ着目する。

さて、君らには、その人工知能とコンピュータ画面上で会話をしてもらう。こちらの問いかけに対して、スクリーンの向こうからコンピュータが会話を返してくる。ただし、このテストのポイントは、実は相手はコンピュータであるとは限らないということだ。もしかしたら、本物の人間が会話しているかもしれない。だから、君らは、会話の相手が人間か人工知能かを言い当てる。そんな試験だ。

ここまで説明すれば、もう察してもらえるね。

——どっちかわからなかったら、それは「知能」ってこと？

そう、コンピュータの会話にまったくそつがなく、コミュニケーションが完璧に成立しているとすると、君らからは向こう側にいるのが人間かコンピュータか区別がつかないね……そういう五分五分の状態になったら、これはもう「知能」と言っていいんじゃないかと。

僕らヒトは認知する動物だ。昨日の講義で、脳にとって「本当に存在している」かどうかが問題ではなく、「存在を知覚している」かどうかがすべてである、と僕は言ったでしょ。この意味で、チューリング・テストは結構いい定義だと思っている。見えざる相手が、どんなからくりで動いていたとしても、違和感なく「知能」を知覚できたら、それは「知能」である、と。

これと同じように、「生命は何か」と訊かれたら、生命を感じさせるもの、あるいは違和感なく「生命」だと感じたら、それは「生命」としていいんじゃないか、というのが僕の考え方なんだ。

だから、ウイルスは「生命」かな、と訊かれたら？　あんなに巧妙にできていて自己増殖もする。あれを「生命」だと、本人が強く感じるんならば、もう、それでいいのではないか、という話にもなってこないかな。

人によっては、自動ドアも……近づいたら、気をきかせてドアを開けてくれる。そういう視点から、「これは生きている」と感じる人がいれば、その人にとって自動ドアは「生命」だと言ってもいいだろう。

さらに、ドアに個人感知センサがついていて、相手によって扉を開けたり開けなかったりするような「柔らかさ」が出てきたら、もっと生命っぽく感じる人も出てくるはずだ。

これは、もう程度の問題なんだよね。大変ひとりよがりというか、逃げているような定義かもしれないけれども、この定義の仕方は、いろいろな場面でうまくいくんだ。だって、ヒトの意識は「解釈」を主体とした認知マシーンだからね。だから僕は「定義」としてよくできてると思うの。

3―17 「自分は理解しているぞ」と自分で感じたら「理解している」

今日の講義の後で、補講として「自己組織化マップ」というアルゴリズムについて説明したいと思っている（本書巻末「付論2」（448ページ）に掲載）。これは「知能っぽさ」を垣間《かいま》見せてくれる、いわば人工知能なんだ。たとえば、このアルゴリズムに、本1冊の文章を流し込んだだけで、本の要約（のようなもの）をつくってくれたりする。そのアルゴリズムの原理は、とてもシンプルなのに、一見、高度な振る舞いを見せてくれるんだ。それを放課後に説明しよう。

自己組織化マップの中で作動している原理は単なる数値計算だけど、でも、あたかも自己組織化マップが「本の内容を読んで理解している」かのように振る舞う。そして、僕らにとって、その機械が「内容を理解している」ように見えるのならば、もうそれは「本を理解した」と定義していいのではないかな。

だって、人間の場合も同じでしょ。「本を読んで理解する」というときの、「理解する」の定義もむずかしいよね。何をもって「理解」というかをよく考えていくと、実は、単に「理解したつもり」になっているだけのことが多くて、本当は本の核心を読み切れていない場合も珍しいことではない。

となると、「理解」ってそもそも何なんだろう、という話になってくる。これも定義の問題だ。だとすると、「自分は理解しているぞ」と自分で感じたら、あるいは他者が「君は理解しているね」と認知してくれたら、それは「理解している」として定義してよい、と考えるのはひとつの手段になってくる。

つまり、内側のからくりなんかどうでもよくて、「知能」や「生命」が、あたかもそこにあるかのように振る舞ってくれれば、もう、それでいいという話になってくる。

こういう考え方は独我《どくが》論《ろん》と呼ばれる議論と似ているところがあって、結構、嫌われる。なぜかというと、この路線を詰めていくと、究極的な問いに突き当たるからだ。

——本当に存在しているのは自分の心だけってことになっちゃう……。

そうそう。今君らはこの教室に座って僕の話を聞いてくれているけど、ほら、ちょっと周囲の仲間たちを見回してみてよ。ふと、自分の隣にいるヤツは、自分と同じからくりで動いているのかな、と疑いたくならない？（図33）

自分が生身の人間であることは自分ではよく知っているけど、隣のヤツは人間ではなくてアンドロイドではないか、と。おれは世間のみんなにダマされているのかもしれない。いや、待てよ、おれ自身の身体だって、もしかしたらアンドロイドかもしれない……。

3―18 隣人は「この赤」を、同じ「赤」と見ているのだろうか？

これは哲学上の有名な問題にもつながる。同じ赤色を見ても、自分の見ている赤色を隣の人も同じ赤色に感じているだろうか？ という疑問だ。この問題については、君らも一度は考えたことがあるでしょ。

――同じ食べものでも好き嫌いがあったり……。

でしょ、どう思う？

――もしかしたら隣の人には、この赤色は青色に見えているかもしれない。

そう。でも、幼い頃からこの色は赤だ、赤と呼ぶんだと、色の呼称《こしょう》を教えてもらってきたから、共通言語として「赤」という言葉を使っているだけかもしれない。だから、会話していても、表面上は矛盾が生じないけれど、お互い同じ意味で言っているかはわからない、と。

となると、隣の人間と自分は同じ世界を生きているのか……という疑念が生まれる。今まで「当然」としてきた前提がだんだんと薄れていく。確信がなくなる。

だからこそ、ここは踏みとどまって、「自分が感知したこと」はもう疑えないのだという主観

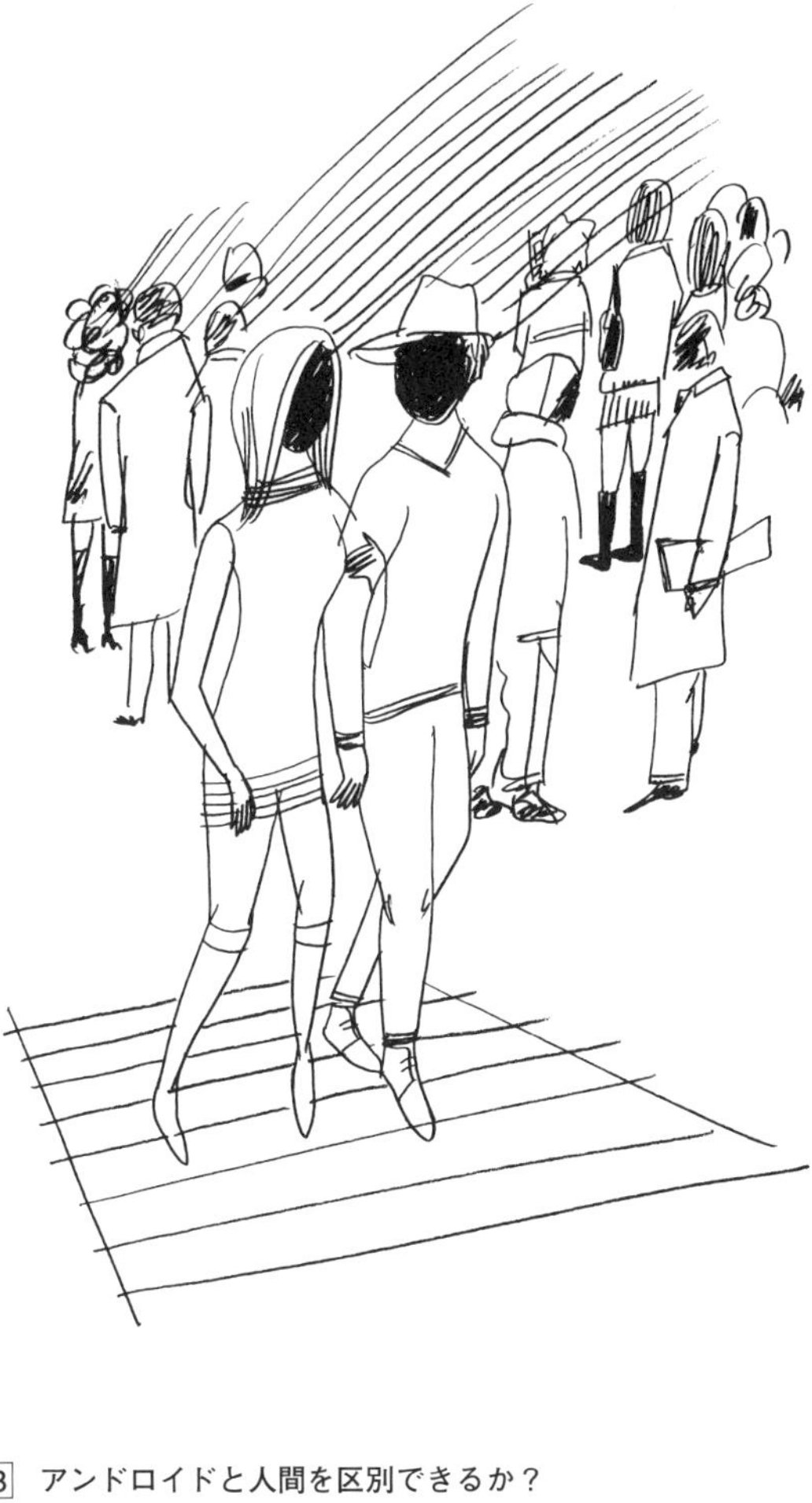

図33 アンドロイドと人間を区別できるか？
外見も振る舞いも人間と見分けがつかなければ、そのアンドロイドは「人間」とみなしてよい!?

を拠《よ》り所にして、赤色であれ、知能であれ、生物であれ、そう感じたら、もう、それで成立している、当面はそれでなんの矛盾も生じないから、それでいいだろうという暫定的な定義法は、ある意味で仕方がない。

もちろんたくさん批判がある。では、なぜヒトは共感し合えるのか、とかね。それから、定義そのものが、学習や経験によって変わってしまう問題もあるよね。定義がコロコロと変化するのはいかがなものかと。そんな不定性の問題もある。まあ、「辞書」や「辞典」での定義も、改訂があるたびに書き換わるから、結局は同じだと僕は思っているのだけれどね。

とにかく定義するということはむずかしい問題で、きちんとやろうと思えば思うほど苦労する。そして、その苦労は、残念ながら、苦労したほどには報われない（笑）。

3―19　感覚神経は、ため息が出るほど美しい――耳の構造

さて、この流れで、次に「知覚」の話に踏み入ってみたい。哲学じみた話から離れて、もっと生物学の話をしよう。

外界を知覚するための感覚神経について、ひとつひとつ、どういうしくみになっているかを話そう。感覚神経は、ため息が出るほどよくできているんだよ。うっとりするような美しさがそこにある。と同時に、脳を考えるヒントにもなる。代表的なものを紹介しよう。

まず耳。僕らはなぜ音が聞こえるのだろう。いつも何気なくやっていることだから、「聞くこと」は簡単に感じるかもしれないけど、実は、かなり巧妙なしくみになっている。

こういう感覚器の話をするとき、真っ先に気づいてほしいことは、脳の中の信号は電気だということ。神経信号はすべて「電気」が担当している。電気といっても家庭用電源の電気とは違って、その実態は「イオン」だ。ナトリウムイオンや塩素イオンが使われている。

つまり、「聞こえる」ということは、空気振動が電気信号に変換されたということだ。物理的な振動を電気信号に変えることで、こうして耳が聞こえている。では、空気の振動を、どのようにして電気信号に変えていると思う？

――それってマイクと似ていると思うんですが。

そうだね。マイクは機械的な動きを電気信号に変換するために振動板を使っているね。振動板に対応するものとして、耳では、専用に特化したタンパク質を使う。そのタンパク質は「チャネル」の一種だ。

感覚信号の変換のしくみは、最終的には、必ずチャネルに帰属される（図34－A）。チャネルは細胞の膜を貫通する穴、いわばイオンが流れる「筒」みたいな構造をしている。その筒には開閉ドアがついている。

ドアが開くと、筒の中をイオンが通る。だから電流が生まれる。いろいろな種類のチャネルがあるけれど、一般に、チャネルはある特定のイオンしか通さない。ナトリウムイオンだけを通すもの、カリウムイオンだけを通すもの、塩素イオンだけを通すもの、という具合だね。チャネルが開いたり閉じたりすることによって、イオンの流れという電気信号が生まれる。

さて、では、音はどうやって電気信号に変わるんだろう。耳の構造を説明しよう（図34－B）。耳には鼓膜《こまく》があって、鼓膜が空気振動を受信している。それはよく知っているよね。鼓膜は耳小骨《じしょうこつ》に続いている。つまり、鼓膜に骨が接触している。小さな骨が3つ組み合わさって、その先の別の膜をゆらす。蝸牛《かぎゅう》の膜だ……生物の授業で習うよね。

ちなみに耳小骨は、ヒトの身体では最小サイズの骨なんだけど、同時に、もっとも芸術的で美しい形をした骨だと言われている。この骨が巧妙に組み合わさることで、振動を増幅しながら、蝸牛へと伝えている。あきれるくらいよくできている。

蝸牛の中は液体で満たされている。耳小骨は、蝸牛の表面にある膜をゆらして、その液体を振動させる。蝸牛はカタツムリのように巻いているので、先はだんだんと細くなっていくよね。その太さに応じて、共鳴する音の周波数が決まっている。

蝸牛の内側にはニューロンがずらりと並んでいるから、音の高さによって、どのニューロンが反応するかが決まる。ここまでは高校の授業でも習うんじゃないかな。

3—20　耳は「有毛細胞」を備えたナノテク装置

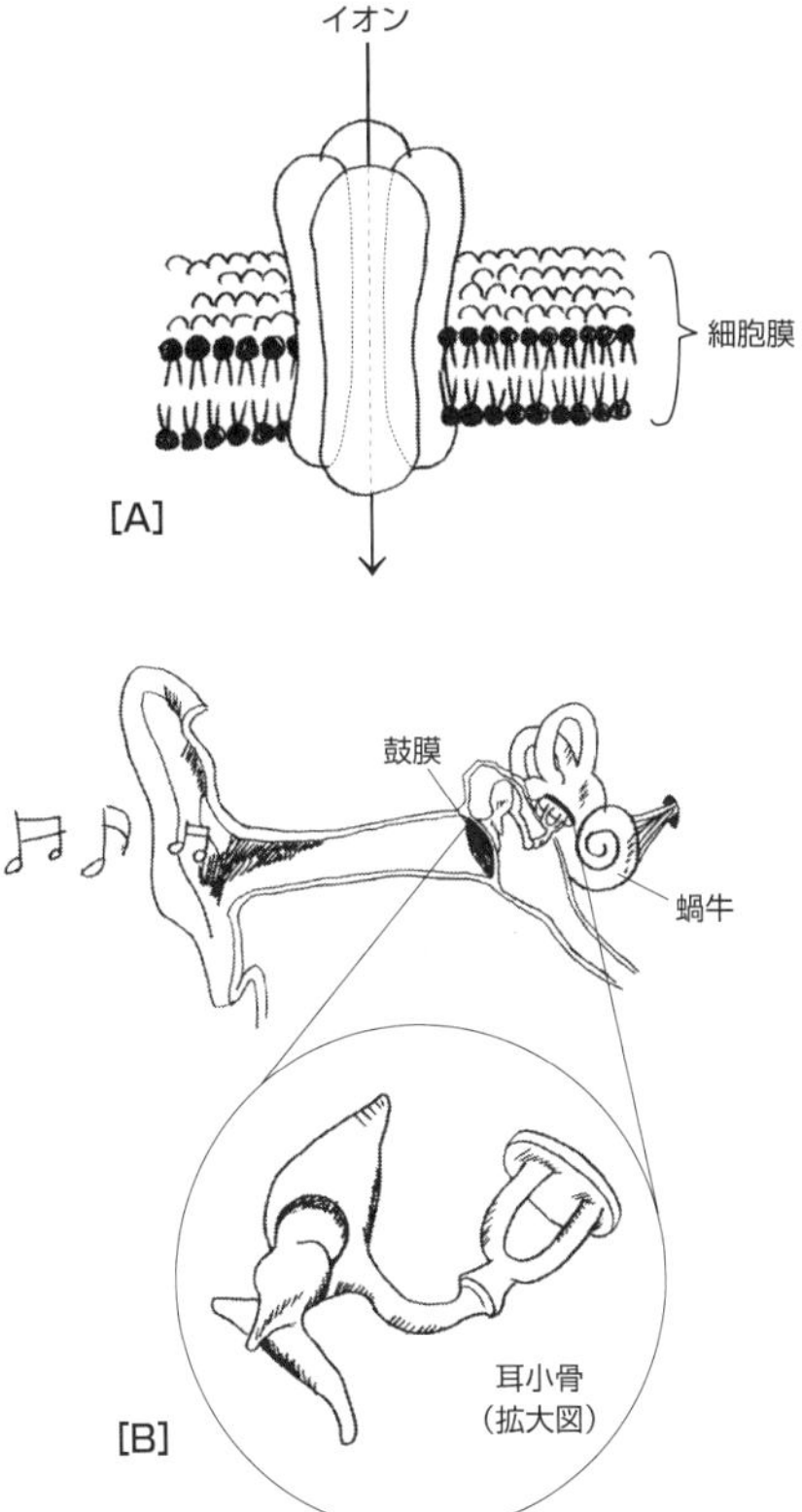

図34　耳の構造

[A] 細胞膜の穴（チャネル）を特定のイオンが通ることで、電気信号が生まれる。チャネルは細胞膜上のタンパク質が複数集合することでできている。

[B] 耳から入った音は、鼓膜→耳小骨→蝸牛へと伝わり、蝸牛の中の液体を振動させる。蝸牛は、音を周波数に分けるために、巻き貝のような形をしている。

でも、蝸牛の液体の振動が、どのように電気信号に変わるかという動作原理は、きっと教わらないと思うんだ。なぜかというと4年前に解明されたばかりだから（笑）。

蝸牛の内面には毛が生えた細胞がある。その名も「有毛《ゆうもう》細胞」。うーん、そのまんまだ、ひねりのない名前がついてる（笑）。毛の数はひとつの細胞あたり100本ぐらい。イラストを持って来たから見てみよう（図35）。

こんな具合に表面に毛が生えている。これが有毛細胞だ。これらの毛が物理的にゆれ動くことで、有毛細胞のチャネルが開いて電気が流れる。

ゆれ幅はごくわずか、たった10ナノメートル動いただけで電流が生まれる。10ナノメートルがどのくらいかわかる？　1ミリメートルの10万分の1だね。きわめて精巧なマシーン。耳はナノテク装置なんだ。

有毛細胞の毛は、それぞれが独立してるのではなくて、先端部分が互いにヒモで結ばれている。またこれが感動的なぐらい細い糸でね、頑丈《がんじょう》なタンパク質からできている。[9] チャネルは毛の表面にあって、この細い糸がチャネルに結合しているんだ。

――あ、その糸がスイッチになっているとか？

そう！　この糸のもう一方の端は別の毛にあるチャネルに結合している。言ってみればチャネルをつなぐリンクの役目をしている。

毛がブルブルと震えるとき、糸の張りが変化して、チャネルのドアが開いたり閉じたりする。

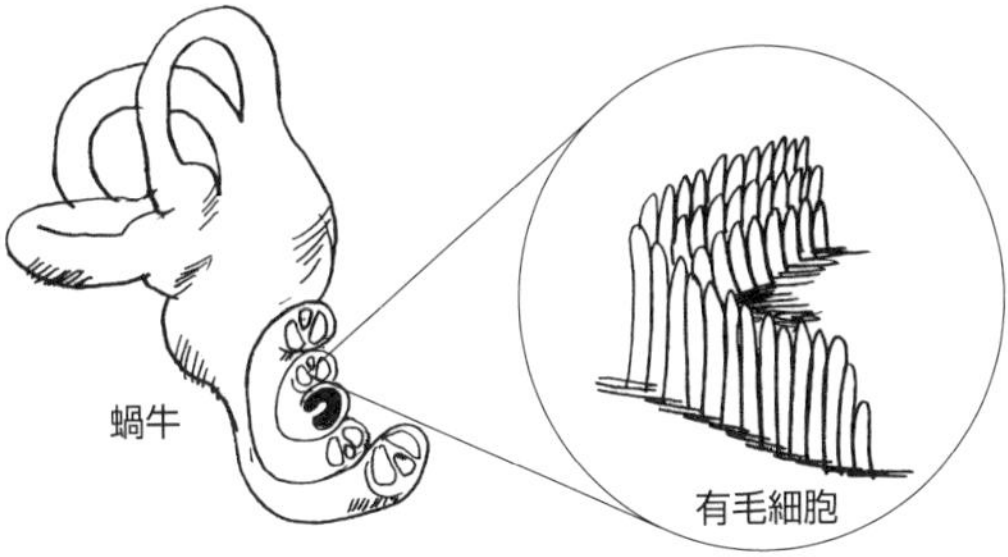

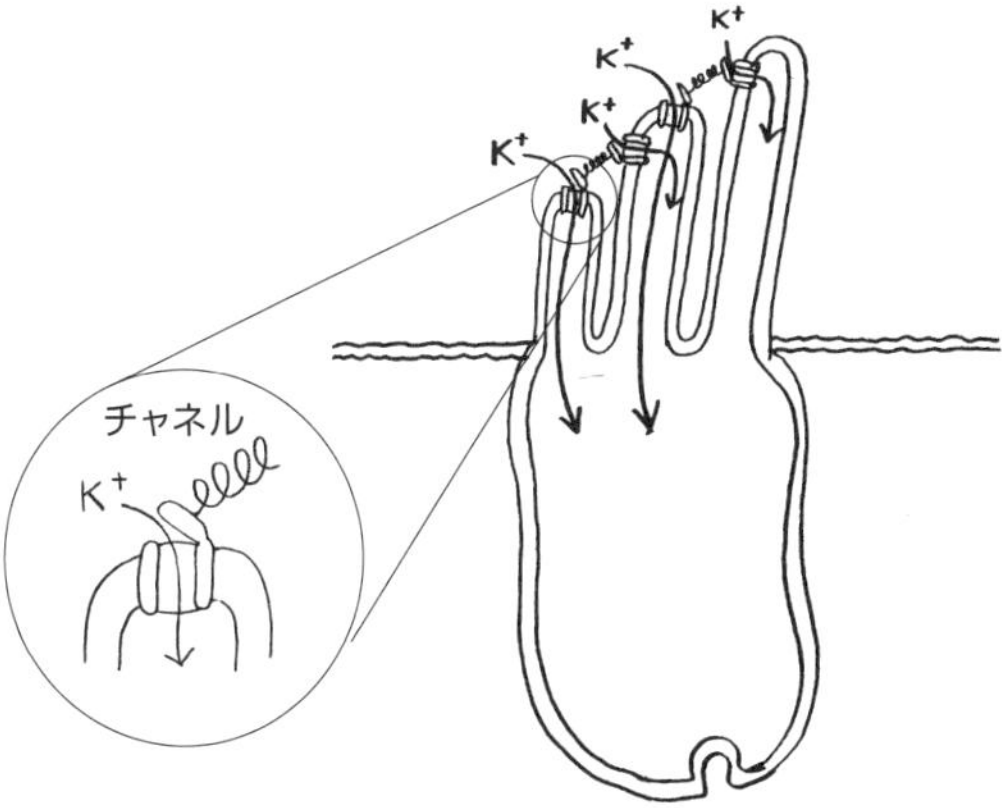

図35　耳はナノテク装置

蝸牛の中に生えている有毛細胞は、たった10ナノメートル（1ミリメートルの10万分の1）動いただけで、電流が発生するほど敏感にできている。有毛細胞の先をつなぐ糸の張りが変化することで、チャネルが開閉してイオンが流入する。

その結果、有毛細胞にイオンが流入するというしくみだ。[10]
こうして振動が、電気信号に変換される。なんともシンプルだけど、しびれるくらい美しい。
このおかげで僕らは音が聞こえるというわけだ。

3—21　トウガラシから見つかった「熱さ」を感じるセンサ

耳以外にもたくさんの感覚器があるね。たとえば皮膚。皮膚には温度センサがある。熱いとか冷たいとかの感覚だ。あれも同じで、温度が高くなるとイオンのドアが開く、あるいは冷たくなると開く、そんなチャネルが皮膚に備わっているんだ。

温度センサが見つかった経緯は意外なものだった。熱い感覚を引き起こす物質、あるいは冷たい感覚を引き起こす物質があるでしょう。たとえば、トウガラシ。トウガラシは英語で"red hot chili pepper"と言うけれど、この名前にhotとあるでしょ。このように英語では〈辛い〉というより〈熱い hot〉と表現する。実際、トウガラシを皮膚に塗ると、ほてった感じがする。

ということで、ある研究者が「熱さを感じるチャネルは、トウガラシの成分に反応するのではないか」と考えた。トウガラシの辛味成分はカプサイシン。この物質に敏感に反応するチャネルを探索していったら本当に熱さチャネルの正体が見つかったんだ。[11]

では、逆に、冷たさを感じるチャネルを探すのには、何を使ったと思う？

——ミントとか……。

正解！　ミントだ。その成分であるメントールは、虫刺され薬に入っている成分だね。皮膚に塗ると、ひんやりとした清涼感をもたらす。メントールが作用するターゲットを探したら、やっぱりチャネルが見つかった。それは予想通り、冷たさを感じるセンサだったんだ。[12]

こんなふうに、すでに知られている物質が手がかりとなって生体のしくみがわかることは、ものすごく多い。薬もそうだね。「この薬はこんな化学構造をしているから、この症状に効く」と、君らは思っているかもしれない。でも歴史的には、まず先に薬が見つかって、なぜ効くかわからないままに使ってきた。

やがて科学を職業とするプロが出てきて、薬がどこに効いているかを調べてみた。そして、「なるほど、人間の体はこうなってるんだ。だから薬が効いていたのか。よくできてるな」とわかる。現実にはそういう経緯をたどることが普通だ。

3—22　「熱さ」と「冷たさ」、元は一緒のチャネルの使い回し

熱さと冷たさを引き起こすチャネルは、カプサイシンとメントールから見つかった。そのチャネルを改めて調べてみてたら、びっくりするようなことがわかった。

それは、熱いチャネルも冷たいチャネルも大体似たような構造をしていたんだ。専門的な言葉

を使えば「DNAの相同性《そうどうせい》が高い」、つまり、同じファミリに属しているチャネルだった。アミノ酸の配列が酷似《こくじ》している。要は、「熱」と「寒」は、同じ仲間のチャネルを「使い回し」ていたということ。[13]

生物の進化の過程で、温度感受性のチャネルをつくるときに、何もないところから「熱さ専用チャネル」と「冷たさ専用チャネル」を別個につくり出すよりは、すでにあるチャネルをわずかにモデルチェンジして、目的の感覚に適合するように微修正する方がはるかにラクでしょ。

昨日の講義では、生物は古い機能を「使い回し」するという例が何度か出てきたけど、マクロな機能だけでなくて、こうした分子レベルでも「使い回し」を通じて新しいモダリティ（様相）を獲得していることがよくわかる。

もっと言ってしまうとね、熱いや冷たいだけでなくて、先ほど説明した音を感じる有毛細胞の機械チャネルもすべて同じファミリのチャネルだったんだ。[14]

なんというか、そこまでエゲツなく使い回すとは、もうあきれるというか、それを通り越して、それだけ生物って一生懸命なんだなぁ、と愛着を覚えるよね。「いつも、いっぱいいっぱいっす」といった感じで精一杯に生きている（笑）。いじらしいヤツだ。

3—23　もっとも原始的な器官で４００種類を嗅ぎ分ける——嗅覚の構造

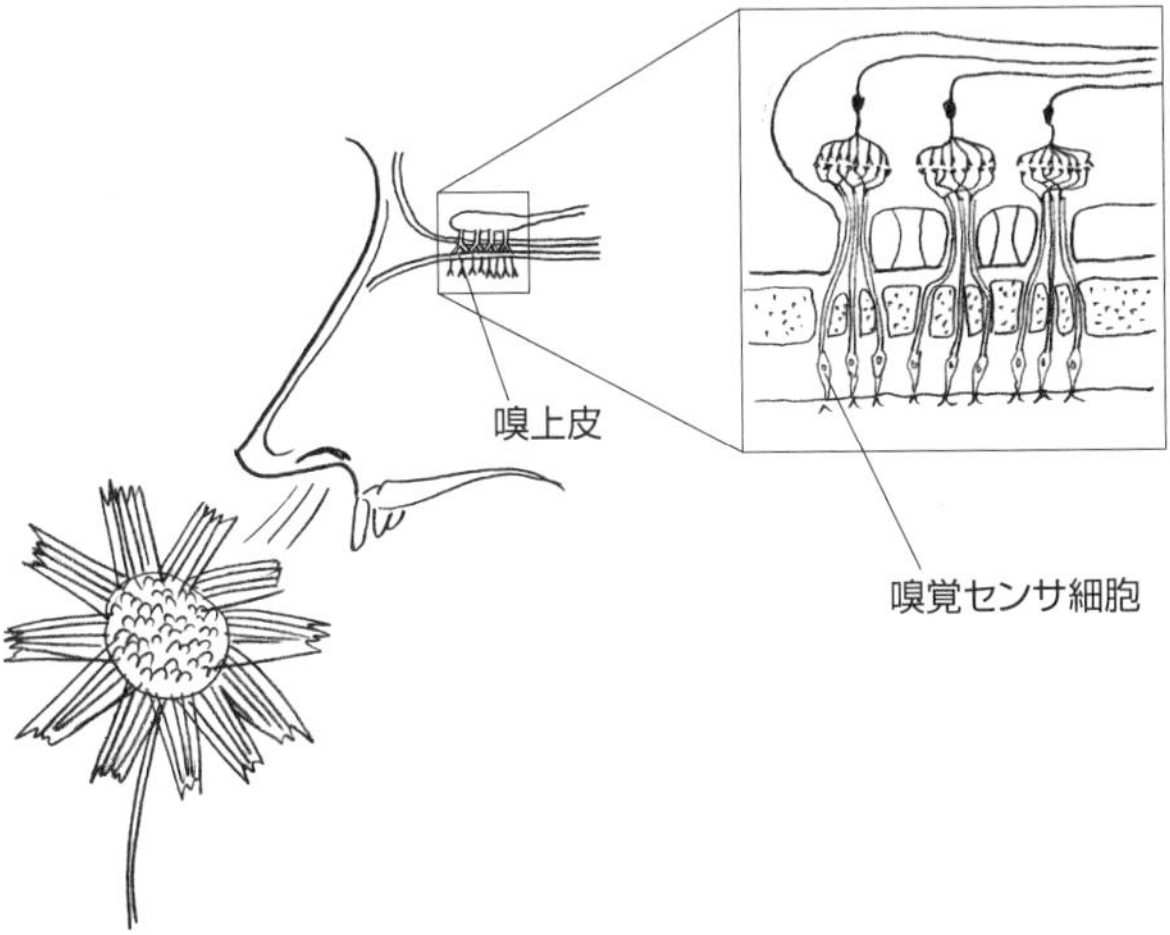

図36　**嗅覚の構造**

空気中の分子が嗅上《きゅうじょう》皮《ひ》にある粘膜に溶け込み、嗅覚センサ細胞までたどり着いて、〈におい〉が感知される。嗅覚センサは、〈におい〉を検出する「受容体」で、これが〈におい〉分子を検出すると、近くのチャネルを開き、電流を発生させる。

感覚と言えば、他に〈におい〉、つまり嗅覚《きゅうかく》があるね。嗅覚器官は鼻の粘膜《ねんまく》にある（図36）。〈におい〉は空気中を飛んでいる「分子」を検出するということだ。空気中をただよう分子が、鼻の穴に侵入して、嗅上皮《きゅうじょうひ》にある粘液に溶け込む。その後、嗅覚センサの細胞までたどり着いて、感知される。

嗅覚センサは、聴覚のセンサとは違って、それ自体はチャネルではない。受容体が〈におい〉分子を検出して、間接的にすぐ隣のチャネルを開くというシステムになっている。するとセンサ細胞にナトリウムイオンや塩素イオンが流れ、電気信号が生まれる。

〈におい〉にはほかにはないおもしろさがある。

たとえば、視覚だったら、色は赤緑青の3色で表現されている。味は〈塩味〉〈酸味〉〈甘み〉〈苦み〉〈うまみ〉の5種類。皮膚《ひふ》の感覚も、温覚、冷覚、圧覚、痛覚など、せいぜい数個に限られる。

こうした生体のしくみが示していることは、感覚器は、現実世界の圧倒的に多様な情報量を、かなり少ない要素にまで一気に落とし込んで感受しているということだ。つまり、感覚器は洗練されたシステムなんだ。

ところが、〈におい〉だけは例外。たくさんの種類を嗅《か》ぎ分けるために、たくさんの受容体を用意している。どのくらいあるかというと、400種類近くある。ネズミはもっと多くて1000個ぐらい。それぞれ感知する物質が違う。その組み合わせによって膨大な種類の〈におい〉を嗅ぎ分けることができる。

個々の受容体はそれぞれ別々の遺伝子でコードされている。これは、すごいことだよね？　だって、1000個の受容体があるということは、それに対応する遺伝子が1000個あるということだからね。

〈におい〉の受容体をそれぞれ比べてみると、やはりDNA配列は、お互いに似ている。[15]

——また、使い回しだ。

そう、仲間同士だ。おそらく、進化の過程で、遺伝子をコピーして増やしつつ、それを少しずつ変形して、別の〈におい〉を感じるように増幅させてきたんだろうね。

3—24　感覚の中の例外——寝てる間も働く嗅覚

ところで、遺伝子っていくつあるんだっけ？　人間なら2万2000だったね。遺伝子によって、僕らの身体はつくられ、そして機能する。ニューロンだけでなく、皮膚、髪の毛、目、鼻、心臓、こういったすべての臓器が遺伝情報を元に生まれてくる。

裏を返すと、わずか2万2000個の情報から身体のすべてをつくらなくてはならない。そんな稀少《きしょう》な遺伝子のうち、なんと1000個もの遺伝子を〈におい〉の感受のために使っている。たかだか鼻のためだけに……なけなしの遺伝子を。もったいないような気がしない？

〈におい〉に関して、なぜこんな例外的な情報の爆発が起きているんだろう。さっき言ったようにほかの感覚器については感覚のモード数が少ない。せいぜい数個だ。しかし、〈におい〉だけは１０００個もセンサがある。

――においで食べものを探すため。

うん、そうだね。おそらく嗅覚は、あらゆる感覚の中でもっとも原始的なんだと思う。これは哺乳類だけを考えているわけではない。たとえば、ゾウリムシだって、環境世界に存在する物質を感知しながら、「あっ、こっちにエサがありそうだ」と寄っていくでしょ。この能力も、広い意味では「嗅覚」と言っていい。周囲に漂《ただよ》う物質を感知しているわけだからね。

つまり、五感の中で最初にできた感覚は〈におい〉だろう。そして、多くの〈におい〉を嗅ぎ分けられる生物の方が有利だっただろう。だから、進化のかなり初期の過程で、どんどん似たような受容体を使い回しながら増やしていって、とうとう１０００個にまでなってしまった、ということなんだろうね。つまり、進化的に古すぎて洗練されていない。

実際、脳内回路を見ても、〈におい〉だけは特殊な回路になっている。情報の経路が違う。見たもの、聞いたもの、食べたもの、皮膚で感じたものは、同じ経路を通って大脳皮質に届く。脳の「視床《ししょう》」という場所を通る。視床は、大脳皮質に情報を受け渡す最終ゲートだ。たとえば、睡眠中はこのゲートがほぼ閉じていて、感覚情報が大脳皮質に届かないようなしくみになっている。だから、僕らは眠りが妨げられなくてすむ。

でも、〈におい〉は例外で、視床を経由せず、そのまま大脳皮質に届けられる。だから、寝ている間も嗅覚は働いている。見たり聞いたりすることに関しては、寝ているときは感覚が低下するけれど、〈におい〉は脳にきちんと届いている。

これを利用して、睡眠中に香《こう》を嗅がせて記憶力を高めるという試みが行われている。すでに成功している研究者もいる。[16] こう考えると、〈におい〉はつくづく不思議だ。

3—25　君の〈赤〉と、隣の人の〈赤〉は同じか？　ふたたび

最後に〈視覚〉を取り上げてみよう。さて、目では、どうやって「光」を「電気」に変えているんだろう。網膜には光を感じる細胞がある。やはり、そこにも受容体がある。

その受容体は「ロドプシン」と呼ばれていて、光を吸収する化学分子を含んでいる。そこに光が届くと、光を吸収して分子が変形する。すると、近くのチャネルに働きかけて、チャネルを閉じる。開くんじゃない、閉じる。

実は、光を感受する細胞では、常にチャネルが開いている。だからいつもイオンが入ってきていて、興奮しっぱなしの状態なんだ。そこに光が入ってくると、チャネルが閉じる。

目を閉じているときに、この細胞はもっとも活発に活動しているんだね。目を開くと、活動が止まって、その電気信号の変化が、情報となって脳に届くというしくみだ。

光を感知する受容体として、僕らは色を感じるセンサー、たとえば「赤」の光を感知する受容体を持っている。だから赤が見えるわけだ。

ところが、この話は奇妙な方向へと進んでいく。この赤色の受容体は、人によって持っているタイプがわずかに違うことがわかったんだ。[17] これは遺伝多型《いでんたけい》と呼ばれる。

遺伝多型は聞いたことあるかな? よく知られた例として血液型があるね。A型、B型、AB型、O型とあるでしょ。血液型は遺伝子の差だよね。

血液型は自分で選ぶことはできない。親からもらった遺伝子で決まってしまうよね。このように、遺伝子の多くには、「遺伝多型」という多様性があって、遺伝子の配列が人によって微妙に違うんだ。

赤色を感じる受容体も人によって差異がある。それによって、吸収される光の波長がわずかに違う。もちろん赤の受容体というからには、赤っぽい光を検出するんだけど、遺伝子のタイプによって、敏感に感知する波長が異なるんだ。ということは、君にとっての赤と、隣の人にとっての赤は、違っていても不思議ではない。

さらに言うとね、遺伝多型は、何も目だけの問題ではない。たとえば、「味」にも個人差があるんだ。うまみを感じる受容体とか甘みを感じる受容体にも遺伝多型があって、個々に少しずつ違うの。[18]

――同じものを食べてても、感じる味が全然違うんですか。

全然違うかどうかは、僕は他人になったことがないからわからないけれど、受容体のセットによってニューロンの反応性が異なることはわかっているから、違う味覚を感じている可能性は高いよね。

それから、嗅覚にも遺伝多型が知られている。嗅覚はもっと解明が進んでいて、人によって、同じ〈におい〉を嗅いでも、「いい香り」という人、「無臭だ」という人、「クサい」という人に分かれるという例が知られている。[19]

——遺伝ってことは、親とは似てるってことですか。

その確率は高くなるね。

——一番赤っぽい色というのが違うということですか。

そう、そういうこと。では、なぜ、別々の〈赤〉を、同じ言葉で〈赤〉と呼べるのかな。不思議だよね……。

3—26　個人差よりも、大ざっぱな構造の類似性がポイント

この考えを進めていくと、あるポイントに至る。

僕らは互いに異なる個性があるとは言いながらも、実のところ、大ざっぱには同じだよね。どうしても僕らは〈同じ〉ことよりも〈違う〉ことに目がいきがちだから、「ヒトはこんなにも多

様だ」と思ってしまうけれど、本当は、ヒトは相違点よりも類似点の方が多い。だって、腕は2本ずつあって、脚も2本あって、手指も10本あって、目や耳はふたつあるでしょ。

脳回路を開いてみると、分子レベルや細胞レベルの細かい点では個人個人に差異があるけど、大ざっぱには脳はほぼ同じ構造をしている。僕はこれがキーだと思うんだ。

これは、実は、明日の講義のポイントにもなるんだけど、一般に、構造さえ似ていれば、結局は似たようなアウトプットが生まれる。明日、これをコンピュータ・シミュレーションで実際に見せるね。

結局は、構造や形態こそが、生命活動の要《かなめ》なんだ。逆に言えば、構造が保たれている限りは、だいたい共通の「認識」が生まれうることになる。

僕らが言語を使いながら、認識を共有できるのは、僕らの体が、あるいは脳回路や受容体もだいたいは同じような構造になっているからではないか。

これは裏を返すと、たとえば高度な知能を持った「宇宙人」がいたとしても、彼らの身体や脳の構造が、僕らと異なっていたら、僕らはおそらく宇宙人の「心」を理解できないだろう、ということになるね。

いや、そこまで極端な話でなくてもいい。たとえば同じ哺乳類の仲間たちでもいいよ。僕らはイルカやコウモリの気持ちすら、きっと理解できない。

もしイルカになったとしたらどんな感覚がするのか、コウモリにはどんな世界が見えているのかすら思い描けない。それは単に「脳がつながっていない別個体」という意味での、人間同士の理解の困難さとは、まったく異質な困難さだ。身体の形が違いすぎる。超音波を使う感覚がどんなかは想像さえできない。

ヒト同士でも、他人を理解したり、互いに理解し合えたりする感覚は、あるいは「幻想」かもしれないよ。でも、なんとなく共感とか、相互理解を前提に会話ができる。これは相似相同の構造があるからこそ生まれるのではないか、というのが僕の考えなんだ。

——ほかの人と赤の色が違って見えてても、それが同じ種類の色だってわかるのは共通しているってこと？

そうなんだ。たとえ、赤色のアンテナが少々違ったとしても、「まあ、そんなのは些《さ》細《さい》なことだ」と捨象《しゃしょう》してしまえるくらい、やはり僕ら同士、大枠の構造は似ている。

ところで、今僕がここで話をしていることはやや抽象的で、厳密にはまだ仮説にすぎないわけだけど、でも、もし将来、自分の脳を、他人の脳や動物たちの脳と、人工的につなぐ技術が開発されれば検証できるよね。

そんな高度なテクニックは、まだまだ未来のＳＦのような気がするでしょ。ところが最近、ザリガニを使ってだったら、すでに神経系をつなぐ実験は成功したんだ。[20]

人工シナプスを介して２匹のザリガニの神経回路をハイブリッド結合すると、両者の神経活動を同期できる。だから、僕が今話題にしているような形而上学《けいじじょうがく》的な問題が、科学的な方法で証明されるようになるのも、もしかしたら時間の問題かもしれない。

3―27 目の網膜は進化の失敗作をそのまま使っている

脳や身体の構造の話をしてきているけれど、脳や身体の構造は、すごく精密にできているようでいて、意外と「使い回し」もしているし、場合によってはルーズなつくりにさえなっている、という話もしてきたね。「よくできているか」と問われると、実際、あまりうまくできていない部分もたくさんある。

もし生命を設計する神様がいたとして、その神様が、ヒトの身体設計を、ほかの動物を参考にせずに、ゼロからつくり直してくれたら、もっと効率的な身体をデザインしてくれるだろうなあ、と少し残念な気持ちになる。

でも、しかたがない。進化の大河に乗ることによってしか、生物が変化しえない以上、すでに先祖が所有しているパーツを少しずつ使い回して進化させることが、唯一の前進の方法となる。だから、ときには不都合な部分や失敗作も生まれてしまう。

僕はその代表例が目の網膜だと思う。たしかに網膜は、光を電気信号に変換するすばらしい装置だ。僕らは網膜の恩恵《おんけい》に与《あずか》って、世界を見ることができる。だから、あまり網膜にヒドいことを言ったらバチがあたるのだけれど、でもね、網膜が完璧に効率的かと言えば……少々悩ましい

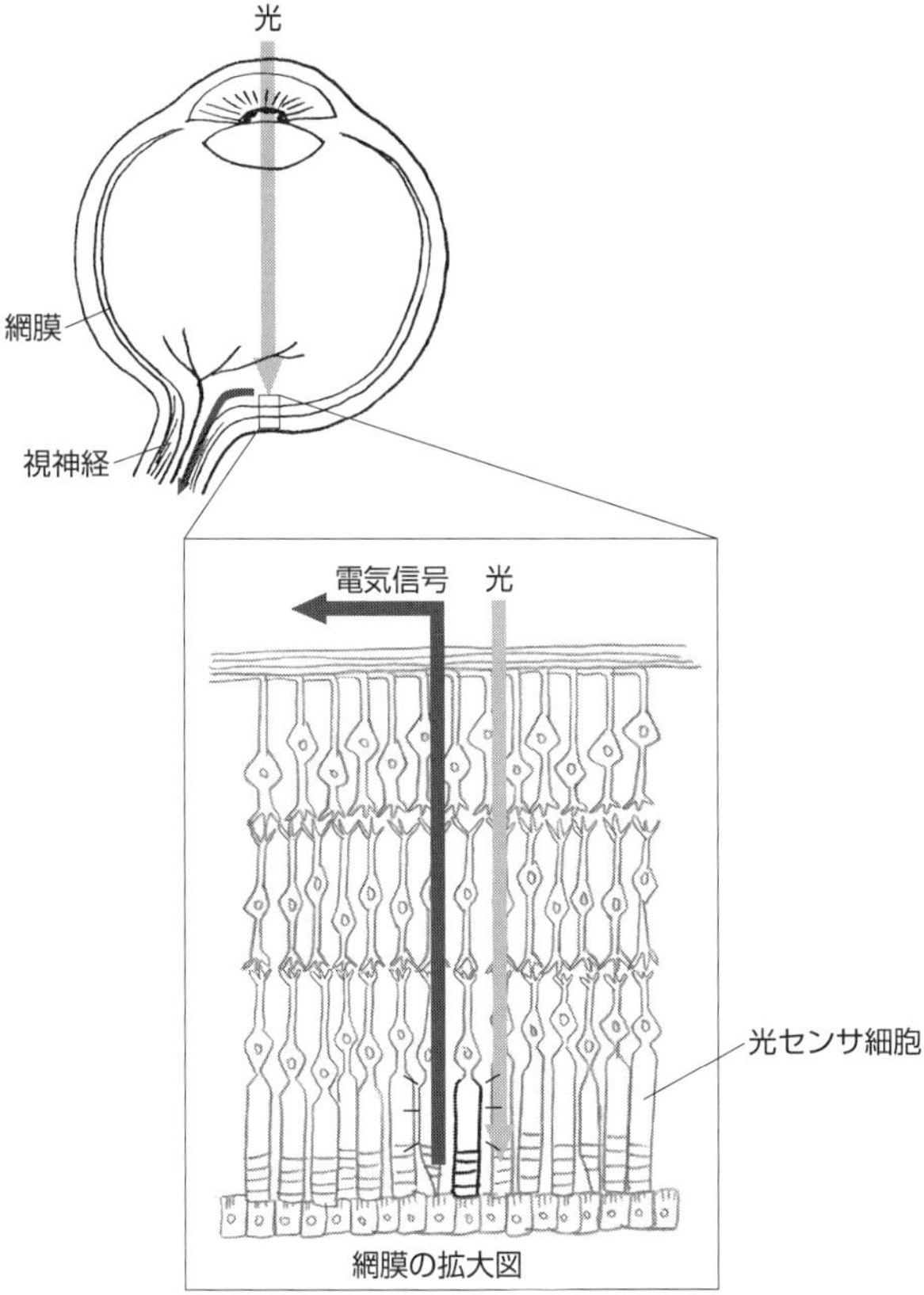

図37　網膜の構造

目から入った光は、網膜のもっとも奥にある光センサ細胞に達して電気信号に変換される。この信号はいったん浅い層に戻り、そこで束ねられて網膜の穴（盲点）から脳へ届けられる。情報の流れという観点からは非効率なデザインになっている。

（笑）。

網膜は何層にもなった薄い膜構造をしている（図37）。その層の中で、光を感知するセンサ細胞はどこにあるかというと、実は、一番深いところにある。

――なんか効率悪い……。

センサよりも浅い層は、ほかの細胞が占めている。これは不経済だね。いや、バカげた構造だ。なぜなら、目に入ってきた光は、センサに届く前に、上層にある細胞を透過《とうか》してこなければならないでしょ。

細胞は決して完全な透明体ではない。だから、上層の細胞に光を通していたら、途中で光が散乱して、センサに届くまでに光量をロスしてしまう。

つまり僕らは、網膜の構造上、みすみす減力された光を見ていることになる。もし僕が設計者だったら、こんな非効率なモノはつくらずに、最上層に光センサ細胞を設置するだろうな。

さらに不思議なのは、センサで電気に変換された信号の行き先だ。せっかく光を網膜の深層でキャッチしているのだから、その信号をさらに奥深くへ送り込めば、そのまま脳に届くでしょ。でも、よせばいいのに、反対方向、つまり浅い層へと戻すんだ。だから、光センサ細胞から出る配線は、浅い層の内部を走っている。つまり、外界の光は、光センサ細胞に届く前に、この配線も通り抜けていかねばならない。

それだけじゃない、この配線はもうひとつ大きな問題を生んでしまう。この眼球内を走る配線は、その後どうしたらいい？　今、眼球の〝内側〟に出ちゃったんだけど、この信号を目から取り出して脳に届けるためには、どこかから眼球の外に出さなければいけない。さて、どうする？

――網膜に穴を開けるしかない。

そう。穴を開けて、そこで配線に束ねて、外に送り出すしかない。穴を開けた以上、その部分は見えなくなってしまうよね。だから「盲点」みたいなものができてしまった（329ページ・図46参照）。

そんな、究極的にトボケたつくりになっている。配線を網膜の外側につくっておけば、光量をロスしないだけではなくて、穴も開けなくてもよかったのにね。

だから「生命ってすごい」と思ってもかまわないけど、その一方で、「ガックリするほど下手なつくり」「意外とバカでかわいいもんだな」と思ってもらってもいい。あるいは「地球の歴史上、生命なんて早々に生まれちゃったくらいだし、生物のパーツをそんな短時間でつくったら、突貫工事でつくり損じがあっても不思議じゃないな」とクールに考えるのもまた一興《いっきょう》。

3―28　ヒトは3原色の世界、昆虫や鳥は4原色の世界

さて、色に話を戻そう。ヒトがそれぞれに見ている「色」は、個人によって違うことはわかった。では、動物たちは、この世界を何色で見ていると思う？

——白黒。

白黒って聞いたことあるの？

——イヌとか……。

——赤外線《せきがいせん》が見えるとか。

赤外線が見える動物って何？

——……。

たしかに意外な波長が見える動物って結構いて、たとえば、昆虫や鳥など。哺乳類以外の多くの動物たちは「紫外線《しがいせん》」が見える。僕らヒトは、RGB（赤緑青）という3色を原色とするのに対して、昆虫や鳥は4原色なんだ。

僕らには紫外線は見えないから普段気づかないけど、紫外線スコープを通して眺めると、たとえば植物の花冠《かかん》には紫外線をよく反射する部分もあって、キラキラ光って見える。チョウチョやハチは紫外線が見えるから、それを敏感に知覚することができる。もしかしたら人間が「きれいな花だな」と観賞して感じる以上に、もっと吸い寄せられるような魅力があるのかもしれない。さらに驚くのは昆虫は偏光《へんこう》さえも感じるようなんだ。[21] となると、もはや僕らヒトには、彼らの視覚世界はまったく理解不可能だ。

脊椎《せきつい》動物全般、つまり魚類、鳥類、それに多くの爬虫類《はちゅうるい》は、昆虫のように4原色だ。ところが進化の過程で、哺乳類は、なぜか原色を2色失ってしまった。残った2色は「青色」

と「橙色《だいだい》」。

初期の哺乳類はだいたい夜行性だったでしょう。夜行性だったので、色が減っても生存上はそれほど不利ではなかったんだと思う。だから、そのまま生き延びた。そんなわけで彼らの子孫、つまり、ほぼすべての哺乳類は現在、2原色だ。

さっき君はイヌは白黒だって言ったけど、イヌはちゃんと色が見えているんだよ。たしかに世間では、「イヌはモノクロの世界を生きている」なんて言う人もいるけど、それは俗説ね。

あるいは、スペインの闘牛士は赤い布を持ってウシを刺激するんだけど、「ウシは白黒しか見えないから、あの赤いマントに意味はない」なんて言う人もいるでしょう。それも間違い。牛もちゃんと色が見えている。赤系の色はやっぱり牛を興奮させる。

そして、人間などの高等霊長類は3色が見える。どうやら、橙色のセンサが、緑色と赤色に分《ぶん》岐《き》したようなんだ。だから青、緑、赤の3色が見えるようになったということ。

この意味で人間の色感覚は、動物の中では、かなり特殊なんだね。だから、僕らが見えているこの色世界と同じものを、ほかの動物たちも感じていると思ったら、これは大間違い。僕らの方がむしろマイノリティ。ヒトは色覚異常種と言ってもいいくらい変わった動物なんだ。

3—29 〈目〉の誕生は5億年前

地球が生まれてから現在までを1年に短縮したら、生命の誕生は2月の末だったね。ならば、生物に〈目〉ができたのはいつだろう。

——目を持つ最初の動物……？

そう。昆虫にも目があるよね。だから、かなり原始的な動物にも目があるのはわかる。最初に目をつくったと言われている生物は「サンヨウチュウ」だ。サンヨウチュウはいつ頃の動物かな？

——カンブリア紀。

そうだね。だから今から、ざっと5億年前ぐらいかな。45億年の地球の歴史を1年に換算すると、11月中旬に相当するね。

晩秋にやっとモノが見えるようになった。この地球の風景がようやくこうした視覚世界として意味を持ったのは、11月も後半からのこと。それ以前は、少なくとも視覚について言えば、この世界の「見え」は存在していなかった。

でも、カンブリア紀より古い生物がまったく光を感じなかったかというと、そんなことはない。光を感じる動物はそれまでにもいた。もっと原始的な動物でも光を感じることはできる。それは〈目〉とはとても呼べるような器官ではないけど、きちんと光を感じるセンサではある。

その代表的な生物は、今でも生き残っているコナミドリムシ。緑藻類《りょくそうるい》だね。コナミドリムシを薄暗いところで飼っていて、突然、光をパッと照射すると、行動が変化する。つまり、光に反応する。光センサがある証拠だね。

コナミドリムシは単細胞生物だから、その光センサは、〈目〉のような高級装置ではない。そんなシンプルな装置だったとしても、葉緑体で光合成を行う生物として、光を感知できることは生存上有利だったんだろうね。

さて、コナミドリムシの光センサがわりと最近きちんと調査された。[22] より正確に言うと、そのセンサをコードする遺伝子がクローニングされた。

先ほどの話を思い出してね。僕らの目の光センサは、チャネルではなくて、受容体タイプだったよね。僕らのセンサは光を受け取ると、アダプター分子を介して近傍《きんぼう》のチャネルを閉じる。そうして光を間接的に電気信号に変換するしくみだった。

それに対して、コナミドリムシの光センサはそのままチャネルだった。つまり、アンテナが光を受け取ると、いきなりナトリウムイオンが入るという、ヒトのセンサに比べると、無駄の少ない直接的なメカニクスを採用している。

3—30 目を介さずに、大脳皮質で直接「光」を見る？

さて、コナミドリムシの遺伝子がクローニングされたので、最近おもしろい実験が行われた。このアンテナ、いろいろと使えそうだよね？ 何に活用できるかな？

——光を感じられなかった人が、感じられるようになって……。

そう。人体実験はまだ行われていないけど、最初試されたのが盲目のネズミを救うこと。光を感じることができない血統のネズミがいる。そのネズミの網膜にコナミドリムシの光アンテナの遺伝子を導入した。つまり、コナミドリムシのアンテナをネズミにつくらせて、網膜を再編成してやったわけ。

そしたら、盲目のネズミは光が見えるようになった。[23] もっと厳密に言うと、光を当てると大脳の視覚野《しかくや》のニューロンがきちんと反応するようになった。これはおもしろいよね。治療に使えるかもしれないという可能性も出てくる。夢のある研究だ。

でも、脳研究者はそういう応用だけでは飽き足らず、昨年末、もっと進んだことをやってしまった研究者が現れた。[24] ある意味で、生物の尊厳そのものを脅《おびや》かす衝撃的な実験だと言っていい。

それは、大脳皮質に光を感受するチャネルをつくらせたらどうなるかという実験だ。ニューロンそのものに光アンテナを発現させるんだよ。突拍子《とっぴょうし》もないアイデアだよね。

で、本当にそんなネズミが完成してしまった。もちろん大脳皮質は頭蓋骨《とうがいこつ》で囲まれているから、そこは真っ暗闇だ。頭蓋骨の外から光を当てても、このチャネルは開かない。

だから、ネズミの頭蓋骨にごく小さな穴をあけて、そこから光ファイバーを差し込んで、光を照射したの。さて、ネズミは何かを感じるだろうか。

ネズミは「あっ、今光を感じました、光が見えました！」と言葉で説明してくれないので、実験には、ひと工夫必要だ。どうするかというと、音とかランプなどのシグナルをネズミに出す。そのシグナルが出て、なおかつ脳に光が当たっている場合は、右側に行けばエサがもらえる。シグナルが出ても、脳に光が当たっていない場合は、左側に行けばエサが出る、と教え込む。ネズミはエサが好きだから、脳の光が見えているか見えてないか区別しようとするよね。その結果、ちゃんとニューロンに光が届いているときにだけ、右側に行ってエサを取ることができるようになった。

3—31 「見える」の定義を更新するテクノロジー

ということは、言葉では「見えた」とは言ってくれないけども、ネズミは感覚として、目を介さずに大脳皮質で直接「光」を感じるようになっているというわけだ。

うーん、このネズミはどういう感覚がするんだろう。

――モノを見るというのじゃなくて、直接に光を感じるっていうのは……。

ねえ、わからないよね。この場合、「見えた」と言っていいんだろうか。

――見えるというより、脳に映像をそのままたたき込んじゃう感じ……。

不思議な実験だね。そもそも「見える」とは何だろう……。

今朝、『広辞苑』で調べてみた。「見る」とは何か。辞書によれば「目によって物事の存在や動きを認識する」とある。この説明文の「目によって」という部分はポイントだね。この実験は「目によって」ではないから、『広辞苑』の定義に従えば、ネズミは「見た」とは言えない。

でも、たしかに光を感じてはいる。こうして今では、感覚器官を介さず、直接、大脳皮質でモノを感じることができる時代になってきた。これは驚異的だ。

そもそも「辞書」の定義は、その時代に即した定義がなされるわけで、あたらしい技術や文化が生まれたら、きっと定義も変化していくだろう。未来の「見る」は、どんな「見る」なのだろう。ともあれ、僕らは今や、こうして新しい感覚を手に入れることも不可能でない時代に生きているんだ。

3―32　世界ではじめて赤を見たネズミ――ヒトの脳を開拓する時代

昨年、これに似た、やはり考えさせられる実験が行われている。哺乳類は基本的には青と橙の

2色が見えている。

でも、ネズミの一部には、オレンジ色系のアンテナまで失ってしまって、青色系の感覚しかないネズミがいる。1色ということは、このネズミはいわゆる「色盲《しきもう》」だ。色がわからない。

この色盲ネズミに、ヒトの赤色を感じるアンテナ遺伝子を組み込んでみた。そしたら、狙《ねら》い通り、赤色をきちんと識別するようになった。[25] このネズミは、どんな感じがしているんだろう。本来は〈赤〉が見えない種《しゅ》なのに、見えるようになってしまった。それもヒトの遺伝子を借用してね。世界ではじめて赤を見たネズミ……。

生物科学の革新的な進歩によって、僕らは一気に、新しい感覚を創生《そうせい》できる時代に到達している。どう思う、こういう時代を?

——色盲の人を治すとかだけじゃなくて……。

そう、欠けたものを治すだけでなくて、健康なヒトでも新たな感覚を獲得できる可能性が出てきた。感覚世界をつくり替えることができる……。荒唐無《こうとうむ》稽《けい》だね。どうなってしまうのかな、悪いことに使う人いないかな、と心配すると同時に、あんなことやこんなこともできないかな……とワクワクする気持ちもある。

こうした実験の意味をもう少し考えてみたい。

つまり、生物進化の過程の神髄《しんずい》は「使い回し」にあることを僕は強調してきた。例をたくさん挙げながら、昨日から説明してきた。

進化の遺産、「前適応」された機能を子孫たちが上手に使い回す。今まで別の機能として役に立っていたものを、まったく異なる方向に転用し、新しい使い道を発見して、能力を開発してきた。

本質的には、進化とはそういう使い回しの連続だった。ところが、今紹介した科学技術はずいぶんとニュアンスが違う。もっと意図的な人工応用だ。

コナミドリムシの遺伝子を使い回して、光を感じる脳をつくることは、進化のうねりの中で先代たちが使ってきたパーツを、〝自ら〟の身体の中で新規転用することとは意味が違う。

だって、系統発生的にはまったく異種の生物のパーツを使って、新しい能力を獲得しているのだから。本来ならば「使い回す」ことの叶《かな》わなかった別の系譜の先祖のパーツを、強引にもらってきて、新たな機能を開発している。

これは「前適応」の新しい活用法だね。新しい脳の開拓方法だ。直系の先祖以外の生物の能力を、その遺産の正統な後継ではない者が借用して、脳を開拓する。

最近では、ヒトの21番染色体を丸ごと持っているマウスまでつくられているんだよ。[26] ここまでくると、そのマウスを種として、もはや「マウス」と呼んでしまってもよいのだろうか……悩ましい。ともかく、今はもう、そういう時代に突入したんだ。

3—33 僕らは本当に自由なんだろうか

さて、講義の後半では、昨日予告していたように、「自由」について考えてみよう。僕らはどこまで自由だろうか。

そうだなあ、まず、クイズから始めようか。はい、今「○くら」と黒板に書いた。この「○」に1文字入れてできる単語は何でしょう。何を思いつく？

——さくら。

——まくら。

——いくら。

いろいろ思いつくねえ。でも、この中で真っ先に心に思いついたのは何だった？

——さくら。

そうだよね。何で〈さくら〉を思いついたんだろう。今、単語を3つ挙げてもらった。思いつくのは、そのどれでもよかったはずなんだけど……。

——今日の講義のはじめに「桜がキレイだった」という話があったからではないでしょうか。

そうだね。ということは、同じ質問を秋に、つまり、イクラのおいしい季節に訊いたら、もしかしたら最初に思いつくのは〈いくら〉だったかもしれない（笑）。

僕らが自由にものごとを想像するとき、実のところ、どこまでが自由なんだろうね。実はそれほど自由はないかもしれないよね？　「ルーティング」と言うんだけど、本来は考える道筋（ルート）にはたくさんの選択肢があるのに、その時点での思考は、過去に見聞きした経験や記憶によって制限されてしまっていて、思いのほか自由度が少ないんじゃないかと。

自由度が少ないというのは、裏を返すと、ちょっと怖いことでもあって、自分たちの行動は本当に自由なのか、それとも、あらかじめ決まっちゃっているのか、ということにもなってくる。

3—34　本当は脳に操られているだけ？

自由vs.決定。自由論と決定論と言うんだけど、これ、どう思う？　……どう思うというのは、つまり、僕らには自由があるのか、それとも、すべての行動はあらかじめ決まってしまっていて、ただ決められた通りに振る舞っているだけなのか。さて、どちらだと思う？

——決定論みたいに全部あらかじめ決まっていると考えちゃうと、自分が何をしようとしても、結局は自由論と変わらないんじゃないですか。

ん？　つまり、自由論と決定論は二律背反《にりつはいはん》的に分けられるものじゃなくて、結局は、同じことを言っているんじゃないかという意味かな？　おもしろいなあ、それ。もうちょっとその意見を聞かせてほしい。

――とりあえず自分の意志で決めたものがここにある、逆に、それがもともと決定されていたとしても、それは意識の上では自分の意志で決めたことだから、結局は、どっちも一緒なんじゃないかって思ったんですけど。

うんうん。なるほどね。意識の上ではあくまでも自由だってことだね。ただしその「自由」な感覚、たとえば自由に選択したと思っていたものが、実は、そもそも決まっているものだったという可能性もあると君は認めているわけだ。実際はどっちだと思う？

たとえばさっきの〈さくら〉みたいに、本人は自由にイメージしたつもりかもしれないけど、フと気づけば、なんとなく〈さくら〉と思いついてしまっているわけだよね。これは僕らが自由にコントロールした結果ではなくて、無意識の自動プロセスを経て、決定論的に〈さくら〉にたどり着くわけだ。

自由なつもりでいるのは、あくまでも自分の意識の上だけであって、実際の思考はいくつかの決まりきったパターンの中でしか動くことができなくて、そのパターンに従って、ただ口述しているだけ。本人は自由だと思っているんだけど、実は、脳に操《あやつ》られている、あるいは環境に操られているという可能性はないかな。

――哲学になっちゃう……。

そうだね、これはまさに哲学の話だね。実際、哲学の世界では昔からこの議論が繰り返されている。この話題を今日は、脳科学の観点から焼き直してみたいんだ。

じゃあ、隣の君は？　自由と決定についてどう思う？

——僕は人間は自由だと思います。もし無意識に決定されていたとしても、いつも理性的なわけじゃないですけど、心で決めることってともかくあるわけですから、やっぱり自由だと思います。

3—35　脳内反応はすべて美しい方程式で記述できるとしても

なるほど。君は理系だったよね。そうすると学校の授業で物理や化学を勉強するよね。物体の動きの法則、とりわけ物理の法則では、たとえばニュートン力学が典型だけど、世界の動きを、美しい方程式で記述できるよね。それで未来を予測できる。

ロケットも宇宙空間に正確に飛ばせるし、１００年先の日食だって何時何分にどの地域で起こるかが正確にわかる。決定論だよね。

その一方で、僕らの脳も物体だ。その中身を覗《のぞ》けば、生じている現象は化学反応にすぎない。その事実を改めて考えてみると、結局は脳内で生じていることは、すべて化学式で書けるような反応だから、心の生起も化学反応の連鎖《れんさ》にすぎない、ということにならないかな。だから、僕らの行動や思考は数式で記述できる決定論のはずだと。

——それは僕も前に考えたことがあるんですけど、もし脳のプロセスを全部計算できる巨大なコンピュータがあったとしても、そのコンピュータの中の無意識そのものは、そのコンピュータの中に入れることができないから、それを全部計算することはできないような気がするんです。

ん？　現実的に可能か不可能かということかな。それとも数学でいう計算可能性についてかな。たとえば将来、ものすごく高速なコンピュータが開発されたらできる？

――いえ、コンピュータの中の反応はコンピュータの中に入れることはできないということです。コンピュータ計算の結果として出力されたものも、それをデータとして入れなきゃいけないから、それを繰り返していくと、結局計算できない……。

おお、なるほど！　それはおもしろいね。コンピュータについて、そういう視点では僕は考えたことがなかったなあ。そうした入れ子構造的な連鎖は「リカージョン」と言ってね、つまり、計算するコンピュータそのものの内部状態まで、同じコンピュータで計算しなくてはならないということでしょ。

これはすごくおもしろい話だから、今この話を展開するのはもったいないなあ。う〜ん、どうしようか。せっかくなので明日議論しようか。

リカージョンについては僕なりに思うところはあって、ともかく、この性質は脳を考えるうえで、ムチャクチャいいポイントを突いている。ただ、今のテーマである「自由」の話題からは離れてしまう可能性があるから、今は「自由」に立ち戻ってみよう。

自由か決定かについて、ほかに何か意見あるかな?

――さっきの〈さくら〉〈まくら〉〈いくら〉とかだったら、ある程度、選択肢の幅が決まっているかもしれませんが、本当はもっと候補があるんじゃないか、と頭の中で考えをめぐらせますよね。経験とか記憶とか、自分の周りの環境から制限は受けるものの、実際に候補を挙げることができるということは、自分で選ぶ余地があるんだと思います。だから、自由か決定かって完璧に断定することができるのかどうか……。

選択肢の制限がまず加わるという時点で、そこで自由度が……。

――少しは減りますけれども……。

でも、まだ最終的には自由が残っているから、やはり自由と決定はどちらか一方だけに分けられるものじゃなくて、あくまでも比率の問題であるというわけだね。なかなか柔軟な考えだ。

さて、「自由」を語るうえで、まず問題にしなければならないのは、僕らには「自由でありたい」という妙な願望があるということだ。

まさか「自由意志がない」なんていうことは、とてもではないけど認めたくない。そんな強い願望のせいで、「自由は当然あるんだ」と頭から決めつけてかかっている可能性はない?

――……あります。

その願望ゆえに、本当の姿や真実から目を背《そむ》けて、希望だけで憶測しているのかもしれない。

3―36 「動かそう」と意図したときには、脳はもう準備を始めている

ところで、哲学にはこういう問題がある。〈手を上げる〉という動作、〈手が上がる〉という動作の比較だ。そのふたつの動きを引き算すると何が残る? つまり、〈手を上げる〉から〈手が上がる〉を引いたら、そこに残ったものは何だろうか。

――自分の意志。

自分の意志、自由な意志。つまり、「自由」がそこに残るってことだね。ということは、その答えは、自由が存在することを、そもそも前提にしているね。

もちろん、「自由な意志が残るに違いない」と考えるのは、真っ当な考えだ。「何も残りません」なんて答えたら、変人扱いされるのがオチだよね。後でこれについて僕なりの考えを話そうと思う。

自由意志について話すときに、絶対に外《はず》せない有名な実験があるので、今はまず、それについて説明したい。その一部は『進化しすぎた脳』という、以前の僕の本でも紹介している。

25年ぐらい前に行われた実験だ[27]。その実験から意外なことがわかった。その研究者は「自由意志」が存在するかどうかを確かめようと思って、手首を動かす実験、「好きなときに手首を動かしていいですよ」という実験をやった。

参加者に椅子《いす》に座ってもらって、テーブルに手を置く。目の前の時計を見ながら、好きなときに手を動かす、ということを試してみた。そして、脳の活動を測ったんだ。

この実験では測れるパラメータが4つあるよね（図38）。

まず認知の指標がふたつある。第1に「手を動かそう」とする意図。そして、実際に手が動いたら、「あっ、動いたな」とわかる知覚。このふたつがあるね。

一方、脳側から見たときにもふたつの指標が得られる。手を動かすために「準備」をする脳活動と、実際に動くように出す「指令」の脳活動だ。

いいかな。まとめると①「動かそう」②「動いた」③「準備」④「指令」の4つだね。

実験では、この4つの指標について計測して、それが生じるタイミングを測った。その結果、この4つは、どういう順番で進行したと思う？　順番に並べてみてほしい。

——準備、動かそう、指令、動いた、ではないでしょうか？

うーん、最初に脳が「準備」して、それから次に「動かそう」と感じるのか……それでいい？

反論はあるかな。

——いいえ。動かそう、準備、指令、動いた、だと思います。

まず「動かそう」と意識してから、脳が動かす「準備」を始めて、「指令」が行って「動いた」と。

——本で読んだことがあります。不思議な感じだけど、実は、「準備」が先だと。

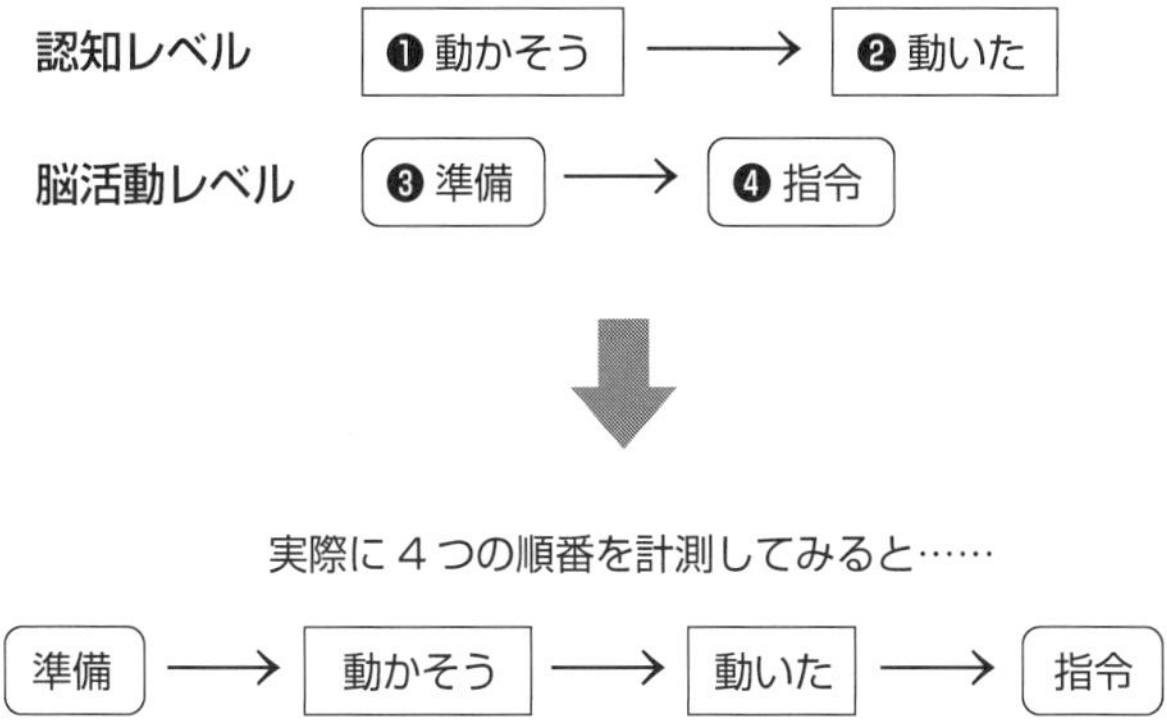

図38　**自由意志を測定する実験**

手を動かすとき、認知レベルでは、①「動かそう」→②「動いた」、脳活動レベルでは、③「準備」→④「指令」の順となる。しかし、４つ全体の順番は、「準備」→「動かそう」→「動いた」→「指令」となる。動かそうという「意図」の前に、動かす「準備」が脳で始まっている。

ほう、聞いたことある？　そう、さすがだね。実は、この実験の話は、脳の研究者のあいだでは有名で、そうなんだ、今君が言ってくれた通り。常識に反して、「準備」が先なんだ。

本人が「動かそう」と意図したときには、脳はすでに動かす「準備」を始めているらしいんだよね。0・5〜1秒くらいも前に。より最近の研究によれば、7秒も前に準備が始まっている場合もあるという[28]。

実験で得られた順番を説明すると、手を動かすための「準備」がまず始まる。そして準備が整って、いよいよ動かせるぞとなったときに、私たちの心に「動かそう」という意識が生まれる。つまり「動かそう」と思ったときには、すでに脳は動くつもりでいて、とっくに準備を始めたということだ。これがひとつのポイント。

もうひとつのポイントは、この後にもある。手に「指令」が行って実際に動くのと、「動いた」と感じるのはどちらが先かという問題だ。

実は、これも常識とは逆で、「動いた」と先に感じる。それに引き続いて「動け」という指令が手に行くんだ。つまり、筋肉が動くよりも前に、「動いた」という感覚が生じる。

このことについてはあまり世間では述べられていなくて、きちんと説明しないといけないと思う。ただ、この話題は後に回そうね。ここでは「自由」の話に絞《しぼ》りたい。

3―37 自由意志は生き残れるか？

さて、この実験が世間に紹介されて、「僕らの自由意志って一体なんだ」という疑問が、改めて問われるようになった。だって、君らが「動かそう」と意図するかどうかは、脳研究者が君らの脳活動を見ていれば事前に予測できるということでしょ。

「君はあと0・5秒後に手を動かしたくなる」なんてね。これじゃあ、まるで『北斗《ほくと》の拳《けん》』だ。「お前はもう動いている……」と（笑）。脳を観察していると、本人よりも先に、本人の行動がわかってしまう。バレバレなんだ。

これを聞いても、君らはやっぱり自由意志はあるって思う？

――……。

あらら、シーンとなっちゃった……。まあ、たしかに精神的に衝撃をもたらすデータだよね。手首を動かすなんていうのは、僕らの日常の行動としては、とりわけシンプルな動きだよね。そうしたシンプルな運動ですら……ほらほら、今君は手首を愕然と眺めながら動かしてるね。今まさに行っているその行為が、事前に決まっているとしたら、不思議な感じがしないかい？

――うーん、どう考えても、準備に従っているだけとは信じられない。

たしかに「自分の意志」で動かしてるような気がするよね。にもかかわらず、君が動かそうとする少なくとも約0・5秒前には、もう脳が動かす準備を始めている。自分が「動かそう」と思ったときは「すでに時遅し」で、動かすことが決まっているわけだ。

——なんだか自分が自分でないような気がしてきました……。

3—38　自由の条件とは

そもそも「自由」であることの条件は何だと思う？　今は「準備」「動かそう」の話は忘れてもらっていいよ。自由であることの「条件」について、こういうときに自分は自由だと感じるというのを挙げてみて。

——人間である以上、完全にとまではいかないけれども、他者、条件、物、そういうものによって自分の行動や意志が制限されないことじゃないですか？

他から影響を受けない、か。なるほど、これは言葉を換えて言うと、「自分の意図が行動結果と一致する」ということでもあるよね。

意図したのに、それとは異なる結果が得られたら、他から何らかの影響を受けている可能性がある。それでは「自由」は感じられないよね。だから、意図と結果が一致することは最低条件として必要だ。これをひとつ目の「自由の条件」にしようか。

ほかに何かないかな？　自由の条件。

自由の条件で意外と見落とされがちなのは、「意図が行動よりも先にある」ことだ。意志が先に生じる。これも当たり前だけど、見落としてはいけないポイントだ。

だって、手首が動いてしまった後に、手首を動かしたくなっても、自由は感じないでしょう。

だから「意図が結果よりも時間的に先行する」こと、これがふたつ目の自由の条件だ。

もうひとつ条件があるんだよね……わかるかな。それは「自分の意図のほかに原因となるものが見当たらない」ということ。この3つだ。

自由を感じるためには、少なくともこの3つの条件を満たしている必要がある。このうちひとつでも欠けたら、もはや「自由さ」を感じない。まとめよう。

①自分の意図が行動結果と一致する
②意図が行動よりも先にある
③自分の意図のほかに原因となるものが見当たらない

さて、自由の条件が揃ったところで、もう一度、さっきの「手首を動かす」の実験に戻ってみよう。あの実験では、この3つの自由の条件のうち、どれかが欠けてる?

——2番目。

ん？「意図が行動よりも先にある」。どうだろう。

もう一度、よく実験結果を思い出してもらいたいんだけど、「準備」↓「動かそう」↓「動いた」↓「指令」という順番だったよね。どう？　よく見ると、別に矛盾していないね。「動いた」と感じるよりも先に「動かそう」と思っている。だから条件②は満たされている。

では、条件①「意図と結果の一致」はどう？

――一致している。

手首を動かそうと意図して、実際にその通りに動いているから、条件①は満たしているね。最後の条件③は？　「ほかに原因が思い当たらない」。

――これは、もう脳が勝手に準備しているから、満たされてないと思います。

なるほど。自分の意図の前にはもう脳が準備をしている、つまり脳が原因になっているから、一見この条件にはひっかかるように見える。でも、動かそうと思っている本人の視点から見れば、この条件も問題ないよね。だって僕らは「実際に意図より先に脳が準備している」ことを知らない。実際、どんなに頑張っても、脳が準備している様子に気づくことができないでしょ。だから、「自分の意図」以外に原因となるものが、その当人には見当たらないわけだ。

ということは、「手首」の実験データは、自由の条件を、少なくとも観念的には、すべて満たしている。つまり、先の実験は僕らの自由を否定してはいない。心外な実験結果ではあったけど、だからといって、「僕らは自由である」という感覚が否定されたことにはならないわけだ。

3—39 他者に制御されているのを知らなければ、それは「自由」である

たとえばこんなゲームがある。スクリーンの上に単語がたくさん並んでいる。机とか、ペンとか、鉛筆とか、クルマとか、キリンとか、そういう日常的な単語が並んでいる。

そして、画面の上方に写真を見せる。たとえば、クルマの写真。クルマの写真が出たら、コンピュータのマウスを動かして、カーソルを〈クルマ〉という単語の上に移動させるゲームだ。

これも「意志」の実験だ。クルマの写真を見たら〈クルマ〉という単語の上に、カーソルを自分の「意志」で持っていく。もちろん、あえて持っていかないという「自由」も残されているから、これは自由意志の実験でもあるんだ。

そんなゲームを君らにやってもらうんだけど、ところが、ここにちょっとトリックがある。みんなが使っているマウスは、実はコンピュータにつながっていない。だからカーソルの動きとは無関係なんだ。

つまり僕が今、クルマの写真を出したよね。そして、僕が君らに見えないところで、カーソルを〈クルマ〉という単語に動かしてあげる。ペンの写真を出したときには〈ペン〉に、キリンの写真の場合には〈キリン〉に動かしてあげる。そういう実験をやったんだ。

実験の後で参加した人たちに質問する。「自分でカーソルを動かしてるような気がしました

か」と。すると「はい。感じました」と答えた。実際には違うよね。僕が陰でこっそりと動かしているわけだから。

彼らは「自由」をちゃんと感じている。ただ、そのからくりを知ってしまうと、もう自由ではないよね。他人に操作されているわけだから。でも、知らなければ、先ほどの「自由の条件」をすべて満たしている。本人は自分の意志よりほかに原因があるなどとは思ってない。

この実験だけど、後でカラクリを説明したら、「自分で動かしてたのではないのですか!」とみんな驚いたそうだ。この場合、「自分自身が行っている」という自由な自己制御感覚は、「他者から制御されている」ことに気づかないことが条件となっている。

3―40　自由意志の「存在」よりも、自由意志の「知覚」こそがポイント

そしてもうひとつ、この実験からわかることがある。「自由は、行動よりも前に存在するのではなく、行動の結果もたらされるもの」ということだ。これは大切なポイントだ。

普通の感覚だと、自由意志は、「行動する内容を自由に決められる」という感じで、あくまでも「行動の前に感じるもの」だと思いがちだけど、本当は逆で、自分の取った行動を見て、その行動が思い通りだったら、遡《さかのぼ》って自由意志を感じるんだね。結果が伴わない限り自由はない。

つまり、自由の発生順が逆なんだ。自由というと君らは「未来」に向かって開かれているよう

な気がするでしょ？　でも実際には、自由は「過去」に向かって感じるものだ。

　ここで僕が論じたかったのは、「自由意志が存在するかどうか」という問いは、その質問自体が微妙なところがあって、今の議論のように、むしろ、自由を「感じる能力」が私たちの脳に備わっているかどうかという疑問にも変換しうる。つまり、自由意志は、存在するかどうかではなくて、知覚されるものではないか、とね。

　ちなみに、「知覚されたら存在する」と考えるのが、僕のスタイルなんだけど、昨年の全校講演で、ピンク色の斑点《はんてん》が円状に点滅していて、円の中心点をじっと見ていると、すべての斑点が消えてしまうという目の錯覚を覚えてるかな？（35ページ・図7参照）

——あれは驚きました。

　あの場合を思い出してほしいんだけど、モニターにピンク色が映っているかどうかなんて、脳にとってはどうでもよくて、自分にとって見えなくなってしまったら、それは「なかった」ことと同じだよね。

　もちろん、無意識のレベルでは感じている可能性はある。けれど、検証可能という意味での「存在」の基準は、あくまでも「知覚される」ことだ。

　これと同じ意味では、自由意志は現に、人間によって認知されるわけだから、だから自由は「存在する」と言ってしまってよいと思うんだ。単なる錯覚かもしれないけど、少なくとも意識の上では「自由」だ。そんな点を、まず確認しておきたかった。

ところが、その表層的自由が、本当の意味でも「自由」かどうかというと、まったく話は変わってくる。そこで次に、本質的なレベルで僕らは本当に自由かどうかを考えてみたい。

3―41 意図を生み出す中枢

さきほど、脳が「準備」を始めると言ったけれども、それは脳全体が始めるというより、ある特定の部分が準備を始める。まず、この事実について、きちんと確認しておこう。

手足の動きの指令を出す脳の領域に「運動野《うんどうや》」があるよね（図39）。これは体の動きを直接制御している。

その運動野のすぐ上流に「運動前野《ぜんや》」や「補足運動野《ほそくうんどうや》」という脳領域がある……あ、覚えなくていいよ、むずかしい専門用語だから。この脳領域は、前頭葉《ぜんとうよう》の後ろの方にあって、次にどういう行動や運動をするかをデザインしている。

運動前野も補足運動野も、大ざっぱに言えば体の動きを準備する場所だから、ここでは「運動準備野《じゅんびや》」って呼んじゃおうか。

運動準備野が活動すると、次に運動野が活動して、すると体が動く。大ざっぱに言うと、そんな流れだ。つまり、意志が生まれるよりも先に活動する脳部位とは「運動準備野」のことだ。

これは脳の刺激実験で検証できる。たとえば、運動野を刺激すると勝手に体が動いてしまうよ

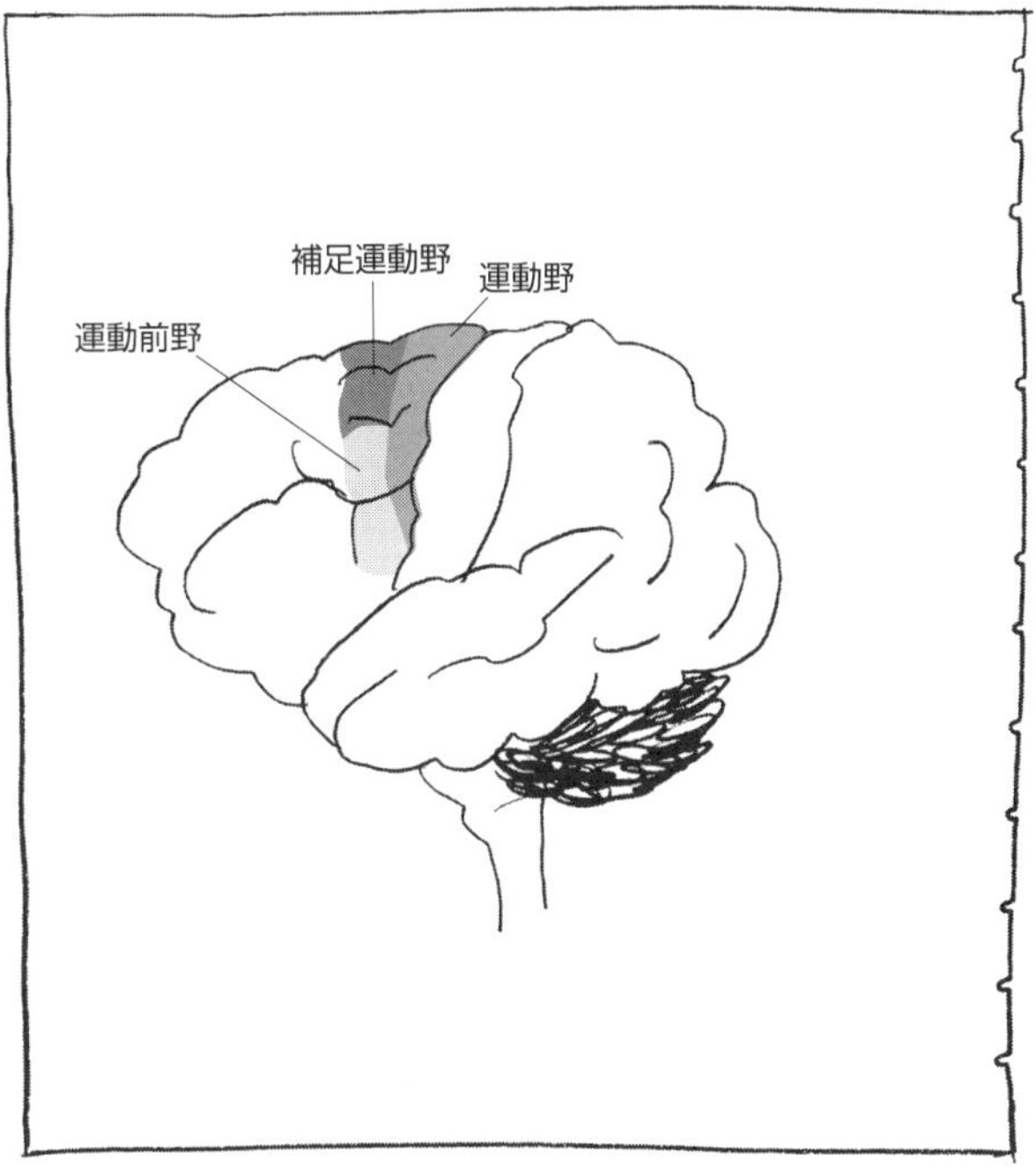

図39　運動に関係する大脳皮質

運動前野や補足運動野（本書では両者をあわせて「運動準備野」と呼ぶ）が身体の動きの計画を立て、運動野が身体に指令を出す。運動野を人工的に電気刺激すると、体が勝手に動く。運動準備野を刺激すると、「動かしたく」なる。

ね。右脳の運動野の腕を支配する領域を刺激すると、左腕が動く。本人の意図とは関係なく、自動的に動いてしまう。

では、運動準備野はどうだろう。この部位を刺激したらどうなるか。どんなことが起こる？

——動かしたくなる。

その通り。動かしたくなる。強く刺激すれば、身体が動いてしまうけれど、弱い刺激だったら身体は動かなくて、「動かしたく」なるか、あるいは、「すぐ動き出しそう」な感覚がする。

だから、運動準備野は、運動の意図を生み出す中枢だと言える。自由意志を感じさせるような……「動かしたくなる」って意志だよね、自由意志を実体験させるシステムが、運動準備野の脳回路だ。そこを刺激すると、本当は外部から制御されているのに、本人は自分の意志で「動かしたくなった」と感じる。いわば強制された自由だ。

3—42 エイリアン・アーム・シンドローム

さらに、奇妙な症例がある。この運動準備野に支障をきたした患者さんの例だ。さて何が起こるだろう。運動準備野は右脳と左脳に1ヵ所ずつあるよね。じゃあ、たとえば、右脳の運動準備野に異常活動が生じた場合は？

——無気力になっちゃう。

ほう、それは、自由意志がなくなるからかな。

――左が重く感じる。

ああ、自由に動けないから、ダラーンと垂れちゃうってことだね。答えは違うんだ、もっと信じられないことが起こる。「エイリアン・アーム・シンドローム」という症状、つまり「エイリアンの腕」症候群だ。

――手が勝手に動いちゃう……。

その通り。右脳に損傷があると、左半身が勝手に動作してしまう。「動かしたくなる」という感覚が生まれずに、いきなりダイレクトに行動が生じるんだ。

たとえば、目の前にホットコーヒーがあるとしよう。右手でコーヒーカップを持ってみたら熱かった。だから、テーブルの上にカップを置こうと試みる。にもかかわらず、左手はそのカップを持って飲もうとしてしまう。

あるいは、左手は布団のシーツを引き裂いてしまうから、右手で「ちょっと待て」と制止しなければならない。

もっと驚く例は、ある女性の患者のケースだけど、左手が自分の首を締めて殺そうとするから、右手でその動きを必死に抑止《よくし》したなんて話も残っている。びっくりするかもしれないけど、そういう患者が実際にいるんだ。

3—43　ひとつの脳に複数の人格が同時に存在する驚き

あまりにも不可解で、奇妙な症例だよね。でも、自由意志がどこから生まれるのかを考えるうえで、ちょっとしたヒントになる。これでは、まるで1人の人間の中に2人の人間が同居していて、それぞれが別々の自由意志を持っている状態でしょ。

似たような症状で、君らが思い当たるのは、きっと「多重人格」じゃないかな？　正式には「解離性同一性障害《かいりせいどういつせいしょうがい》」と言う。

でも、エイリアン・アーム・シンドロームは、ひとつの脳に複数の人格が同時に同居しているという点で、多重人格とはまったく異なる。多重人格は同時に別々の人格が現れることはない。でも、今回の例では同時に存在しているから、別々の意志が相互にケンカするという奇妙な状況になる。

この例からもわかるように、自由意志はたしかに「存在」はするけれども、でも、それは「幻覚」に似たところがある。つまり、僕らは自由意志を知覚してはいるけれど、それが脳内に実在するかと問われると、単に運動準備野の活動を反映した結果でしかなくて……と、そんな気がしてこない？　ん？　納得できないか（笑）。

——運動じゃなくて、思考の場合は？

いい質問だね。現にそういう実験も行われている。厳密には、思考というより、記憶だけれども、自由にものごとを思い出してもらうという、「自由想起」の実験。

ヒトの海馬《かいば》に細い電極を刺して、ニューロン（神経細胞）の活動を記録してみてわかったことなんだ。海馬は、「記憶」に関係している脳部位だよね。

たとえば、君が何かを思い出すとしようか。好きな映画のこととかね。すると、それを思い出して、意識にのぼるよりも前に、その映画に対応する海馬のニューロンがすでに活動を始めているんだ。[29]

ニューロンが活動すると、約1・5秒後に、そのニューロンに対応した内容を思い出すんだ。つまり、海馬の活動を見ていれば、君が何を想起するのか、その内容を、君よりも先に知ることができるってことだ。

——うーん、だんだん怖くなってきました……。

あはは（笑）、ごめんごめん。じゃあ、ここで一度、話題を変えよう。

3—44　頭から取り出されても、脳は活動し続ける

じゃあ、僕が今、大学の研究室でどういう研究をやっているのか、ちょっと見てもらおう。

これは海馬の映像だ（図40）。海馬をハムのようにスライスにして、その断面を見ている。こ

の映像で丸く見えている1個1個がニューロンだ。僕が今やっている研究では、それぞれのニューロンが、いつどこで、どんなふうに活動したかを、目で見えるように工夫しながら実験を行っている。

活動した瞬間にピカッと光るように、特殊な色素でニューロンを染めているので、ニューロンが活動すると目に見える。光ったところだけを抜き出してムービーで見せると、こんな具合になる。

——うわあ、きれい！（一同）。

こんな映像、見たことないでしょう。1秒間に2000枚という超高速ムービーで蛍光像を撮影していて、現在のところ、これができるのは世界でも僕らの研究室だけなんだ。

これはネズミの海馬の映像。海馬をネズミから取り出してきて撮影した。ネズミには気の毒だけれども、ネズミから脳を取り出して、さらに、その中から海馬を摘出《てきしゅつ》する。海馬はバナナみたいに細長い形をしているので、それを薄く輪切りにスライスして、その切断面をムービーに収めているんだ。

そんな実験だから、この海馬は、完全に身体や環境から切り離された回路だよね。孤立した神経回路がシャーレの底に沈められているだけ。にもかかわらず、こんなに元気に活動している。

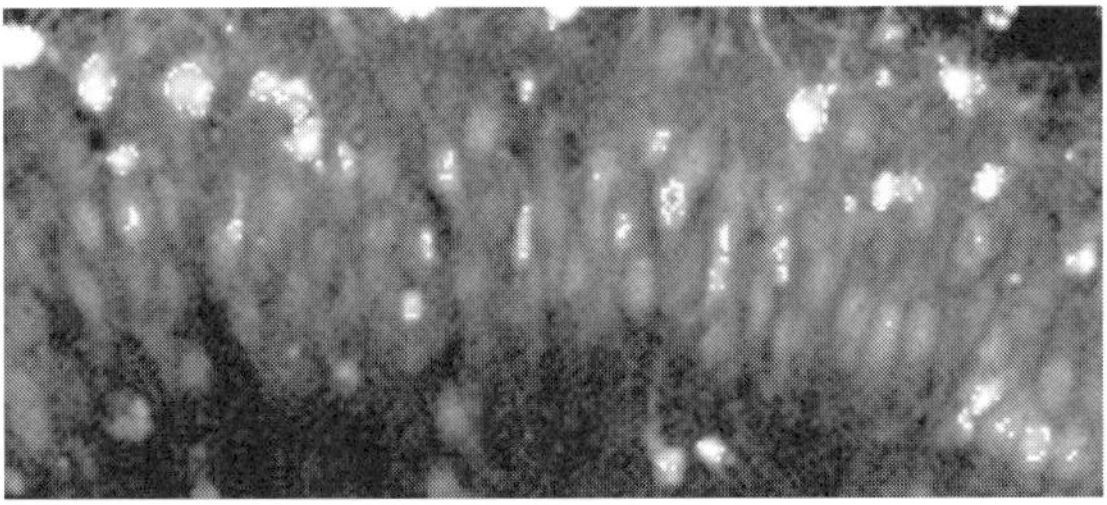

図40　動画：ネズミの海馬のニューロン
ネズミの海馬のニューロンを、活動した瞬間に光るように蛍光色素で染めると、各ニューロンの発火《はつか》の様子が手に取るようにわかる。上の写真は1秒間に2000枚という超高速ムービーの中の1枚。（特設サイトでムービーがご覧になれます。16ページ参照）

3—45 脳のゆらぎを目の当たりにする

これを眺めていると、僕は不思議な感覚がしてくる。つまり、脳という臓器は、外から情報が入ってこなくても、もともと脳の内側だけで、これほどまでに活発な活動を生み出しているのだと。こんなふうに自然に発生する活動は、「内発活動」とか「自発活動」なんて言われていて、脳回路には普遍的に見られる現象だ。

積極的に生み出される活動は、あるときは強く、あるときは弱く、また、あるときはニューロン同士で足並みを揃えたり、あるいはバラバラに活動する。これは脳の「ゆらぎ」だね。脳回路はゆらいでいるんだ。

「ゆらぎ」って普段はあまり使わない言葉かな？　迷って決断できないことを「心がゆらぐ」と表現するよね。安定した状態ではなく、ふらふらと変化してさまようような、安定性の低い状態を「ゆらいでいる状態」と言う。

——脳を取り出してしまったら、血液は流れてないんですか。

うん。流れていない、もう、心臓がないから。その代わり、この海馬は栄養液に浸《つ》かっている。栄養さえあれば、海馬は最長2年ぐらい生きるんだよ。ちなみに2年というのは、だいたいネズミの寿命に近いね。

――人間の脳だったら、寿命と同じくらい続くんですか。

――そんな実験はやる気もないし、やれもしないんじゃない？

そうだね。もちろん、倫理上の問題もあるけれど、それと同時に実験テクニックの問題もあって、おそらくネズミだから2年というわけでなくて、大体どんなニューロンでも培養《ばいよう》という人工的な状態で生きていられるのは、だいたいそんな期間が限界だと思うな。まあ、試したことがないから、なんとも言えないんだけどね。

ちなみにこの映像のニューロンは、脳から取り出され10日ぐらい経っている。脳の持ち主だったネズミはもうこの世にはいない。にもかかわらず、まだこうしてニューロンが活動しているのは、なんとも不思議な感じだよね。

――この映像を見ただけで、この脳が何をしたがっているのかってわかるんですか。

いやいや、それは無理だ。できたらスゴいなあとは思うけど、でもこの脳はもう身体を持っていないでしょ。だから、どのニューロンが何を担当していたのかがわからないの。

ただ、君の質問は「符号化」という大切なポイントを指摘していて、つまり、各ニューロンの活動が一体何を意味しているのかということ、そして、その意味を観察する人がそれをどうやって知りうるのかという問題に関わってくるんだ。

今、君らが見ている映像の中で、このニューロンは「今朝のメシはまずかったな」とか、あのニューロンは「明日は彼女とデートだから……」とか、そんな内容をコード（符号づけ）しているかどうか、つまり、どのニューロンがどんな情報を持っているかは、残念ながら、映像を見ただけではわからない。それどころか、意味ある表象活動じゃなくて、無意識の世界のゆらぎ活動かもしれないでしょ。

脳回路がゆらぐこの映像を見ていると、僕は、ポーランドのSF作家スタニスワフ・レムの書いた『ソラリス』というSF小説を思い出すんだよね。

小説では、有機体の海がソラリスという惑星を覆《おお》っていて、その液体がまるで意志を持つかのようにうごめいている……。主人公たちは、その液体を知的生命体だと仮定して、交信を試みる、というストーリーだ。

ニューロンの活動パターンは、なんとなく、自然に「形」が生成されては消滅していく、神秘的な「ゆらぎ」。うーん、そういう表現を使うとちょっとオカルトっぽいなあ。まあでも、僕はこの映像を見ていると、得体《えたい》の知れない粘性《ねんせい》アメーバのような、そう、ソラリスの海のような生命っぽい知性を感じるんだ（図41）。

3―46　ゴルフパットの成否は、脳を見れば予測できる？

さて、これまでの話題を前提として、ここから「自由」の話題の核心に入っていくよ。

まず、この論文から紹介したい。これは3ヵ月前に発表された論文で、すごく衝撃的な内容だ

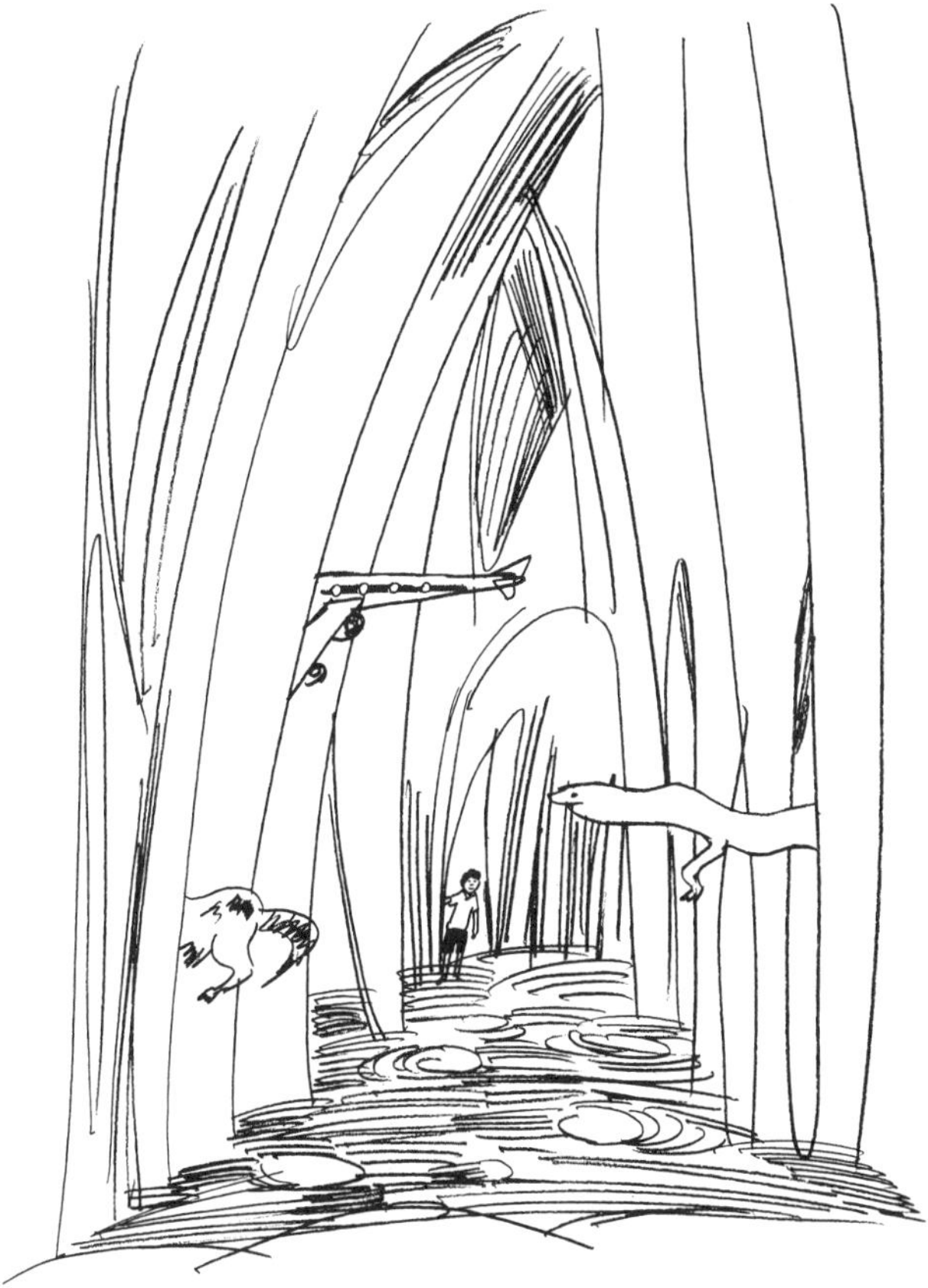

図41 脳のゆらぎ
自然に「形」が生成されては消滅していく、生命を感じさせるダイナミックな世界。

った。ゴルフプレイヤーで行った実験だ。

グリーンの上でパッティングするでしょ。パターでカップにボールを沈める。でも、いかにプロ級の達人といえども外《はず》すことがあるよね。つまり、成功するときと失敗するときがある。たとえ、同じ場所、同じ距離、同じクラブと、すべてを同じ条件にして打ったとしても、なぜかうまくいくときと、いかないときがあるんだ。それはなぜかという話。

あ、これはあくまでも上級者の話ね。初心者が外すのは……。

――単に「下手くそ」だから（笑）。

そうそう（笑）。今の話は素人のレベルについてではない。たとえば、世界最高レベルのプロでも100％成功するわけではないでしょ。では、なぜ彼らは失敗するのだろうか？　この論文によれば「プレイヤーの脳活動を観察していれば、パットが成功するか失敗するかを予測できる」という[30]。これはビックリだね。さて、なぜそんなことが可能なのだろう。

――全然、わかりません……。

あはは。ちょっと理解に苦しむ研究だよね。でも、たしかにパターの成績が事前に予測できてしまうんだ。少し難度が高い質問だったかもしれない。

では、もっと簡単な実験を例にとって解説しよう。半年ぐらい前に発表された科学論文だ。ここでは「ランプが点灯したら、できるだけ早くレバーを握ってください」という実験を行っている。これなら簡単だ。だって、ただレバーを握るだけだからね。

人間は、正確な機械ではないから、レバーを毎回一定の力で握ることはできないよね。さっきは強めに握ってしまったけれど、今回はちょっと軽めの力だったとか、そういうバラツキが自然にできる。わざと握力を変えているわけではない。本人はいつも同じように握っているつもりだけれど、強く握ってしまうときと弱く握ってしまうときがある。

では、その握力の強弱は、何によって決まるのか、というのがこの論文の問い。結論から言うと、それは「脳のゆらぎ」で決まる。[31]

——ゆらぎ、が準備している？

そうとも言える。つまり、ランプを点灯した瞬間、あるいはその直前の脳の状態をＭＲＩで測定すれば、次に強く握るか、弱く握るかがわかるっていうわけだ。

先ほど映像で見てもらったように、脳回路はゆらいでいる。あんなにも脳回路の活動状態がゆらいでいたら、どのタイミングで情報が入ってくるかによって、出力が変わってしまっても不思議ではない。そういうことが実際に起こるんだ。

いいかな、よく見てね。これは僕らの行った実験データだ（図42）。

先ほどの映像で撮影した海馬ニューロン群に、刺激を与えてみよう。海馬回路の入り口の線維に電気刺激を与える。すると海馬回路で素早い計算がなされて、演算結果が出力される。その出力パターンを示したのがこの図だ。

白と黒で示されている丸が、ひとつひとつのニューロンね。この中で、黒丸のニューロンが、刺激に応答して活動したニューロンだ。つまり入力に応じてピカッと光ったニューロン。一方、白丸は反応しなかったニューロン。つまり、黒丸の空間パターンが海馬回路の「計算結果」だと思ってもらってよい。

3―47 「入力＋ゆらぎ＝出力」という計算を行うのが脳

さて、ここからが重要。このデータは1回の刺激応答の結果だ。そこで、同じ入力刺激をこの回路に再び与えたら、今度はどんな反応が返ってくるだろうか。

答えはこうなる。別のニューロンの組み合わせが活動するんだ。回路に入ってくる情報はまったく同じだけれど、計算の結果が異なる。よく比べてみて。パターンが違うでしょ。

刺激をもっと繰り返そうか。3回目の応答はこれ。4回目はこれ、5回目はこれ……。こんな具合で、同じ刺激、同じ神経回路なのに、まったく違う計算結果が返ってきてしまう[32]。

これこそが脳回路の本質なんだ。コンピュータではそんなことないよね。コンピュータはいつでも同じように正確に計算してくれる。でないと使い物にならない。気まぐれで計算結果が変わってしまうようなコンピュータなんか要《い》らないよね（笑）。

でも、脳はいつでも同じように反応するとは限らない。その非定常さ、一定じゃないことの原因は……。

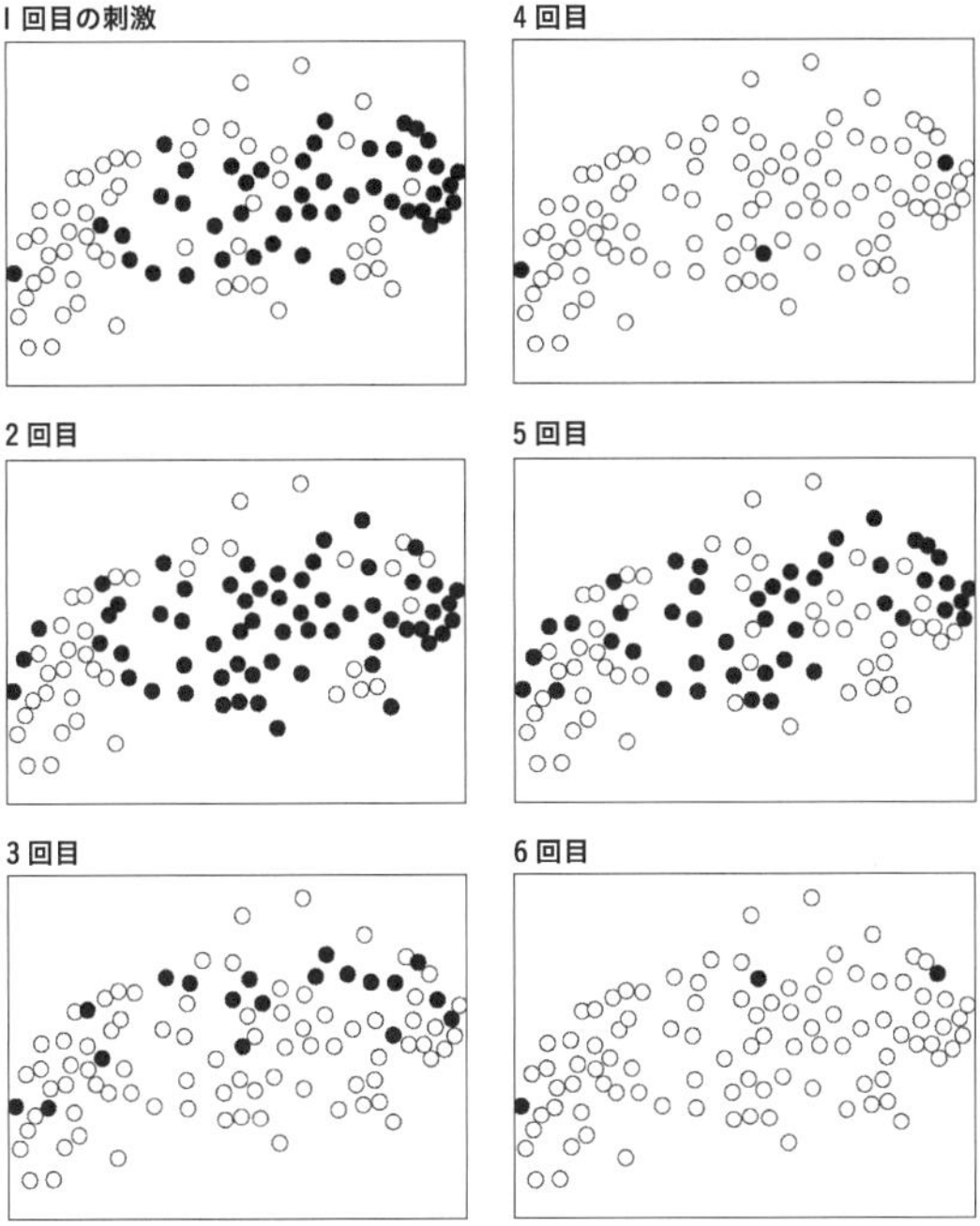

図42　ゆらぎのパターン
ネズミの海馬（291ページ・図40）を電気刺激すると、ニューロンたちが応答する。黒丸が応答したニューロン、白丸は無応答だったニューロン。刺激も脳回路も同じなのに、反応するニューロンの組み合わせは、刺激のたびに異なる。その原因は、ゆらぎ（データ提供：木村梨絵）。

——ゆらぎ。

そう。回路の内部には自発活動があって、回路状態がふらふらとゆらいでいる。そして「入力」刺激を受けた回路は、その瞬間の「ゆらぎ」を取り込みつつ、「出力」している。つまり、

入力＋ゆらぎ＝出力

という計算を行うのが脳なんだ。[33]

となると「いつ入力が来るか」が、ものすごく大切だとも言える。なぜなら、その瞬間のゆらぎによって応答が決まってしまうから。結局、脳回路の計算はタイミングの問題になってくる。

逆に、今の時点の「ゆらぎ」がわかれば、出力を予測できるとも言える。

3-48 行動の直前の脳の状態が、成否を握っている

ここで先ほどの実験に戻ろう。レバーを握ろうと思ったときに、強く握るか弱く握るかがどのように決まるかという話。今はもっとすっきりと理解できるでしょ。

これは本人の意図の問題ではない。「いつ押すか」というタイミングで決まる。つまり、「握れ」というランプが点灯するタイミングだ。だから、そのときの脳の活動状態がわかれば、握力

の強さが予想できる。

――そのとき、って言っても、予測するってことはランプが光る前の脳の状態ってことですよね?

うん、そうだね。2秒から3秒前の脳の様子を見れば予測できる。

同じようにゴルフパットの実験についても、もう理解できるよね。プレイヤー本人はいつも通りに打ってるつもりかもしれないけど、外してしまうことがある。その成否は何で決まるか。そう、これもパッティングを開始する瞬間、あるいはその直前の脳の「状態」で決まる。

この論文を書いた研究者は、脳の前の方、つまり、前頭葉のゆらぎを見ていれば予測できると言っている。さらにすごいのはね、ホールに「入る」か「入らない」かだけではなくて、外したときには、どのくらい外すか、つまり、ホールまでの距離さえ予測できるというんだ。

よく考えると怖い話だね。プレイヤーはいつも通り真剣にプレイしているのに、脳研究者は「あらら、気の毒に。17センチショートするね」などと、スイングを始める直前には、もう言い当ててしまうんだから(笑)。

3―49　脳の内面がモノの「見え」を規定する

以上の話はすべて身体の動き、つまり筋肉運動の話だ。では、もっと内面のレベル、たとえば知覚や認知はどうだろうか。実は、これについても研究が進んでいて、おもしろい例としては、こういう実験がある。

「ルビンの壺《つぼ》」というトリックアートは知っているかな（図43）。顔と壺の像が入れ替わる絵。黒い模様に注目するとふたつの顔が向かい合っているように見えるけれど、白い図形に注意を向けると壺に見える。このように、2通りの解釈が可能なイラストだ。

こうしたトリック図のおもしろい点は、ずっと顔に見え続けることも、ずっと壺に見え続けることもないというところだ。時間が経つと自然に入れ替わる。これもおそらく脳がゆらいでいるからだろうね。

ただし、ここで紹介したい実験は、そういう絵の入れ替わりではなくて、1回だけ見せるという実験だ。つまり、一目眺めたときに、まずどちらの絵が心に浮かんだかを問う。ちなみに、先ほどこの図形を君らに見せたとき、はじめにどちらが見えた？　はい、顔だった人……。壺だった人……。うん、だいたい半々だね。

実はね、これも君らの脳をＭＲＩで測定しておけば、どちらの絵に見えるかを予想できるんだ。[34]「お、今見せたら、顔に見えるはずだぞ」とね。これも2〜3秒くらい前には十分に言い当てられる。

僕らの知覚は、見えている情報だけで決定されるのではなくて、内部のゆらぎの状態も強く反映されている。そういう話だ。わかるよね。

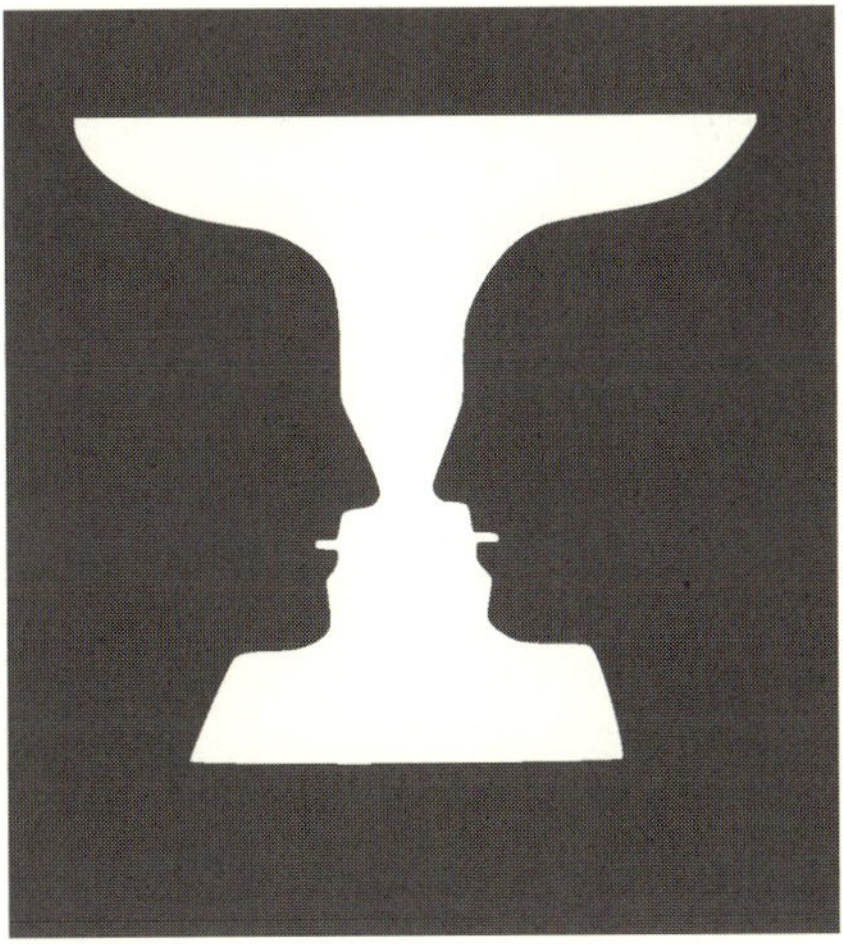

図43 ルビンの壺
顔に見えるか、壺に見えるか、それを決めているのも、ゆらぎ。

——見たいように見れるんじゃないんですね。

「モノを見る」と一口にいうけれど、別に、網膜に届く「光」の物理的性質によって、モノの見え方が決まるわけではない。その光をどう解釈するかは、僕らの脳の問題だ。楽しいときと落ち込んだときでは、同じ風景を眺めても、「見え方」が違うように、脳の内面がモノの「見え」を規定するということだ。

3—50 「君は30秒後にミスをする」

この話はさらに展開する。「運動」や「知覚」だけではなくて、「記憶」にもゆらぎが関係しているようなんだ。つまり、覚えられるかどうかも、覚えようとしているときの脳のゆらぎを見ておけば、後で思い出せるかどうかが予測できる。[35] 覚えるべき内容の難易度ではなくて、脳のゆらぎが、記憶できるかどうかを決めてしまうというわけだ。

——ゆらぎがいいときに勉強したい……。

あはは（笑）。さらに「注意力」もゆらぎだということがわかってきた。たとえば、こんな実験だ。

ネズミの部屋にランプがついている。ランプが点灯するとエサが出る。そういう仕掛け部屋で育ったネズミは、ランプが点灯すると、そちらに視線をやって、ランプが点灯したのを確認するようになる。でも、ときにはランプがついたことに気づかないこともある。注意がそちらに向かないってことだ。

注意力はかなり高度な能力だ。特定の対象に意識を向けて、さらに、それを持続させて、気づくことができたかという問題だからね。これもランプがつく前に、脳のゆらぎで決まっている。

ただ、この実験のおもしろさは、ＭＲＩで脳の反応を見るという大ざっぱな方法ではなくて、前頭葉のアセチルコリンという神経伝達物質に絞って、その反応を観察したことにある。[36] ネズミだからこそ、そういう詳細な実験が可能になるのだけれど、そうして細部をきちんと調べてみると、ランプ点灯に気づくかどうかが、なんと20秒も前から予測できることがわかった。

この研究を受けて、ヒトでも注意力の実験が行われている。単調作業を繰り返していると、僕らヒトは、ときどきミスすることがある。気をつけていても、うっかりミスしてしまう。

そうしたミスが「いつ起こるか」を脳の活動から事前に予測できるのではないか、というのが研究の目的だ。もし予測できれば、医療事故や交通事故などの人為ミスを未然に防ぐことができるかもしれない。

実際に調べてみると、やはり有意《ゆうい》に予測できることがわかった。[37] 作業ミスが出てしまうよりもだいたい6秒前、早い場合には30秒前にはわかるというから驚きだ。というか、単調作業をしているときに、突然に警告装置が鳴って、「君は30秒後にミスをする」なんて喚起されたら、どんな気分なんだろうね。

――認めたくない（笑）。

あはは。もはや、怖さを越えて、あきれてきた？　「俺たちの心って一体どうなっているんだあ……」と叫びたい気持ちになってくる。

ちなみに、こうした研究は最近とくに盛んで、ここ半年ぐらいの間にも、ワクワクするような論文がたくさん発表されている。これからどんなふうに研究が展開していくのか目が離せない。まさにホットな研究分野だ。

3―51　脳の「ゆらぎ」が僕らを決定している？

ここまでいろいろな例を挙げながら説明してきた。僕らの行動だけではなく、高度な心の機能も脳の「ゆらぎ」によって決まっているのかもしれない。そんな、思わず心が折れてしまうような事実だ。さて、みんな、それでも、自由意志はあると思う？

――なんだか、ないような気がしてきた……。

――脳の動きというのは、経験によって変化しないんですか。ゴルフをいっぱいやっている人はそれに適した脳のゆらぎにすることができるとか。

なるほど。とても大切な視点だ。要するに、仮に「ゆらぎ」で決まっているとして、そもそもその「ゆらぎ」は単なるランダムかどうか知りたいわけでしょ。とてもいいポイントに気づいてくれた。ありがとう。

しかも、君の質問は、もう一歩先を行っていて、ランダムかどうかじゃなくて、自分の意図でその「ゆらぎ」をコントロールできるかというニュアンスを含んでいる。ただ、この話はもう少し後でしたい。もしかしたら明日になってしまうかもしれないけど、でも大切なことだから、後でこの話題には必ず立ち戻ってきたい。その問いに答えるためにも、今は、自由意志の問題をもう少し追いかけておかなくてはならない。

さきほどの自由意志の実験を復習してみよう。まず脳が、動かす「準備」を始める。準備が整って、いよいよ動かせるぞと思ったときに、「動かそう」という意志が生まれる。だから「動かそう」と思ったときは、すでに脳は動くつもりで準備をしているのだったね。

こういう話をすると、文句をつける人もいて、「ということは、私が殺人事件を起こしても、罪には問えないですよね」などと言う。自由意志がないということは、体が勝手に本人の意志とは無関係に作動したわけだから、それは私ではない、と。この意見、どう思う?

——うーん、否定したいけど……。

でも、たしかに、意志の生まれる時間的経過を知ってしまった今、この主張は否定するのは難しい気がするね?

となると、殺人犯を有罪にすることはできないのだろうか。

——準備ができたから行動したくなるんだけど、一般生活では何かしたいと思っても、それをしないということはできますよね。つまり、〈しない〉ことを決める意志は、人間にはまだあるんじゃないんですか。たしかに今僕は、こうやって手首を曲げたいと思って曲げているけど、曲げなくても支障はないわけだし……。

ほう、なるほど。この意見についてみんなどう思う？　納得する？　……何人かはうなずいているね。

3—52　僕らにある「自由」は、自由意志ではなく自由否定だ

今すごくいいことを言ってくれた。僕はあえて大事なことを言わずにここまで来た。行動したいという「欲求」よりも0・5秒ぐらい前には、行動の「準備」は始まっている。しかし、その一方で、「準備」から「行動」までは、その0・5秒よりももっと時間がかかる。1・0秒とか1・5秒とか。

ということは、どういうことか。もう一度言うよ。「行動したくなる」よりも、「行動する」ことの方が必ず遅い。時間的には、まず欲求が生まれてから、行動をする。この時間差は長ければ1秒近くになる。

この期間が重要なんだ。おそらく「執行猶予《しっこうゆうよ》」の時間に相当するのだろうと言われている。うーん、執行猶予というと語感が悪いな（笑）。今、まさに君が言ってくれたように、その行動を

しないことにすることが可能な時間という意味ね。その時間内に、行動を起こすのをやめることができる。

手首を動かしたくなったとき、たしかに、その意図が生まれた経緯には自由はなかった。動かしたくなるのは自動的だ。でも、「あえて、今回は動かさない」という拒否権は、まだ僕らには残っている。

この構図が決して「自由意志」ではないことに気づいてほしい。自由意志と言ってはいけない。「準備」から「欲求」が生まれる過程は、オートマティックなプロセスなので、自由はない。勝手に動かしたくなってしまう。

そうではなくて、僕らに残された自由は、その意志をかき消すことだから、「自由意志」ではなく、「自由否定」と呼ぶ。英語でいえば、自由意志は"free will"で、自由否定は"free won't"と言う。

――しないことをする……。

そうだね。僕らにある「自由」は、自由意志ではなく自由否定。「人は一生に1回ぐらいは殺意を覚えるもんさ」なんて、ホントかウソか知らないけど、そんなことを言う人がいる。でも、殺意を覚えるだけだったら犯罪じゃないよね。頭の中で思うだけだったら、罪には問われない。そもそも、そこには自由はなくて、勝手に脳がそう思ってしまっているだけのこと。

ただし、そのときに「殺人はダメだ」と自由否定の権利を行使しなかったら、つまり、本当に殺してしまったら、それは犯罪だ。だから、殺人は有罪になる。これが答え。

　ということで、僕らの「心」の構造が見えてきたね。自由否定が鍵を握っているんだと。

　子どもは自由否定がヘタだよね。だって、友達のこと強く殴っちゃったりするでしょ。でも、大人になると、行動の衝動を「否定」できるようになる。いやいや、ここで殴ってはいけないぞ……ととどめるわけだ。

　あるいは子どもは口も悪い。つい、「おじちゃんハゲてるね」とか、「おばちゃんデブだね」とか言っちゃう（笑）。大人になると、そうした発言をぐっと抑える。自由否定がうまくなる。大人でも、ハゲてる人を見たら、「あ、ハゲてる」とは思うよね。いや、思ってしまうよね。そこに自由はない。でも、口に出すのはやめておく。それが大人の態度。つまり、人間的に成長するということは、自由否定が上達するということと絡《から》んでくる。

　日常生活でも自由否定の考えは大切だよ。たとえば、明日までにいい企画を考えないといけないという状況では、よく「アイデアを絞る」という表現をするね。でも、アイデアはそもそも「絞る」ものかな？　アイデアなんて頑張って捻《ひね》り出すようなものではないでしょ。それは自由意志の存在を盲信した姿勢だ。

　そうではなくて、僕らにできるのは、自動的に脳から発生してきたアイデアを自由否定するかどうか、つまり、採用するか不採用にするかだけだ。そこにしか僕らの選択の余地はない。

　このアイデアはダメだ、あのアイデアもダメだ、と否定する。そして、最後に、これならいいね……と自由否定をしない、い。僕らの脳は、そういうスタイルだけが許されている。アイデアそのものは脳のゆらぎから自動的に生まれる。

そう、僕らはゆらぎに任せることしかできないんだ。

3—53 〈手を上げる〉から〈手が上がる〉を引き算すると何が残るか、ふたたび

さて、先の質問に立ち戻ろう。〈手を上げる〉から〈手が上がる〉を引き算すると何が残るか？ もう答えが見えたでしょ。

当初の君らの解答は「自由意志が残る」という結論だったね。でも、今こうやってじっくりと脳のしくみに考えを巡らせた後だと、見え方が変わったのではないかな。

さて、この引き算の後に何が残る？

——手を上げることをやめなかった意志。

そうだね。「自由否定」をしなかったという事実が残る。

去年、自由否定しているときの脳の活動がＭＲＩで調べられた。[38] まさに、その「引き算」の脳の活動が記録されたんだ。

ちなみに、この論文、タイトルがおもしろい。"To do or not to do" という言葉が冒頭にあるね。

――『ハムレット』の……。

よく知ってるね。"To be, or not to be……"ならばハムレットの独白《どくはく》の場に出てくる台詞《せりふ》だ。「生きるべきか死すべきか」などと訳されたりする。

これをもじって洒落《しゃれ》たタイトルをつけた論文。この研究で示されたのが「引き算」の結果だ。自由否定した瞬間、つまり「しようと思ったのにしなかった」ときの脳の活動を記録して、「してしまった」ときの活動を引き算した。さて、何が残ったか。

前頭葉の一番前の部分と、側頭葉《そくとうよう》の一番端っこの部分。これが引き算して残った脳活動だった。言ってみれば、自由否定に連関する脳の活動だよね。つまり、僕らの「自由」な脳活動だ。これこそが、自由な心が宿る場所なんだ。

3―54 自由否定の生まれる場所

さて、もう一歩先に進もう。では、自由否定はどこから生まれるのだろう？ 先ほど、君はこれを疑問に思っていたようだね。だって、僕が自由否定の説明しているときに、首を傾《かし》げていたよね……。そうなんだ、自由否定そのものは一体どこから生まれるんだろう。

脳の画像を撮影したところで、それはあくまで、自由否定をしている最中の脳活動の様子を観察しているだけだよね。では、その活動自体はそもそも、どこから生まれてきたんだろう。その起源はどこだ？

——自由否定を生み出す自由意志……（笑）。

そうそう。結局、そういうふうになっていくんだね。意志はゆらぎから生まれるとしても、案外と自由否定さえも、もしかしたら、ゆらぎじゃないか、という話になってくる。そうやって結局は、終着駅のない疑問で、延々と堂々巡りすることになる。はて、僕らの「自由」は一体どこに行ってしまうんだろう。

——結局は決定論になってしまうんですか。

これを解決するひとつの方法は、ゆらぎが環境や身体によって規定されるという考え方だ。たとえば、昨日の例だと、サブリミナル映像で「がんばれ！」と表示すると、それだけで握力が高まるというのがあったよね（151ページ・図25参照）。なぜか力が入ってしまう。

その一方で、先ほど論文を紹介したように、そもそもレバーを握る力は「ゆらぎ」で決まるのだったよね。強く力が入るときと、弱いときがあって、脳のゆらぎ状態を観察していれば、握力は事前に予測できるんだと。

ところが、「がんばれ！」と出ると強く握る。これは重要なことを意味している。

つまり、「がんばれ！」という文字を見ることによって、脳のゆらぎが「強く握る」モードに固定されるってわけだ。だから、「がんばれ！」と表示されれば、いつも強く握ることになる。

つまり、環境や外部からの刺激が、脳のゆらぎのパターンをロックしてくれて、だからこそ、僕らの行動は完全なランダムではなくて、場面や状況が似ていれば、毎回だいたい同じ行動を取ることができる。つまり、僕らの意志は環境によって決定されている。

これは広い意味で「反射」だ。環境や刺激に単純に反応しているだけ。本人は自分で決めたつもりになっているけど、実は環境がゆらぎを決めてしまって、それに従ってしているだけ。「○くら」と見たら「さくら」と答えてしまうのも、そのときは自分の「意志」で思い出したつもりになっているかもしれないけど、実は、外部の状況から、単にそう答えさせられているだけ。

——でも、それってつまりは、自分で選べないってことじゃ……。

まったくそうなんだけど、だからといって、悲観すべきではない。だって、すべての選択を自分で決めるとしたら、これは大変なことだ。僕らはあまりにも「やれる」ことが多すぎる。そのすべてを細部のレベルまで真剣に検討していたら、時間がいくらあっても足りない。

だから、そのときの状況に応じて自動的に決まってしまっていいんだ。その方が楽だし、効率がよい。現状に差し障《さ さわ》りがなければなんの問題もないでしょ。しかも、本人は「自分で決めた」とエラそうに勘違いしている。本人が満足ならば、まあ、それでいいのではないのかな（笑）。

ただ、僕らには学習という能力がある。たしかに、反射によってゆらぎの大枠が決定されるかもしれないけど、学習や記憶によって、同じ刺激でも、ゆらぎのパターンは変わりうる。そういう自由度があることもまた確かだ。先ほどの君の質問はこのことを訊きたかったんだよね。

3―55　実際に「動く」よりも前に「動いた」と感じる

さて、講義の残った時間で、脳を直接刺激することでわかってきた奇妙な現象の話をしよう。このために、先ほどの話を思い出してほしい。手首を動かすとき、まず脳で「準備」が始まって、それから「意志」が生まれて……その後のプロセスは覚えてる？

――「行動」が起きて、それを「知覚」する。

――いや、「行動した」と感じてから、「行動する」でした。

そう。動いたと「知覚」してから、「運動する」だったね。ここなんだ。この時間の逆転を取り上げない研究者、というか、気にしない研究者は意外と多い。なぜ僕らは「動く」よりも前に「動いた」気がしてしまっているのか。不思議な現象だ。

①「脳の準備」→②「意志」→③「動いた＝知覚」→④「脳の指令＝運動」

まず、こうした事実から言えることは、「知覚」と「運動」は、独立した脳機能であるってことだ[39]。それは簡単な実験で確かめることができる。

運動準備野という脳の場所があったね。手を動かすときに、この脳部位をＴＭＳ（狙った脳回路を短時間だけ不活性化させる磁気刺激装置《じきしげき》）でマヒさせさせると、一瞬、準備ができないから、手が動くのがちょっと遅れる。0・2秒ぐらい遅くなる。

このとき僕らの知覚はどう変化するだろうか？　おもしろいことに、動くのは遅くなっても、知覚はほとんど遅くならない。[40]

——動かしてるつもりだけど、まだ動いてない……。

その通り！　本当は遅れて動いているのだけど、自分ではいつも通りに、もうとっくに動かしたつもりになっている。そんな事実からも、知覚と体の動きがある程度は独立した機能だというのがわかるよね。

3—56 僕らは常に未来を知覚してしまう

僕らにとって時間の感覚は一体どうなっているのだろう。同じように、大脳皮質の感覚野を刺激してもおもしろい結果が得られる。

たとえば体性感覚野を刺激すると、そこに対応した体表が「さわられた」という感じがする。手に対する体性感覚野だったら手が、頬《ほお》だったら頬が、触れられたような気がする。

でも、この実験をやってみて、すぐにわかる不思議な現象は、刺激すればそれでよいというのではなくて、強い刺激を0・5秒ぐらい継続しないと「感じない」ということなんだ。しかも、刺激のスタートから「さわられた」と感じるまで、なぜか0・5秒もかかる。これは不思議なことだ。

なぜかといえば、実際に手を触れられたときは0・1秒後にはもう「手に触れられた」と感じるからだ。不思議だよね。だって、さわられたという触覚の機械信号が、手の皮膚で電気信号に変換されて、さらに、その神経情報が長い腕を伝わって、脊髄《せきずい》に入り込んで脳まで行くまでに、ずいぶんと時間がかかるはずでしょ。

にもかかわらず、手に触れられたときには、ほとんどその瞬間に「感じる」ことができる。一方、脳を直接刺激したときには、刺激してからしばらく経たないと「さわられた」とは感じない。なぜこんなことが起きるんだろう？

神経伝達のプロセスは時間がかかるから、今、感覚器で受容したことをそのまま感じるとすると、情報伝達の分だけ常に遅れて感知されるだろう。こうなると、常に僕らは「過去」を生きていることになる。

今君らが感じたもの、目に見えたものも、脳の中だけで「自分は〝今〟ここにいて、こんな風景を見て、こんなことを考えている」と感じている限りは、その〝今〟は過去の世界を感知していることになる。

現実の時間と心の時間に差があったままでは、きっと、いろいろな不都合が起こるだろう。ということで、脳は感覚的な時間を少し前にズラして、補正しているんだ。それも、無理して補正しているから、こんな簡単な実験で矛盾が見えてきてしまう。

しかも、おもしろいことに、補正しすぎてしまっている傾向がある。「動く」前に「動いた」と感じるということは、補正が過剰で「未来」を知覚してしまう証拠だね。脳には、まあ、そんな不思議なことが時折起こる。

3—57 僕らは未来から情報を借りている

おもしろいものを見せようか。これを使って、未来を実体験してもらおう。[41]

この画面には緑色の円が描かれているね（図44）。少しずつフレームを進めると、だんだんと色が変化して、黄色を経て赤色に変わっていく。こういうふうに徐々に色が変わるムービーを昨晩つくってみた。

つまり、ムービー全体としては、円の色が「緑」から「黄緑」「黄」「オレンジ」を経て「赤」に変わる、というしくみになっている。

さて、この途中の「黄色」のフレームのとき、この円の左隣に、もうひとつ黄色の円を置いてみよう。コピペしてつくるからちょっと待っててね……はい、できた。これで黄色が左右ふたつ並んだね。

さて、この映像を冒頭から再生するとどうなる？　最初は画面の右側に、緑色の円が見えてい

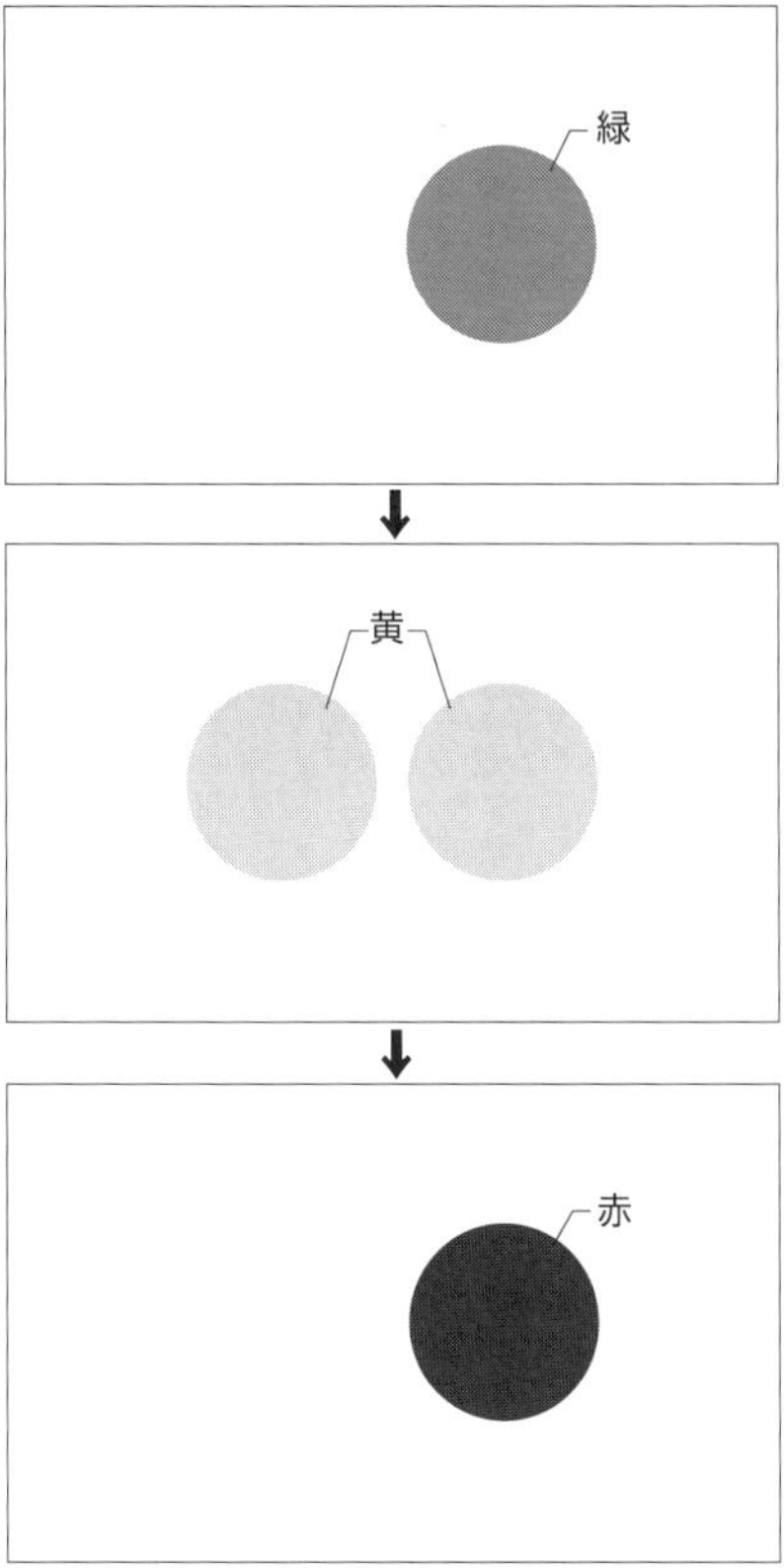

図44 動画：未来を見る実験１ —— 色の先取り

緑→黄→赤と変化する円。その円が黄色になった瞬間、左隣にも黄色の別の円を一瞬見せる。これをムービーにして眺めると、左側の黄色が現れた瞬間、右側にはオレンジ色の円が見える。脳は、赤になることを先読みして、オレンジ色という未来を見せてくれる。（特設サイトでご覧になれます。16ページ参照）

Reproduced by permission from Sheth BR, et al., Changing objects lead briefly flashed ones. *Nat Neurosci* 3:489-495, 2000.

て、これが徐々に黄色に変わっていく。

そして黄色のフレームになった瞬間、左側にも黄色い円が現れる。同じ黄色の円が左右ふたつ並んでいる。ただ、左の黄色は直後のフレームで消える。そして、残った右側の円は、そのまま少しずつ赤色に変化していく。

この一連の映像を高速で再生すると、君らの脳に何が起こるだろうか。よく見ていてほしい。左側に黄色が出てきた瞬間に、右側が何色になっているかに注意して。どう？　黄色が同時にふたつ出てくる？　ほら。

――あれ、オレンジ色に見える！

そうなんだ。左に黄色の円が現れたときに、右側の円はオレンジ色に見えるよね。本当は、黄色の円が同時に表示されているはずなのに、左右の色が違って見える。

オレンジ色に見えるということは、つまり、君らの脳の中では、右側の円の方が時間が早く流れているということだ。左側に「黄色」が知覚されたときには、右側はもう先を見てしまっている。脳の中で何が起こったかわかるかな。

――どうしてだろう。未来が見えている。

そうだね。左側の円については、黄色が現れてから、脳で処理を始めるしかないんだけど、右側では色が徐々に変わっていくから、その変化の情報を元にすれば、僕らの脳は「予測」できるでしょう。

そんなふうに予測しながら眺めているから、左に黄色が出たと知覚されたときには、右側は先読みして、未来を「見て」いることになる。未来から情報を借りていると言ってもよいだろう。

3—58 現在の情報を使って、過去に欠落していた情報を埋め込む

さらにおもしろい実験がある。今この教室で試すことはできないんだけど、ＴＭＳを使って視覚野の一部をマヒさせるという実験だ[42]。たとえば、こういうマス目模様を見ながら、ＴＭＳでマヒさせると、その瞬間だけ、対応した視野の一部が欠けてしまう。

そこで、行った実験はこうだ。まず画面を赤色にしておいて、次に一瞬だけシマ模様に変えて、また赤を見せる。シマ模様に変わった瞬間にＴＭＳで刺激すると、シマ模様の画面の一部が見えなくなるよね。

でも、ここで生じるのはそれだけではない。見えない部分に埋め込みが起こるんだ。欠けた視野が埋め込まれる。どんなふうに埋め込まれると思う？

――シマ模様で埋められるのでは？

そう思うでしょ。僕もそう思ったの。でも、結果は違って、赤色で埋められたんだ。驚きだよね。だって、ＴＭＳ刺激した瞬間に表示されていたのは、シマ模様の画面であって、赤ではない。赤色はその直前と直後にしか出ていないんだよ。にもかかわらず埋められるのは赤色だ。

これで驚いていてはいけない、この実験ではさらに信じられないことが続く。赤色を見せておいて、シマ模様に変えた瞬間にTMS。そして、今度は赤に戻すのではなく、緑色に変える（図45）。さて、マヒによって欠落した視野は何色で埋まるかというと……なんと緑で埋まるんだ。

なんとも不思議な結果だった。視野の一部が消えたときには、次に「緑色の画面」になることを脳は知らないよね。にもかかわらず、未来の情報（緑色）によって、現在が埋められてしまう。そんなことってありうるのか……？

――緑を知覚した時点で想像するということですか？

きっと、そういうことだね。現時点の視点でいえば、この現在の情報を使って過去に欠落していた情報を埋め込む、ということだね。逆に過去の視点に立つと、未来の情報を借りていることになる。

先ほどの円の色が徐々に変化していく実験でもそうだった。黄色の円が現れた瞬間に未来の情報を借りてきているからオレンジ色に見えた時間の錯覚の例ね。あれも左の円の出現の知覚が遅れてしまっていて、時間の前後関係が崩れたわけだ。こういう実験データを見ていると、僕らにとって「時間」とは一体何なのだろう、と不思議に思えてくる。

3―59 フレキシブルな脳内時計

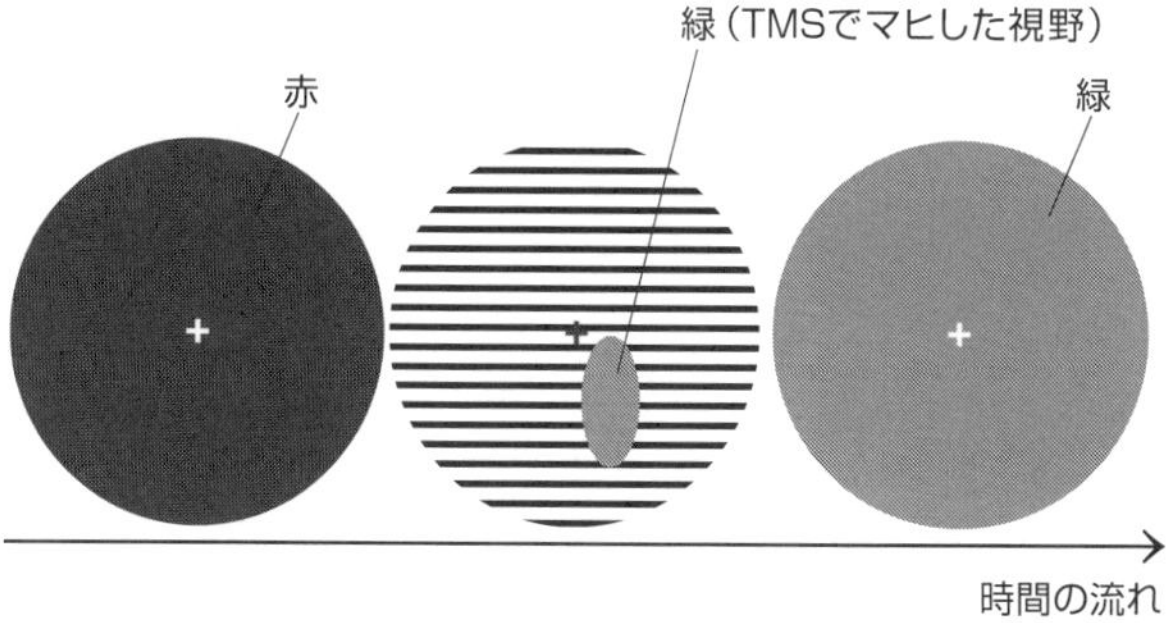

図45 **視覚野をマヒさせる**

赤から一瞬だけシマ模様になって、緑に変わる円。シマ模様の瞬間に視覚野の一部をマヒさせると視野が欠ける。欠落部分は、未来の緑色によって埋め込まれる。

Reproduced by permission from Kamitani Y, et al., Manifestation of scotomas created by transcranial magnetic stimulation of human visual cortex. *Nat Neurosci* 2:767-771, 1999.

時間の錯覚は、こんなに複雑な実験でなくても、わりと気軽に試すことができる。目を閉じて両腕を交差して、だれかに右手と左手に時間差をつけてポンと叩いてもらう。で、どっちが先だった？　と訊くと、差が大きければ間違えることはないけど、この時間差を短く、具体的には10分の1秒以下まで縮めると、わからなくなる。時間の間隔によっては左右のタイミングが逆転してしまう。

こうした実験が証明しているように、時間の感覚なんて案外と簡単に崩れてしまうものなんだ。

僕らは時間を物理的な絶対基準として置きがちだけれど、実は、脳は時間に柔軟性を持たせている。時間はガチガチに固定したものではなく、伸縮自在に流れている。場合によっては、先後が入れ替わるくらいフレキシブルに脳内時計は時を刻んでいる。

なぜそんなアクロバットをしているのだろう。それはきっとフィードバック制御のむずかしさを克服するためだ。フィードバックというのは、ここでは「情報を脳に戻す」という意味ね。

たとえば僕の目の前にあるペットボトルをつかもうと腕を伸ばすとき、手が最短距離で無駄なく、最小のエネルギーの軌道《きどう》を描くかどうかはわからない。ちょっと想像と違う方向に手が伸びてしまったとか、初速度をミスしてうまく届かないなどということもありえるだろう。

そんな状況になっても、いつでも手の動きを修正することができる。それは「フィードバック」があるからだ。手とペットボトルの位置関係を目で見て判断して、おかしな方向に行っていたら、それを随時《ずいじ》補正して、よりよい軌道に戻そうという作用。つまり、目で見た情報を脳に戻すというループだ。

こういうフィードバック制御がないと手の動きは修正できないでしょ。だからフィードバックはとても大切な機能なんだ。しかし、同時に大変な問題点も生まれてくる。

フィードバックの欠点は「遅い」ということ。なぜなら、まず行動してから、その結果を見て判断するから、いつもフィードバックは行動よりも遅れて始動する。その意味で効率が悪い。

幼児はまだ思うようにモノがつかめないから、フィードバックに頼るけれど、それは最初のうちだけ。やがてフィードバックに頼らずにモノをつかんだ方が効率がいいことを学ぶ。

そのためにはどうしたらいいだろう？　フィードバック以外の方法でモノをつかむにはどうしたらいいと思う？

——予想ですか？

その通り。「食卓の塩を取りたい」と思ったときに、頭の中で未来計画を立てる。手を伸ばすためには筋肉をこういうふうに動かせばいい、その後は、こうしたらいい、といった将来へ向けた先読みね。その瞬間その瞬間で、未来を見据えつつ、予測しながら腕を伸ばせばいい。

いや、予測しながら体を動かさないと、僕らが普段やっている素早くてスムーズな動きなんかできやしない。

3―60　僕らは、行動の結果を想定してから動く――記憶は未来志向

つまり、素早く正確に、そして柔軟に動くためには、「フィードバック」から、「逆モデル」の制御機構に変える必要がある。

――逆モデル？

普通のモデル、これを「順モデル」と言うのだけれど、その場合は、筋肉をこう動かせば手がこう伸びる、つまり、原因があってそれに結果がついてくるモデルだ。「原因」の後に「結果」が来るでしょ。これは正しい順番だね。だから「順モデル」と言う。

一方、「逆モデル」の場合、結果をまず想定して、そこから逆算して筋肉をこう動かさなければいけないとする。「塩を取る」という目的が先にあり、その後に「原因」をつくるから、因果の順番が反対になっているよね。だから「逆モデル」と言う。

僕らの行動は、フィードバックだけではなくて、逆モデルも多用している。走ったり、投げたり、ドリブルシュートしたり、会話したり、いずれも内部モデルを持っていて、それを外に向けて使うことで行動する。

外部世界がすでに脳の中に経験として保存されていて、経験という「世界のコピー」を元に目標から計画を逆算している。それを世間では「予測」と言う。そういう予測を知らず知らずのう

ちに、経験に基づいて行っている。

僕らの行動の大半は、過去の「学習」によって習得した「記憶」に基づいている。記憶を使ってつねに未来を読んでいる。

脳はいつも、未来を感じようと懸命に努力している。その結果として、「動いた」と感じてから、実際に「動く」というような奇妙な現象が生じてしまうのだろう。

3—61　僕らは、縦方向と横方向を均等に扱ってない——空間も歪む

僕らの時間は歪《ゆが》められていることはわかった。では、空間はどうだろうか。

さあ、ここで、盲点の実験をしよう。歪められているのは時間だけなのかを試してみたい。この図形（図46-C）は風車のように左右上下のラインがズレて描かれているよね。この図形を盲点で消すと、何が起こる？

灰色の部分を盲点で消すと、不思議なことが起こるね。縦横がそれぞれ1本の線につながって見える？　違うよね。

——あれ？　縦の線はまっすぐつながるのに、横の線はズレて見える。

うん。1本のラインに揃って見えるのは縦線だけだよね。縦線はまっすぐつながって見えるけど、横線は相変わらず切れたままで、段差になっているよね。

これでわかるね。僕らは、縦方向と横方向を均等に扱ってないんだ。盲点で消してみたら、縦方向は少々のズレなら位置を修正して揃えてしまう。大ざっぱだ。細かい差異なんてどうでもいい。でも、横方向は違う。ズレたものはズレたと認識する。

数学の世界だと、平面座標のx軸とy軸を同等に扱うでしょ。xとyを逆にしても、ユークリッド空間では、関数のxとyを交換すれば、それですむ。でも、僕らの脳内マップは非線形《ひせんけい》だ。歪められている。縦と横は切り替え可能ではない。

きっと、この地球上では、縦と横が等価じゃないからだろうね。水平線は左右の横方向に広がっている。目も左右に2ついているから横の方に視野が広い。そういう世界に生まれて、成長の過程で無意識のうちにそのことを学び……という結果として上下左右が不等価になったのだと思う。僕らは過去の「経験」や「記憶」に基づいて推測する。でも、その経験自体がそもそも歪んでいるから、こんな不思議な錯覚が起こるんだ。

結局、時間だけではなくて、空間も歪められている。僕らの脳の中では、時間も空間も不均一になっている。しかも、時空の歪み方は経験によって生まれる。

3—62 僕らの知覚している「世界」は、脳の可塑性を通じて、後天的に形成された

最近こんな実験があった。[43] 右手と左手を、時間差をつけて「右左、右左……」とペアにしてポ

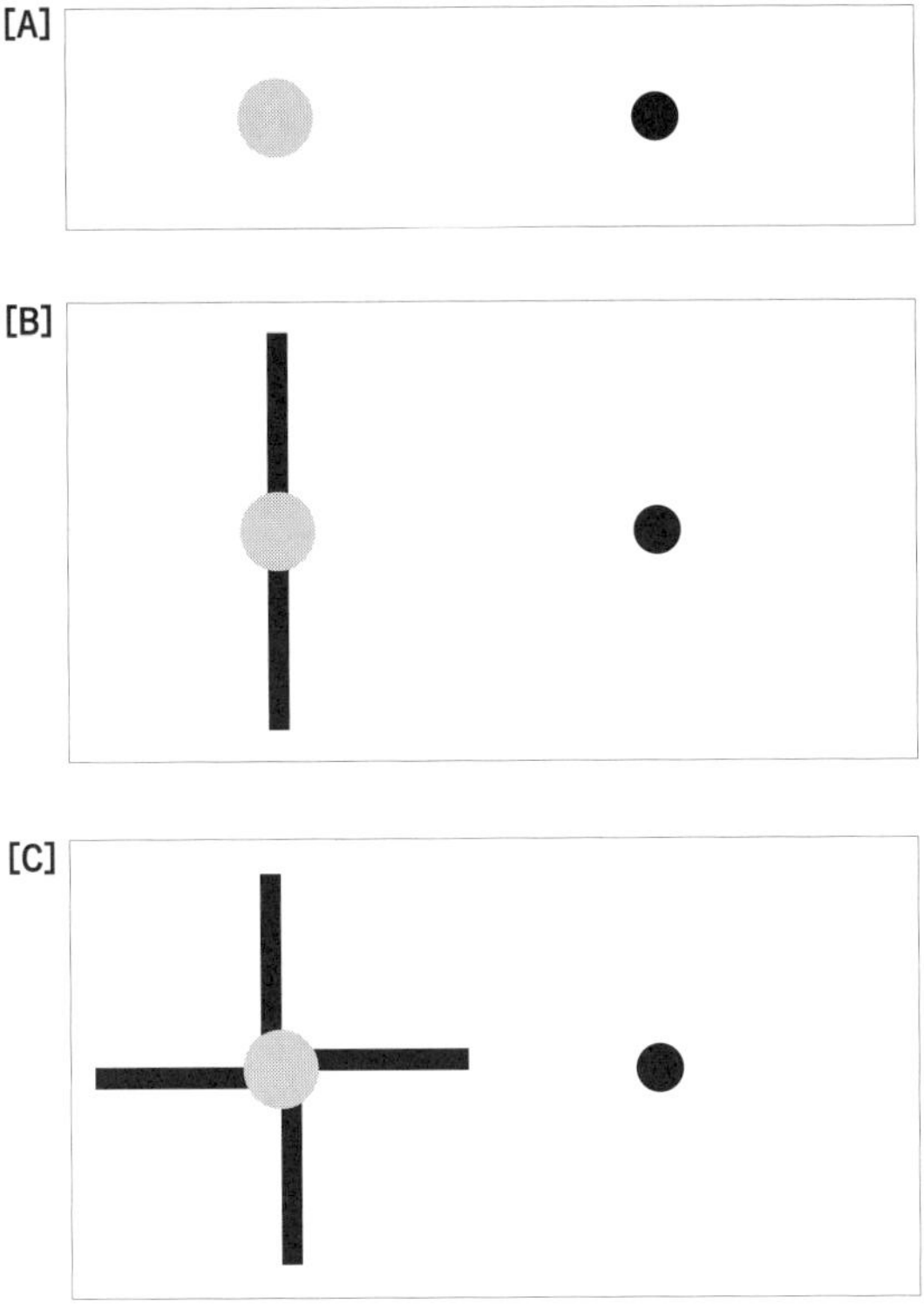

図46　盲点を体験する

[A] 図が顔の正面に来るように本を持ち、右目を手で隠して左目で黒丸を見つめる。視線はそのままで本を前後（近遠）に動かすと、ある距離（通常10～20cmくらい）で灰色丸が見えなくなる。そこが盲点。

[B] 灰色の丸を盲点で消すと、上下に分かれた線は１本につながっているように見える。

[C] 灰色の丸を盲点で消すと、ズレた縦線が一直線に揃って見えるが、横線のズレは補正されない。つまり空間は上下左右が不均等に歪《ゆが》んでいる。

ンポンと刺激する。これを１０００回ぐらい続ける。すると脳の中で感覚が変化して、次に左右を同時にポンと刺激したときは、左が先に触れた感じがするんだ。つまり、「同時性」が変化してしまう。このことから、「同時」さえも脳の中でつくられていることがわかる。

おそらく手の長さは人それぞれだし、しかも左右の長さも微妙に違うはずだよね。ということはさ、左右の手に同時に刺激が来たとしても、神経線維の距離が違うから、脳に同時に届く保証はない。

でも、僕らは「同時性」を知らなければならないわけで、つまるところ、脳は、この世界に誕生してみて、自分がたまたま乗っている「この身体」で同時性を感受するために、時間の感覚を、後天的に獲得している。そんなことが、こうしたシンプルな実験からわかる。

もっと言ってしまえば、そもそも身体の大きさ自体が、成長とともに変わるよね。指先から脳までの物理的な距離も、大人になるに従って伸びるでしょ。それでも違和感なく生活するためには、身体のサイズに合わせて、脳が時空間を随時微調整していく必要がある。脳は独自の時空を自らの経験に基づいて生成しなければならないんだ。

先の実験から、時空は意外と順応性が高いことがわかる。なにしろ、たった１０００回の刺激で、時間の関係性が変わってしまうくらいだ。昨日話した逆メガネもそうだよね。脳の変化や順応は思ったよりも早いんだ。

このように、変化して、その痕跡《こんせき》が残ることを……。

——可塑性《かそせい》。

そうそう。むずかしい言葉なのに、よく知っているね。つまり、脳には可塑性があるということがよくわかる。

可塑性は僕らの生存のキーポイントだ。経験したものを脳に蓄《たくわ》えられるのは、可塑性の恩恵にほかならない。自分はどんな世界で生まれたか、どんな環境で育ったか、どんな経験をしたか、これらはすべて可塑性を備えた脳回路だからこそ蓄えることができる。裏を返せば、僕らの知覚している「世界」の多くは、脳の可塑性を通じて、後天的に形成されたものだともいえる。

3—63　可塑性の高いものが淘汰に打ち勝つ——進化のステージ1

可塑性は「成長」を考えるうえでとても重要。可塑性は「どれだけ変化しうるか」というポテンシャルを表す言葉でもあるよね。生まれた瞬間は、まだ遺伝子で決まる能力が圧倒的だ。その後、可塑性を発揮するということは、「遺伝子で決定されたデフォルト状態からどれほど乖離《かいり》できるか」という自由度を表現することだと言い換えてもいい。

ところで、僕らには「遺伝多型」というものがある。これは極論をすれば「生まれながらにして能力には個人差がある」と言っているようなものだ。A君、B君、C君の3人がいたら、3人の基礎能力はそれぞれに異なる。

たとえば、特定の運動能力を例にとろうか。そして、この運動機能が生存にとって大切な機能であったとしよう。遺伝多型によって、生まれながらにして運動能力に個人差があるということは、生存上の有利不利が先天的に決まっていることを意味している。ただし、僕らには可塑性があるから、学習や訓練によってその運動能力を高めることができる（図47－A）。

だから、「どれだけ可塑性を持っているか」が重要になる。可塑性が高ければ、先天的なハンディキャップは十分に克服できる。つまり、恵まれない遺伝子のセットを持って生まれた人でも、可塑性さえ高ければ、集団の中でトップになる余地はある。だから、可塑性が重要なんだ。

——遺伝に頼るだけじゃなくて環境に適応しなきゃいけない？

その通りだね。そんなわけで、長い生物進化の過程でも、可塑性の高い動物が生き残ってきたのだろう。霊長類にとくに高い可塑性が認められるのはそうした理由からだろう。

ただ、ここには別の問題が生じる。進化は二相性《にそうせい》だという点に気づいてほしい。ステージ1と2だ。可塑性が高いものが淘汰《とうた》に打ち勝って生き残る。これはあくまでもステージ1の話だ。

でも、淘汰が進むと次のステージ2に入る。つまり、可塑性の高いものが生き残り、可塑性の低いものが排除されていくと、その集団では、可塑性が十分に高い個体ばかりになる。すると全員がハンディを乗り越えるようになる。つまり全メンバーが容易に「伸びしろ」を埋めることができて、だれもが100点満点を取れる時代が、いつかは来る。

そうすると何が起こるか。ステージ1では、「可塑性」こそが進化の駆動力だった。遺伝子の

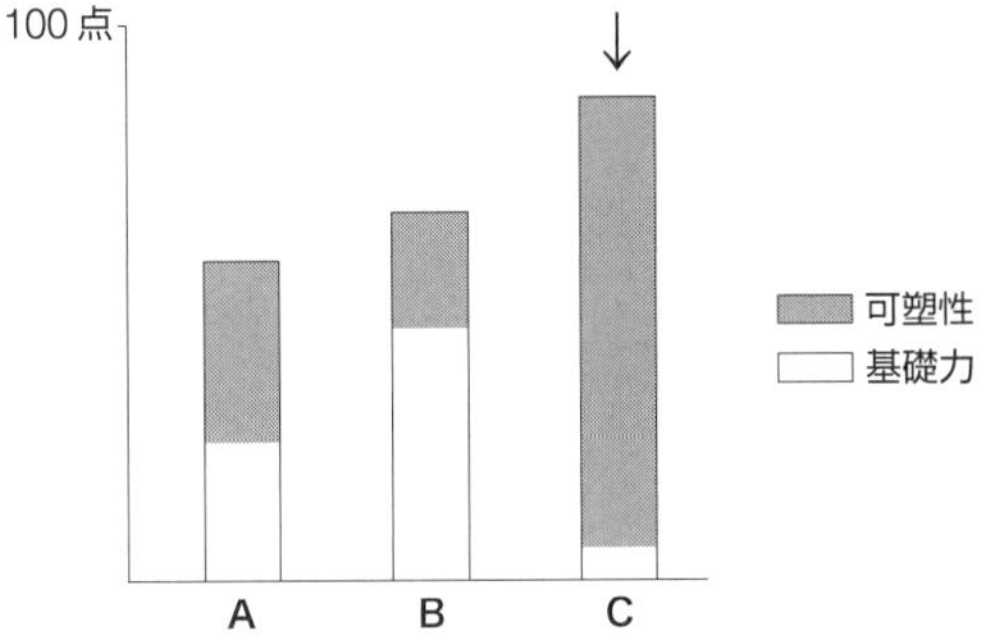

[A]　進化のステージ1

遺伝子で決まる「基礎力」に差がある場合でも、学習や訓練によって、その差を克服できる。つまり、「可塑性」が高い個体（矢印）が生存上有利になる。

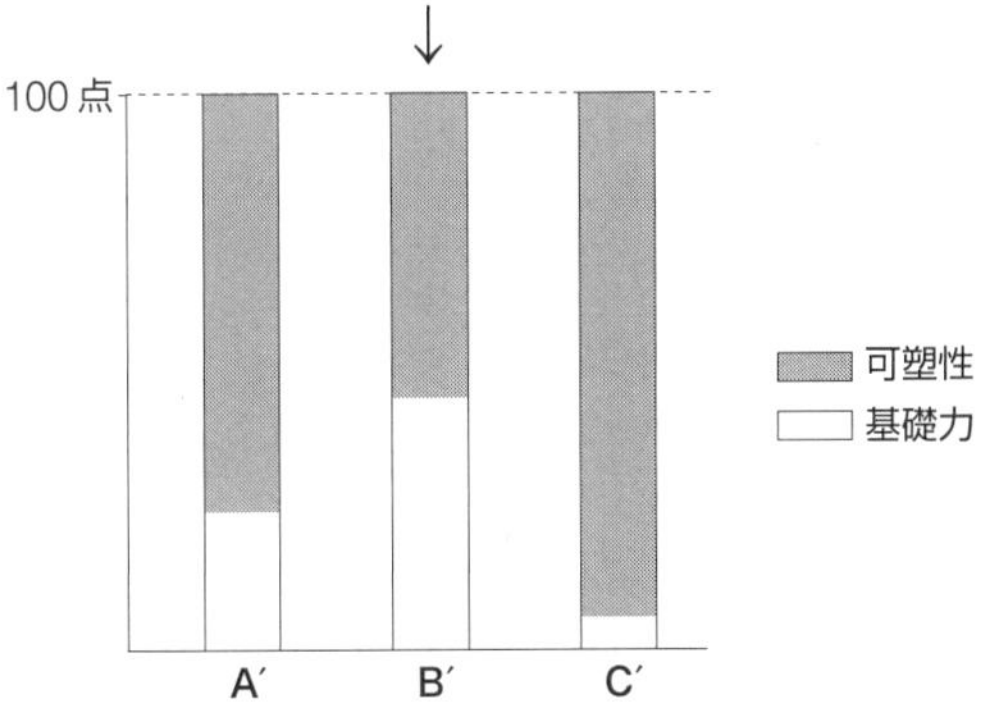

[B]　進化のステージ2

可塑性による淘汰が進むと、すべての個体の可塑性が高くなるので、優れた基礎力を持つ個体が生存上有利になる。つまり、100点満点を取るための労力が少ない個体（矢印）が有利。

図47　進化のステージには2つある

ステージ2に入ると、集団は遺伝的に均一になっていく。ヒトはまだ可塑性によって多様性が保たれているステージ1。

差なんて可塑性で克服できるからね。

3―64　多様性を失った種は滅びる――進化のステージ2（最終段階）

でも、ステージ2では、もはや「可塑性」は駆動力にならない（図47－B）。なぜなら、可塑性も飽和《ほうわ》しているからね。だれでも100点が取れる。

すると次に起こることは、100点満点を取るまでに必要となる努力の大小が駆動力になる。より少ない努力で100点満点を手にする個体は、苦労して満点を取る個体よりも、有利でしょ。コストも低いし、素早く100点に到達できる。

つまり、進化のステージ2では、むしろ、可塑性を使う量が少なくてすむ個体が生存してゆく。伸びしろの少ない、つまり、生まれながらにして優れた能力を生む遺伝子を持った個体が有利になる。もはや、可塑性は陳腐な存在と化し、魔力はない。だから、進化の駆動力は、可塑性を高める方向へは働かない。

――今度は逆に、遺伝の方が重要になる……。

うん、そうだね。こうなると、生まれ持った遺伝子の優劣のみが淘汰の指標になる。ステージ2の行き着く先は明白だ。生き残るのは同じ遺伝子を持ったものばかり。つまり、集団は遺伝的に均一になってしまう。

遺伝子は多様であることが重要。多様性が減少するのは危険だ。進化の最終段階に至って多様性を持たなくなった種は滅びるだろう。

ヒトでは、まだまだ可塑性の意味が強いよね。善し悪しは別にしても、たとえば学校の勉強では、うまく可塑性を発揮できる生徒たちが、受験戦争で勝ち残っていく。でも、もっと進化していくと、可塑性の価値は暴落し、生まれつき優秀な遺伝子の集団だけが残るようになる。結局、均一の遺伝集団になってしまう。そうなればヒトという種の終焉《しゅうえん》が近づく。

逆に言えば、現段階では、「可塑性」こそが、遺伝的多様性を担保《たんぽ》する唯一の要素となっている。だから、こんなに個性溢《あふ》れる人間社会で、彩《いろど》り豊かに生活できることについて、脳の可塑性に感謝しないといけない。そんなわけもあって、僕は研究室で、脳の可塑性のしくみについて探究しているんだ。

ああ、ごめんなさい、もうこんな時間。今日の講義は長くなっちゃったなあ。今日はこれでおしまいにしよう。明日は「複雑系」と「創発《そうはつ》」の話をするね。これは連続講義のクライマックスだ。

さて、もし興味がある人がいたら、ひとつ見せたいものがあるので、講義の後で残ってほしい。放課後の補講をしたい。今日、生物を定義するときに触れたシミュレーションの説明。人工知能とはどんなものかという話をしたいの。もちろん、用事のある人は遠慮なく帰っていいからね（解散後のミニ講義は、本書巻末「付論２」に掲載）。

第四章 脳はノイズから生命を生み出す

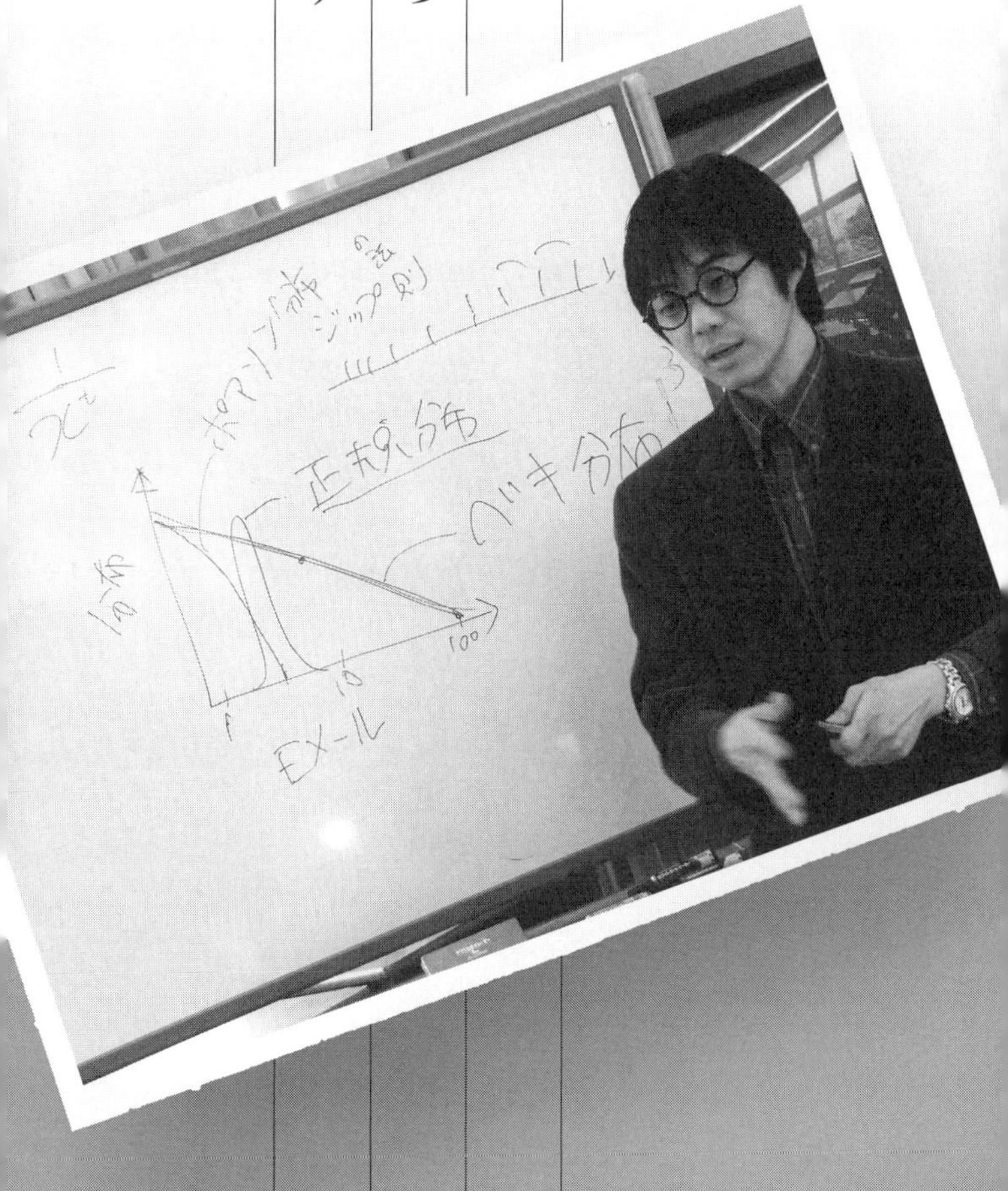

さて、今日でこの連続講義も最後だね。

昨日は「自由」とは何だろう。僕らには自由はあるんだろうか。そんな話をした。自由の問題を考えだすと、脳のゆらぎを無視することはできない。そこで、今日の講義では、この「ゆらぎ」の問題にもっと深く入り込んでいこう。ランダムでふらふらしているように見えるゆらぎが、どうして僕たちの脳に備わっているのか。その驚くべき意味と機能を見わたす頂《いただき》まで、一気に駆けのぼりたい。

今日は専門的な話題や用語も出てくるけど、高校一年生レベルの知識があれば大丈夫。十分に理解できるように説明するつもりだから、安心してついてきてほしい。そして今日の最後には、僕がこの連続講義を通じて何を伝えたかったのか、その全体像を理解してもらえると思う。

4—1　脳の「ゆらぎ」は何の役に立っているのだろう

まず、脳は必然的にゆらいでいるのだけれども、ゆらいでいることは、いいことなのか悪いことなのか、それを考えてほしい。

昨日の講義で、ゴルフのパットの成績は脳のゆらぎにコントロールされているという話をしたね。この例でいえば、本来、ゴルフは競技である以上、パットは成功させたいわけだ。にもかかわらず、何パーセントかの確率でどうしても外《はず》してしまう。それは脳がゆらいでいるから。そういうふうに考え直すと「脳のゆらぎのせいで失敗した」とも捉えられる。では、ゆらいでいることの利点ってなんだろう。

――たまたまうまくいくことがある。

あはは、おもしろいね。でもさ、それは逆も然《しか》りだよね。わざと外そうと思ったのに、たまたまうまくいってしまったら、それはそれでマズくない？　接待ゴルフだったら気まずいよね（笑）。

――脳のゆらぎの状態によって、同じ入力に対して違う出力が出るということは、自分の実力以上のものが出るときもあるということじゃないでしょうか。

ほう、なるほど。オリンピック選手が本番で自己最高記録を出すことが結構あるよね。ああいうケースはそうかもしれないね。本番でよいゆらぎのピークに持っていくということだね。

ところで、ゆらぎのことを「ノイズ」と呼ぶ人がいる。脳のノイズ。ノイズは「雑音」という意味だから、おそらく、はじめてそう呼んだ人には、「不要なもの」あるいは「有害なもの」という悪玉のイメージが、ゆらぎにはあったのだろうね。

でも、実際にはそんなことはない。一般的に、ノイズは邪魔者ではなくて、さまざまな場面で役に立つ。いろいろな利点がある。今日は、そのうち3つの役割について説明したい。

先に言ってしまうと、3つの役割とは、

①効率よく正解に近づく（最適解《かい》への接近）
②弱いシグナルを増幅する（確率共振《かくりつきょうしん》）
③創発《そうはつ》のためのエネルギー源

見慣れない言葉があるけど、まったくむずかしいことはない。これがどういうことか、まずひとつ目のノイズの効果から考えていこう。

4―2　アリはどうやって行列をつくるか？

その準備として、アリの話をしたい。校庭の隅《すみ》の方を観察すれば、アリがエサを運んでいるシーンを見ることができるよね。アリの列がどういうふうにできるか、そのしくみは聞いたことがある？

（黒板に描きながら……）ここに巣があったとしよう。アリは巣の外に出てエサを探している。アリってさ、機械的というか、まるでロボットのようなしくみで動いてるんだよ。庭や公園でアリの動きを観察していると、何かものすごく高度で複雑な意志に基づいて行動しているように見えるけれど、意外と単純な動きで説明できるんだ。

アリはエサを見つけたら、それを巣に運び帰るよね。エサを持っているときには、フェロモンを出すことが知られている。フェロモンを出して、それを自分の通った道にまいていく。エサを持っているのが嬉しくてフェロモンが出てしまうのかどうかよくわからないんだけど、とにかくエサを運んでいるときだけ出すフェロモンがある。

たとえば、あるアリがふらふらと歩いていたらエサがたまたま見つかった。アリはエサを口にくわえて巣に帰るのだけど、帰る道筋にフェロモンを落としていく。

ここでのポイントは、このフェロモンが揮発性《きはっせい》だということ。つまり、蒸発しやすい物質だ。だから比較的早くその場から消えてなくなってしまう。これ、重要だよね。なぜなら、そのあとに別のアリがその道筋を通りかかると、「あっ、さっきエサを持ったアリが通った」とわかるでしょ。なぜかというと、フェロモンがまだそこにあるからだ。

蒸発しやすいフェロモンが存在しているということは、そこには「場所」と「時間」の情報が同時に含まれていることになる。「ついさっきエサを持った仲間がここを通った」とね。

もし揮発性でなかったら、いつまでもそこにフェロモンが留《とど》まってしまう。ずいぶんと時間が経ってから、別のアリがフェロモンの存在に気づいたとしても、時遅しで、もうエサがない可能性もあるよね。古い情報は捨てるという観点から、フェロモンが揮発性であるというのは意味のあることなんだ。

このフェロモンのもうひとつの特徴は、「誘引物質」であるということ。アリがついつい引き寄せられてしまう魅惑の物質で、フェロモンのある道を歩きたくなってしまう。

するると、自然にアリの行列ができるのがわかるよね。そして、エサを巣に運び終わったアリは、エサをそこに置くと、もうフェロモンを出さない。もはやエサをくわえていないからね。だから、今度は自分が出したフェロモンの道をたどって、エサのありかへと戻っていくことになる。

行列をつくるためには、ごくごく少数のルールがあるだけ、ということに気づいてほしい。ここでは、

①エサを持つとフェロモンを出す
②フェロモンは揮発性かつ誘引性である

というルールだ。これだけでアリの一見知的に思える統率された集団行動が現れる。すごく効率のいいシステムだ。

4―3　ひねくれアリの存在理由、優等生だけではやっていけない

ただし、以上は極端に単純化された話だ。実際の世界では、そう理想通りには行かない。なぜ

かというと、たまにトボけたアリがいるからだ。言うことを聞かないアリだ。本当はフェロモンのまかれたコースを歩かなくてはいけないのだけど、これに従わなくて、ふらふらと別のルートを取ってしまう。

これは見方を変えると「ゆらぎ」でしょ。すべてのアリが厳密な規律に従うわけではなくて、集団内のあるアリは行動がゆらいでいてルールから外れる。つまりノイズ成分のアリだ。

なぜ進化の過程で、そんなノイズのようなアリが生き残ったのだろうか。怠《なま》け者や謀《む》反人《ほんにん》なんていない方が、システムとして効率がいいはずだよね。全メンバーがせっせと働いてくれるからね。

全員が頑張る働きアリであった方が成果が上がるはずなのに、でも、アリの社会は、なぜか言うことを聞かないノイズを必ず残しておく。進化の過程で排除しなかった。なぜだと思う?

——そのアリがもっと短いルートを見つけるかもしれないから……。

まったくその通り!

このイラストの例では、エサと巣のあいだの道のりは、効率が悪いルートだよね(図48-A)。この場合、エサから巣までの最短距離がほかにあるわけだ。最初にたまたま発見したルートが必ずしもベストな解答であるなどという保証はない。これがポイントだ。

もしかしたら、ノイズ成分のひねくれアリが、ふらふらとルートを外れてたまたま近道する可能性がある(図48-B)。フェロモンのまかれた元来の道筋を無視して、その道を逸《そ》れて、大発見をするかもしれない。これがノイズがあることの利点なんだ。

さて、新経路を発見したひねくれアリもまた、運搬中ならばフェロモンを落としていく。だから、地図上には、効率の悪いルートと、効率のよいルートのふたつが描かれることになる。

そこで問題が生じる。集団は、今まで通っていた効率の悪いルートを捨て、新しいルートに切り替えなければならない。さて、どうやって切り替えたらいい？　地図上にはふたつのルートが混在している。その両方の道にフェロモンがあるよね。でも一方だけを選ぶ。

——フェロモンの濃さでしょうか。

それだよ！　このルートの切り替えにもフェロモンが揮発性であるということが効いてくる。フェロモンは蒸発しやすいから、消えてしまいがちだよね。ということは、効率の悪いルートを通っているものほど、道のりが遠いからフェロモンが薄まってゆく。効率のいいルートを通るとフェロモンが高い濃度で残る。

すると、今まで効率の悪いルートを通っていたアリは「あっちの方がフェロモンが濃いぞ」と正しいルートを取るようになる。こうして、新ルートを選ぶアリがだんだん増えてゆく。すると、古いルートのフェロモンはさらに減ってしまって、結果的に効率のよいルートだけが選ばれることになる。

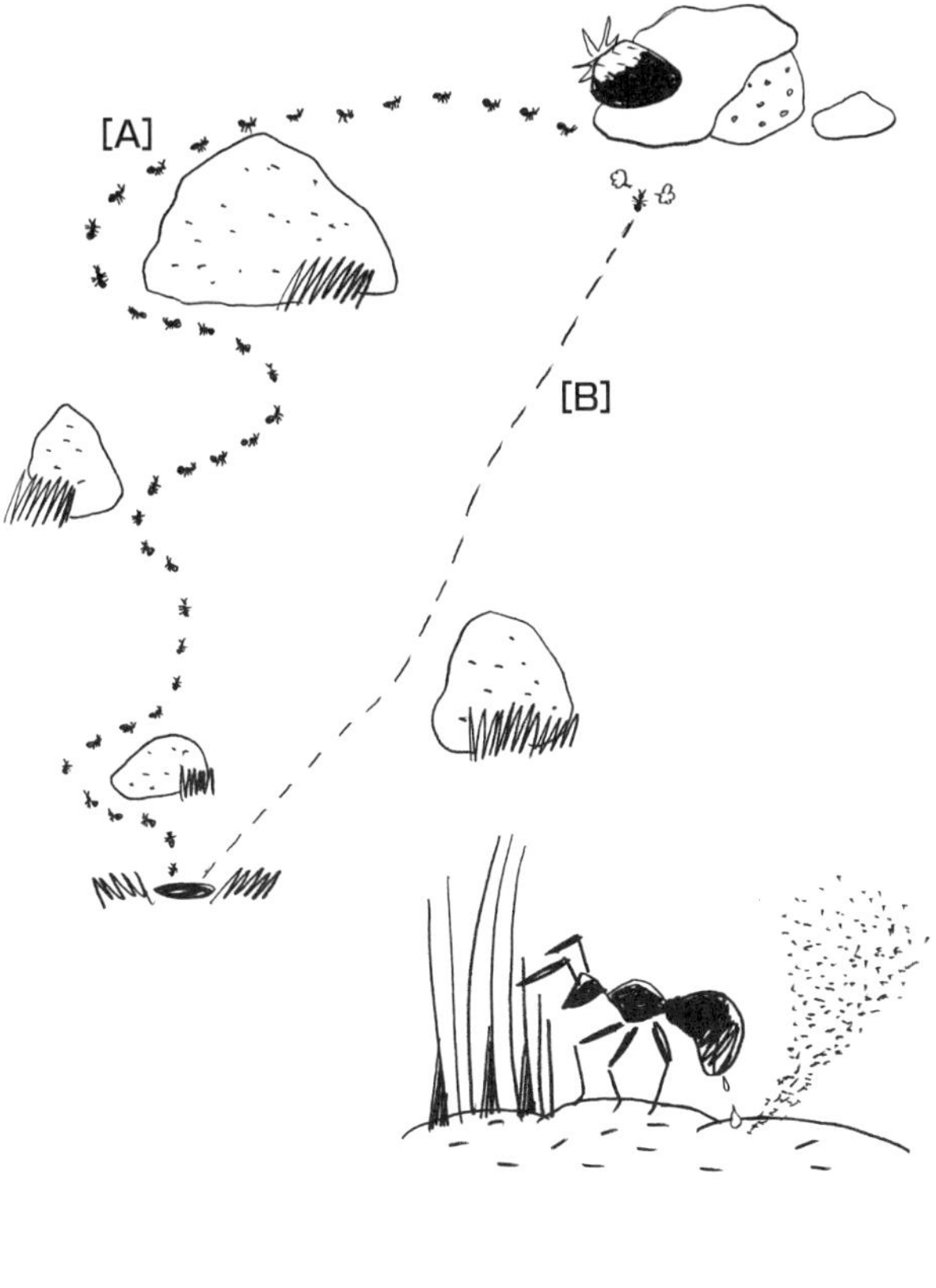

図48 アリはどうやって行列をつくるか

アリはエサを持つと、揮発性と誘引性のあるフェロモンを出す。
[A] 最初に発見されたエサから巣までのルート。遠回りをしている可能性もあるが、統率されたまじめな集団はそのことに気がつかない。
[B] ひねくれアリがルートを外れて、たまたま近道を発見する。短いルートの方が高濃度のフェロモンが残るので、古いルート［A］は効率のよい新ルート［B］にとって代わられる。

4−4　航空会社が採用したアリのエサ運搬システム

この原理の意味することはわかるよね？　つまり、100点満点のパーフェクトなアリの集団は、一見すると完璧で最強なグループのような気がするけど、結果としては非効率な状況に陥《おちい》ってしまう。デキの悪い仲間がいることで、偶然にも最短距離が見つかる。そんなしくみがアリ社会には備わっている。

これはヒトも同じで、100点満点取るヤツはたしかにスゴイけど、そういうヤツらばかりが集まった精鋭部隊って、案外とダメだったりする。ときどきミスしてしまうとか、ときどき変なことをやってしまうメンバーがいないと、全体としてはうまく機能しない。だからこそ、多様性が礼讃される。

実際、このアリのアルゴリズムをうまく活用した例がある。ある貨物運搬の航空会社だ。運搬会社ってたくさんの荷物を運ばなきゃいけないでしょ。ある地点から別のある地点に運びたいときに、途中にある倉庫が最短距離のルート上にあるからといって、無計画にその倉庫を経由して荷物を運ぶと、他の流通の邪魔になったりする。倉庫に荷物が溢《あふ》れてしまって非効率なことも起こる。つまり単純に「近いから」という理由だけでは最適効率のルートを設計できない。

そこで、この会社が活用したのがアリの行動アルゴリズムだ。倉庫の荷物を、ある程度、ランダムに動かして、つまりノイズを加えて、アリのフェロモンに相当するような符号を経路に置いていった。

すると、アリのエサ運びのように、最終的に効率のいい運搬経路を発見できたんだ。その答えがおもしろくて、およそトンチンカンな方向から、あるはずのない荷物が目の前にポンと置かれたかと思うと、あらぬ方向に運び出されたりもする。見た目にはそんな非常識な運び方をやっているように見えるらしい。でも、全体としては劇的なコストダウンにつながった。フライト数が80％も減ったというんだから驚くべき効果だ。

4―5　情報の利用と収集の切り替えを担うのが「脳のゆらぎ」

僕らの脳も似ている。まさに、そんなノイズの使い方をしているんだ。ここに論文を持ってきているので紹介しよう。

これは2年前に出た論文。[1] スロットマシーンを使う実験だ。スロットマシーンを複数台用意して、〈当たり〉の確率をマシーンごとに変えておく。

参加者は何回か試してみて、これが一番当たるなと思ったら、後はそのマシーンを選ぶようになる。当面はそれでいい。でも、この実験では、ちょっとした意地悪なしくみが施《ほどこ》してあって、スロットマシーンの当たる確率が時間経過とともに徐々に変わるんだ。パチンコ屋のパチンコ台と同じだね（笑）。

だから、最初にもっとも当たる台を選んで、それをずっとやり続けているという戦略だと、知らず知らずのうちに損している可能性もあるので、ときどきほかの台もチェックしなくてはいけない。そんなとき、ふと「台を変えてみようかな」と思い至るのは、きっとノイズのなせる業《わざ》なんだよね。

そんなふうに「台を変えてみるとき」の脳の活動をMRIで調べたのが、この映像だ（図49）。左の脳活動は「いつもと同じ台を選ぶ」ときだね。つまり安全パイに固執《こしゅう》するときの脳のパターン。

一方、右は、さっきとは違う部位が活動しているでしょ。これは「ほかの台を試そう」としている脳の様子なんだ。多少ならば損してもいいから、チャレンジしてみたい気分になっているとき。そんなときの脳のゆらぎの状態。

ときにはマンネリを外して、非合理的なこと、非合目的なことを試す必要があるわけで、そんな行動を促すようなノイズが、脳回路には用意されている。

僕らの行動はよく考えてみると、情報の「利用」と「収集」というふたつに集約される。情報の利用とは、たとえば「今まで使ってきたこのスロットマシーンが一番いいから、今回もこれを使う」というような、過去の情報を信頼して利用するということだね。一方、情報の収集は「もっとほかにいい台がないか」と、新たな情報を集めること。

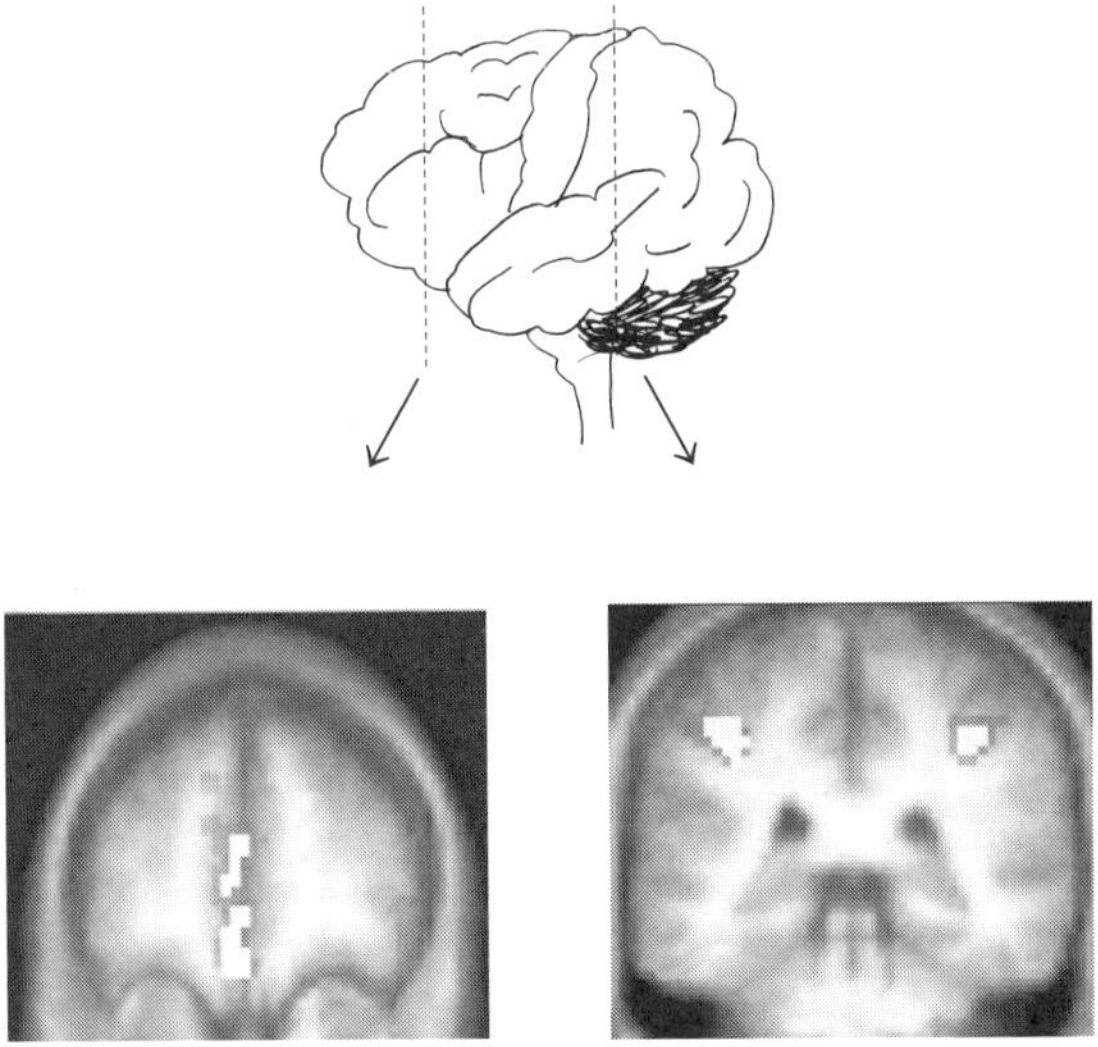

図49 **脳のゆらぎのパターン**

スロットマシーンを使った実験。「いつもと同じ台を選ぶ」とき（左）と、「台を変えてみる」とき（右）の脳の活動。情報の「利用」と「収集」のタイミングを、脳のゆらぎが生み出す。

Reproduced by permission from Daw ND, et al., Cortical substrates for exploratory decisions in humans. *Nature* 441:876-879, 2006.

このふたつの行動がシーソーのように交互に入れ替わる。これを実現し、そのタイミングを生み出しているのは脳のゆらぎだ。

どちらを選ぶかという選択肢にノイズが加わることで、行動に多様性が生まれ、変化する環境にうまく適応したり、より適切な答えを見つけたりできる。これがノイズの役割のひとつ目だ。

4―6　ノイズのおかげで検出できるようになる情報

次は、ノイズのふたつ目の役割、弱いシグナルを増強することについてだ。昨夜コンピュータプログラムをつくってきたので、これを見ながら説明しよう。

四角いマスの中に、白から黒までのどれかの中間色をつける。一番濃いときが黒で、一番薄いときが白。中間値は灰色になる。さまざまな濃淡の灰色をランダムにつける。

実際に見てみよう。この白紙の各マス目にノイズを加える。つまり、それぞれのマスの濃淡度を少しだけランダムにいじってみる。すると、濃さがちょっとだけ変わるよね。ここまでがステップ1。

次はステップ2。一般に、ものごとを決断するときは、どこかに境目を設けて、それ以上だったら決断する、それ未満だったら決断しないなどとやるでしょ。その境目の数値のことを「閾《いき》値《ち》」と呼ぶ。

これに倣《なら》って、各マスに閾《しきい》を設けてみよう、たとえば、マスの中の灰色の濃さについて、閾値を50％と決めて、濃さが50％以上だったら「黒」、濃さが50％未満だったら「白」と決めて、変換する。

すると中間色が消えて、白か黒になるよね。そういう白黒二値化のシステムを考える。

このシステムでおもしろいのは、微弱な情報が入ってきたときに、このパターンがどう変化するかということだ。閾値を決めて、その閾に従って画像を取り出すと、50％未満のものは全部消えてしまうから、たとえば、この平面に「脳」という漢字がうっすらと書かれていたとしても、閾値で切り分けると、消えてなくなってしまうよね（図50A→B）。この場合は「脳」という文字の各ピクセルはすべて50％未満の薄い灰色で書かれた文字だったからね。

ところが、ここにノイズがある状況を考えてみよう。先ほどの灰色の「脳」の字にノイズを加えて（図50A→C）、そして閾値50％で切り捨て変換すると（図50C→D）、ほら、今度はこの文字が読めないかな？　かすれてたり欠けてたりしてキレイな字ではないけれど、でも読めるかと訊かれれば読める。

このようにシグナルを検出する過程で、入ってきた情報があまりにも弱いときに、本来ならば検出できないようなものでも、ノイズがあると、検出できるようになる。つまり、ノイズには微弱な信号を強めるという振る舞いがあるんだ。この現象を「確率共振《かくりつきょうしん》」と言う。

僕らの脳にも、「確率共振」は存在している。たとえば、明るい部屋と暗い部屋では、物理的な明るさはものすごく違う。けれども、僕らはどちらの部屋でもモノが見える。

写真を撮るのが趣味の人はいる？　同じシャッタースピードと絞《しぼ》りで撮っても、ちょっとでも暗い場所だと写真全体が真っ暗に写ってしまったり、明るい場所では、逆に、白く飛んでしまったりするよね。

でも、僕らの目は、明るいところでも、暗いところでもうまく順応できる。この順応たるや、カメラなどの機械を使わないと気づけないぐらいよくできている。

とくに暗い場所で、なぜコントラストを保ったままモノが見えるかというと、アンプのように単純にシグナルを増幅しているというよりも、どうやらノイズを積極的に利用する「確率共振」によって弱いシグナルを検出して、全体をバランスよく見えるようにしているらしい。[2]

この確率共振が、ノイズの役割のふたつ目だ。

4−7　ニューロン（神経細胞）は積分マシーン

最後に、ノイズのもっと本質的な役割、3つ目の利点について説明したい。ただ、これを説明するためには、そもそもニューロンという装置がどんなふうに作動しているのかということを、ミクロな視点から考えていかないといけない。

少し解説が長くなるけど、でも、どうしても避けることができないので、少しずつ説明してい

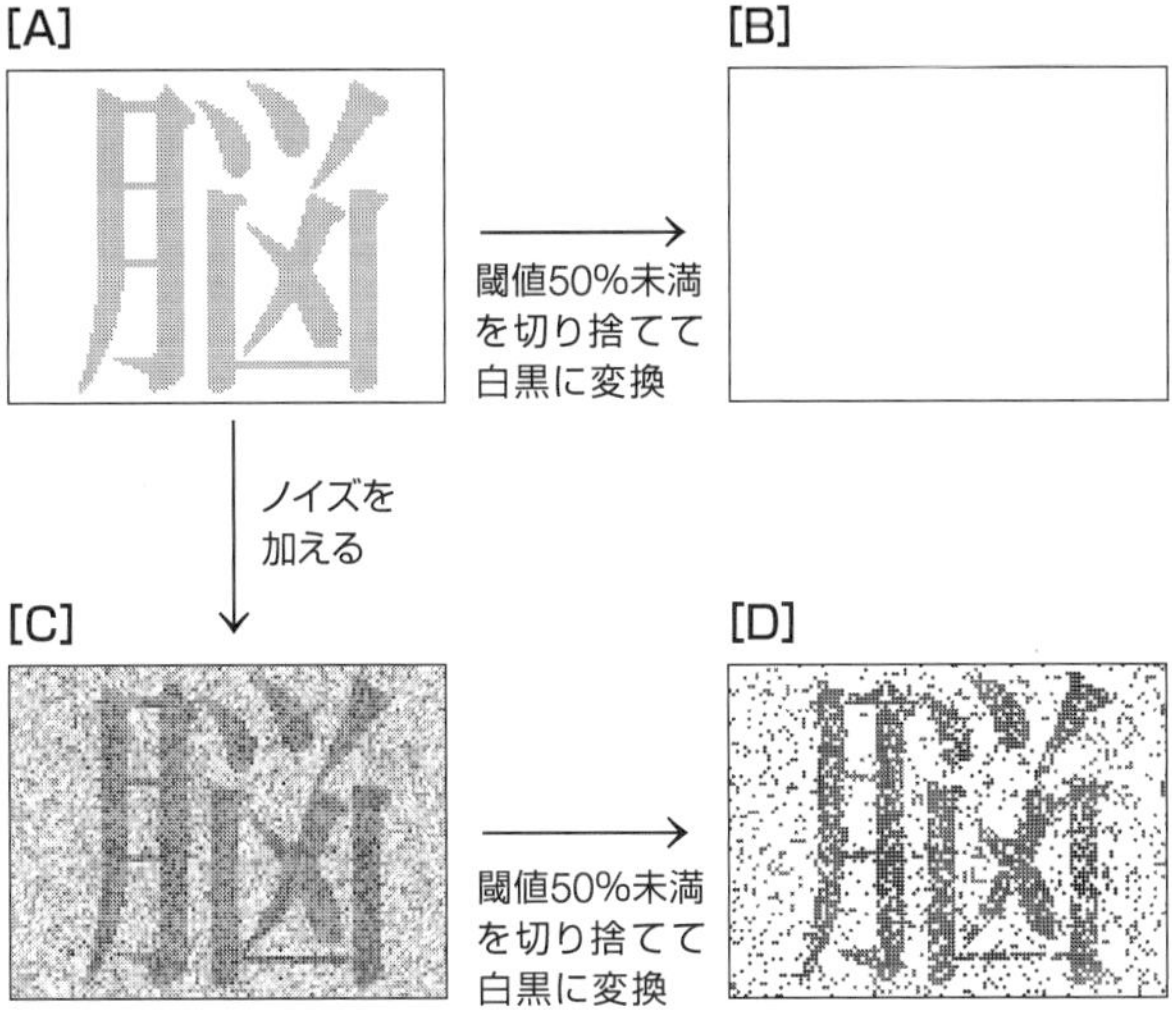

図50　**ノイズがシグナルを増強する確率共振という現象**

[A] は濃度30%のピクセルで均一に描かれた「脳」という文字。閾値《いきち》50%未満の濃度のピクセルを切り捨てるように変換すると、文字は消えてしまう [B]。しかし、[A] にノイズを加え、[C] としてから変換すると、「脳」と判読できる [D]。ノイズは弱い情報を浮き上がらせることができる。

こう。

まず、これは授業で習うかな？　ニューロンは2種類の神経線維《せんい》を持っているよね（図51）。細胞体から軸索《じくさく》という線維と樹状突起《じゅじょうとっき》という線維を伸ばしている。単語は覚えなくていいよ。ただ、このふたつの線維には異なった役割があるということは知っておいて。樹状突起（A）が入力で、軸索（B）が出力を担当する線維だ。

A　入力＝樹状突起

B　出力＝軸索

入力線維には、ほかのニューロンからの出力線維がたくさん結合していて、その接触部分をシナプス（C）という。つまり、シナプスは、神経線維が次のニューロンの神経線維に乗り換える中継点。たくさんの言葉を覚えてもらうと混乱してしまうだろうから、ここでは「シナプス」と「ニューロン」という用語だけとりあえず確認しておこう。

さて、ニューロンがやっていることは何かというと、シナプスを通して入ってきた入力（シナプス入力）を足し算する。そして、その足し算の結果をもとに、次のニューロンに出力する。つまり、ニューロンは積分マシーンだ。

出力には「オン」か「オフ」の2通りしかない。足し算した値がある量よりも大きければ出力

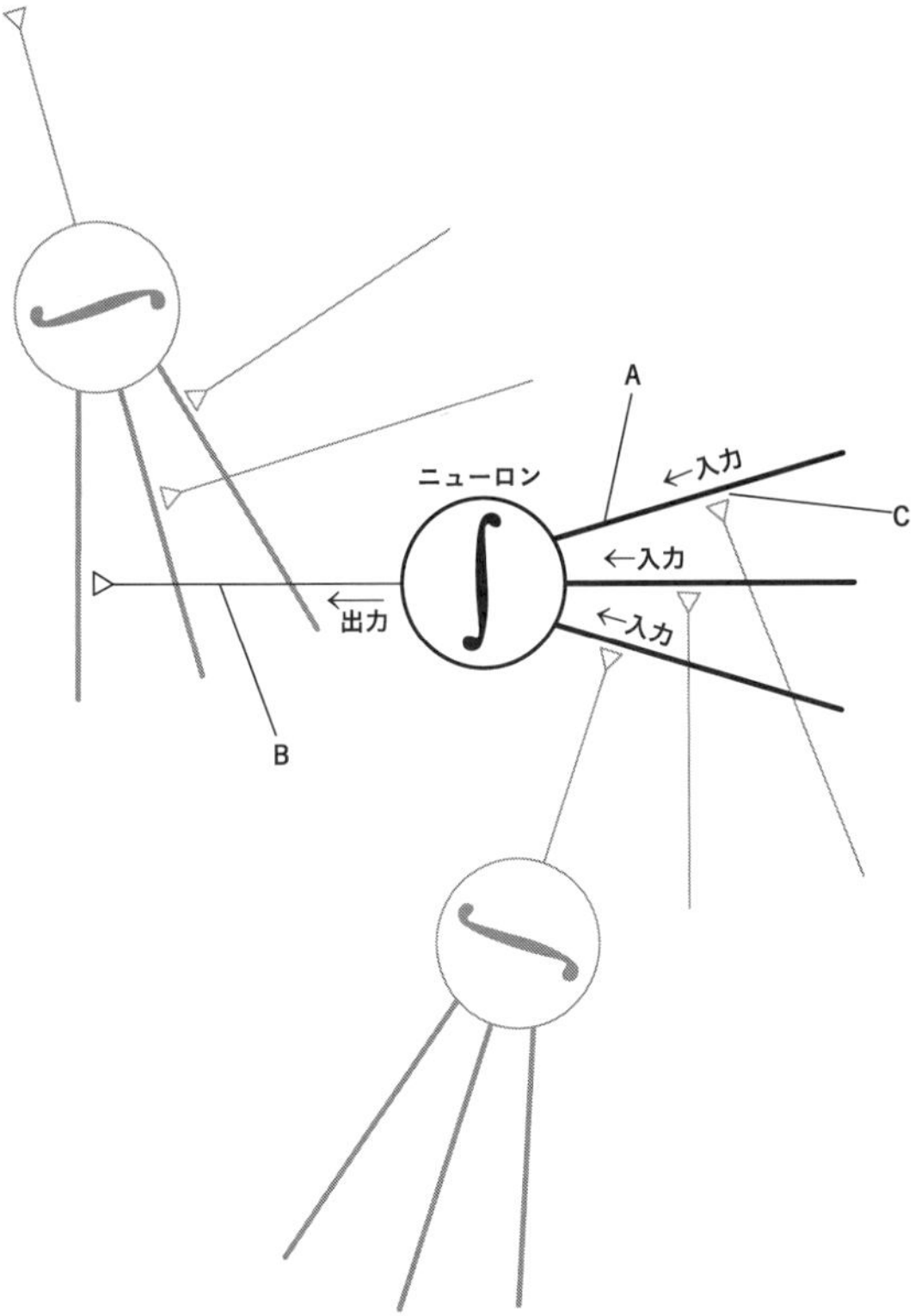

図51　ニューロンのしくみ
シナプス（C）から樹状突起（A）に送られる入力を足し算して、その計算結果を、軸索（B）を通じて次のニューロンへと出力する。その先には、またシナプスがある。いわばニューロンは、足し算の結果を出力する「積分マシーン」である。

するけど、それ以下だったら出力しない。つまり「閾値」がある。別の言い方をすると、ニューロンはシナプス入力の総和が閾値を超えているかどうかを判断している。超えていたら出力。そうでなかったら黙っている。それだけ。

驚くほどシンプル。ニューロンは高度な機能を誇る脳の基本素子《そし》だから、すごく神秘的なイメージがあるかもしれないけど、究極的に言えば、これしかやってない。足し算結果を報告するだけ。きわめて機械的だ。

さて、ここで思い出してほしいのだけど、ニューロンの信号はイオンの流れだったよね。しかも、使われるイオンはごく限られていて、ナトリウムイオンがメインで、後はカリウムイオンと塩素イオンがあるくらい。

イオンの役割ははっきりしている。シナプスには「興奮性」と「抑制性」の2種類がある。要するに、アクセルを踏むか、ブレーキを踏むかだ。

専門的に言えば、相手のニューロンを活性化するか不活性化するか、というふたつのパターンがあって、ナトリウムイオンが興奮させるもので、カリウムイオンと塩素イオンは抑制させるもの。こんなふうに役割分担が明確で、きわめてメカニカル。

①興奮性（アクセル）のシナプス＝ナトリウムイオンが担当
②抑制性（ブレーキ）のシナプス＝カリウムイオンと塩素イオンが担当

4―8　ニューロンを鹿威しに見立てる

ニューロンを何にたとえようかと考えて、これまで、いろいろと思いを巡《めぐ》らせたのだけど、「鹿威し《ししおど》」にたとえるのがいい……と思っている。でも、うーん、僕が子どもの頃には、庭先に「鹿威し」が置いてある家も多かったのだけれど、今はどうかな？　みんな、鹿威しが何かは知ってる？

――はい（一同）。

ああ、よかった。知っているんだね。また世代ギャップを感じさせられるかと思ってハラハラしていた（笑）。校庭にあるの？

――校庭にはありません……。

上流から流れてきた水が、竹の筒に入る。竹筒は支柱で支えられていて、シーソーのように自由に動く。だから、水が一定の高さ（閾値）まで溜まると、重心が移動して、竹筒が反対方向に傾く。

放水しながら、カーンと石にぶつかり音を立てると、竹筒は空だ。すると、開始位置に戻り、水を再度溜め始める。ニューロンは、ちょうどこんな感じなんだ。

竹筒に流れ込む「水」がシナプス入力、竹筒が傾《かし》いで「水」が一気に流れ出すことがニューロンの出力だと思えばいい。もちろんニューロンでは、「水」ではなくて、「イオン」が流れるから、厳密には違うのだけれど、動作原理そのものは似ている。

ただ、実物のニューロンにはもうひとつ大切な特徴がある。水漏《みずも》れしているんだ。「鹿威し」としては完璧ではない。竹筒に穴があいていて、少しずつだけど、常に漏水《ろうすい》している。だから、入力が弱いと、漏水の速さに勝てないので、水は溜まらない。それを超えた強い入力だけが加算される。

脳では鹿威しと違って、水の流れ、つまりシナプス入力の速さは一定ではない。強いときと、弱いときがある。だから、強い入力が来て一気に水が溜まったとしても、その総入力量が閾値以下で、しかも入力が一時的だったとしたら、その後、溜まった水はしだいに漏れ出て、結局なくなってしまう。これがニューロンの動作原理だ。

4−9　ニューロンの出力ではなく、シナプス入力がゆらいでいる

「鹿威しモデル」をつくってシミュレーションしてみたので、ちょっと見てほしい（図52−A）。ゼロからスタートする。水が溜まっていって、ある高さまで溜まると放出するから見ていてね。

インジケータは水量を示している。この場合は、シナプス入力が漏出よりも速いので、どんどんと水が溜まるね。水が閾値まで溜まったら一気に放水する。スピーカからポンと音が出るよう

にプログラムしてある。ポンポンと音が出ているね。これが放出のタイミングだ。一気にイオン（水）を放出するので、この現象を「発火（firing）」とか「スパイク」などと呼ぶ。

あっ、君らはスパイクと聞けばサッカーのシューズを思い浮かべるかもしれないけど、スパイクはもともと「トゲ状のもの」という意味だよね。ニューロンからイオンが瞬間的にポンと出るからトゲ状。だから「スパイク」と呼ぶ。まあ、言葉はさておき、こんな原理だということを覚えておいてね。

あ、そうそう、さっきも言ったけど、ニューロンは水漏れしてるから、流水量があるレベルよりも少ないと、せっかく溜まった水が今度は減り始める。やってみようか……。ほら。やがてゼロになってしまう。

流水量が多ければ水位は上がる。少なければ減る。ものすごく多ければ、あっという間に水が溜まって、すぐに発火する。流水量が一定ならば、発火のタイミングも規則正しく等間隔になる（図52－B）。そんな単純な原理だね。

ところで、神経細胞にはノイズがある。つまり入力がゆらいでいる。水の流入量は一定ではない。だから、このシミュレーションでもノイズを入れてみよう。つまり、流れを速くしたり遅くしたりランダムに変化させる。どうなるかな？

はい、こういう状態になる。ほら、発火の間隔が不規則になるでしょ（図52－C）。あるときはすぐに発火するけど、あるときはなかなか発火しない。溜まった水量を見ると、水位が不規則に上下しているよね。そして、ときどき閾値に達したら、放水（発火）して水量がゼロに戻る。まあ、当然というか、想像通りというか、とにかくニューロンの反応は、意外なほど単純だな、と実感できたでしょう。

ニューロンは装置としてはかなり厳密にできたマシーンで、もし人工的に同じパターンのノイズをつくって、ニューロンに入力すると、きちんと同じパターンの出力が返ってくる。[3]

つまり、ゆらぎのパターンさえ同じだったら、同じ出力が得られる。ニューロンはそのぐらい精密機械。だから、脳の何がゆらいでいるかというと、ニューロンの出力ではなくて……。

——シナプスからの入力……。

その通り。入力がゆらいでいるということになるね。

4—10　連鎖する回路——フィードフォワード

さて次に、このニューロンが集まると何が起こるかという話をしたい。脳の特徴のひとつは、ニューロンが回路をつくっているということだ。

「鹿威し」のたとえで言えば、この鹿威しを流れ出る水が、ほかの鹿威しに流れ込む。つまり、たくさんの鹿威しが水路でつながっているわけだ。流れ出た水が次の鹿威しに流れ込み、その水がさらに次の鹿威しに注がれる。そういう連鎖《れんさ》回路を想像してね。

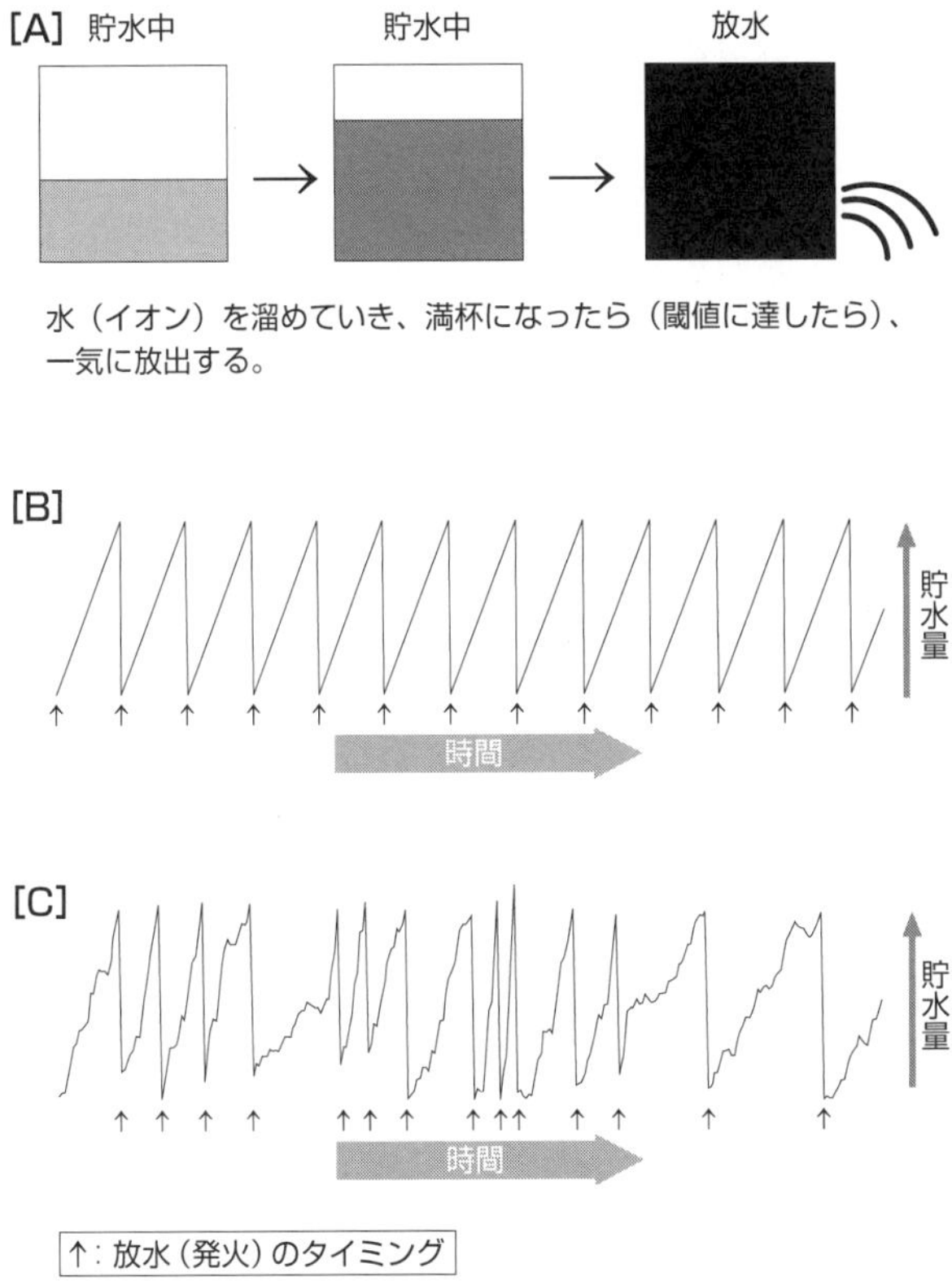

図52 **動画：鹿威しモデル（単一細胞）**
[B] ノイズなし：流水量（シナプス入力）が一定のとき、放水（発火）は等間隔になる。矢印が放水のタイミング。
[C] ノイズあり：流水量がランダムのとき、放水のタイミングは不規則になる。
（特設サイトでご覧になれます。16ページ参照）

ニューロン回路では同じイオンが次のニューロンで使い回されるわけではないから、ちょっと原理が違うんだけど、本質的なイメージをつかむだけならば、鹿威しの水路で十分だ。

さて、鹿威しやニューロンなどの「素子」が集まって回路をつくると、一体どんなことが起こるだろうか。

たとえば、回路の中でもっとも簡単なパターンのひとつが、「フィードフォワード」と呼ばれる回路だ。フィードフォワードというのは「前に向かって流れていく」という意味。一見、長くてややこしそうな単語に見えるけど、意味していることは単純。

この図で示した回路はフィードフォワードのよい例だ（図53）。すごいでしょ。この1個1個の四角いマスがひとつの鹿威しに相当すると思ってね。そして、一番上の列の8個のニューロンに一斉に水を溜めていく。それぞれにニューロンに一定の速度で水を溜めていくと、ニューロンは一気に揃《そろ》って発火するよね。

すると、1層目の鹿威しは、次の層の鹿威しに水を送る。鹿威しは、次の層にある近傍《きんぼう》の鹿威しに、均等に水を分けて送るように水路をつくってある。こういうふうに上から1層目、2層目、3層目……と層構造で連鎖状に連なっているので「フィードフォワード」という。

今、一番上の1層目だけに水を一定量ずつ入れていく。生じる現象は単純だね。水が溜まっていって、ポンと1層目全体が一斉に同期して発火する。そして放出された水は、次の層に送られる。

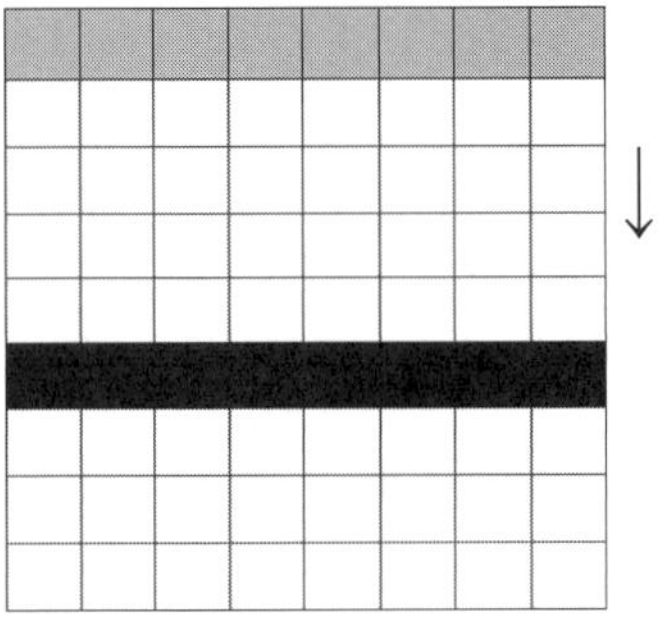

[A]　ノイズなし：流水量が一定のとき、放水（発火）の波は1層目、2層目……と規則的に層を下がっていく。

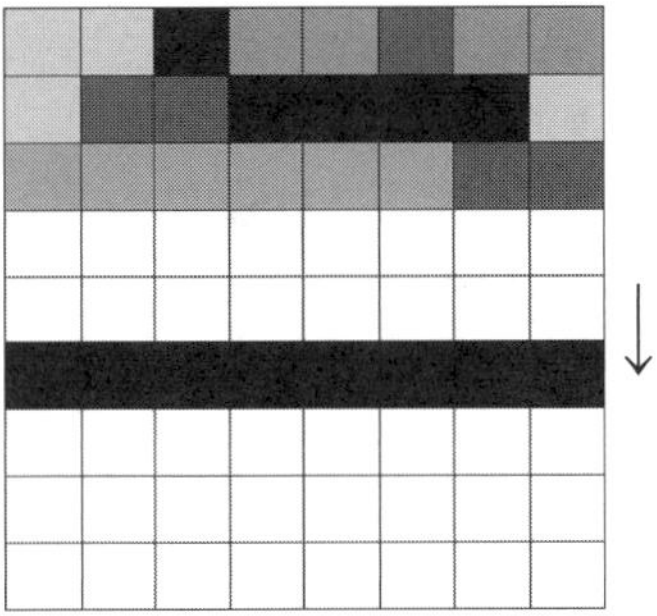

[B]　ノイズあり：流水量がランダムのとき、最上層はバラバラに発火するが、2層目、3層目あたりで小波が出現し、それ以降は足並みを揃えた発火の大波が層を下がっていく。つまり、ノイズは秩序へと変換される。

図53　動画：鹿威しモデル（フィードフォワード）
鹿威しを回路にしたシミュレーション（その1）。鹿威しが放水（発火）すると、その水は次層の近傍の鹿威しに分配される。
→パラパラ漫画（[A] ノイズなし・50〜134ページ、[B] ノイズあり・210〜322ページ）特設サイトでもご覧になれます（16ページ参照）

すると第2層では、今度は一気にたくさんの水が流れ込むから、溜まるのを待つまでもなく、すぐさま発火するね。もちろん、その次の第3層でも同じことが起こる（図53－A、右上のパラパラ漫画50ページから）。

これはわかりやすいよね。ポン、ポン、ポンという同期した発火の波が、「フィードフォワード」の層を順次下がっていく。水が溜まるスピードが遅ければ、ポンという波の間隔が広がるし、逆に流水量が多ければ間隔は狭《せば》まってたくさんの発火の波が連続して生まれる。

4—11　脳は、ノイズをエネルギーに変えて、秩序ある世界を生成する

ここで、ニューロンへの入力を一定値にするのではなくて、ノイズを加えてみよう。つまり、脳の回路にゆらぎを生じさせるんだ。最上層の鹿威し1個1個に、別々なランダムにゆらぐ流量で水を入れたら、はい、どうなると思う？

——次の層に移行する発火の波が、さっきのように水平になって下がっていくんじゃなくて、てんでバラバラに……。

バラバラに伝わっていく？　ほかに意見は？

——だんだん下層に行くにつれて、誤差がなくなってくる。

誤差ってどういうこと？

——上の層では鹿威しはてんでバラバラに放水するんだけど、下の層に行くにつれて、だんだんと波がシンクロしてくる。

ほう……。ほかに意見は？

——一定流速のときと変わらないような気がする。

——足並みが揃っていないから、駆動力《くどうりょく》が弱くて、途中で波が消えてしまうのでは？

いろいろな意見が出たね。では実際にノイズを入れて確認してみようか。答えはこうなる（図53－B、右上のパラパラ漫画210ページから）。

まず最上層のニューロンを見てみて。完全にバラバラに発火しているよね。ノイズをランダムに入れているから、完全に独立した素子《そし》として機能している。

ところがネットワークを下っていくと様子が変わるね。2層目、3層目ぐらいまでは部分的に同期した小波として伝わるのだけど、それ以降の層では、層全体が足並みを揃えて、大きな同期した波に変貌《へんぼう》するね。はじめはランダムでも、層の途中から一気に発火が揃ってくる。

つまり、神経回路にはノイズを整除《せいじょ》するというか、活動を整える作用がある。実際の脳では、ノイズは脳の中から自然に生まれてくるよね、脳のゆらぎとして。けれども、そのゆらぎは回路を通過すると、しだいに整えられて、規則をつくり出すんだ。ノイズが秩序に変換される。

だから脳は、自分でノイズをつくっては、そのノイズを整形し、そしてまたノイズをつくってはノイズを整形し……ということを自分自身でやっている。

脳はこうやって回路を通じて秩序を生み出しているんだ。別の言い方をすると、脳はこんなふうに、ノイズを利用して、秩序立った世界を生成しているってことだ。

実は、ここにノイズの３つ目の役割についてのヒントが隠されている。

――エネルギー。

そうだね。ノイズは脳の駆動力の源、つまりエネルギー源でもあるんだ。

4―12　わずか20ワットの電球と同じ電力で脳は動く

「脳」は身体の中ではエネルギー消費の多い臓器だ。重量でいえば、脳は体重のわずか２％にすぎないけれど、エネルギー消費はなんと全身の20％以上になる。[4]

そんなデータを見ると「脳は大食漢《たいしょくかん》である」かに思えるよね。でも具体的に数値で見ると、実際に使用しているのは１日４００キロカロリーにすぎないんだよ。

つまり、身体はすごく効率よくできていて、絶対エネルギー量で考えたら、そこら辺の家庭用電気機器よりずいぶんと少ない。だって、１日４００キロカロリーといったら、電力量でいえば、たった20ワット程度だよ。熱電球で想像してもらえばわかると思うけど、切ないくらい暗い灯《あか》りだよね。そんな電力量では、脳よりもはるかに性能の低いパソコンを駆動することすら無理だ。

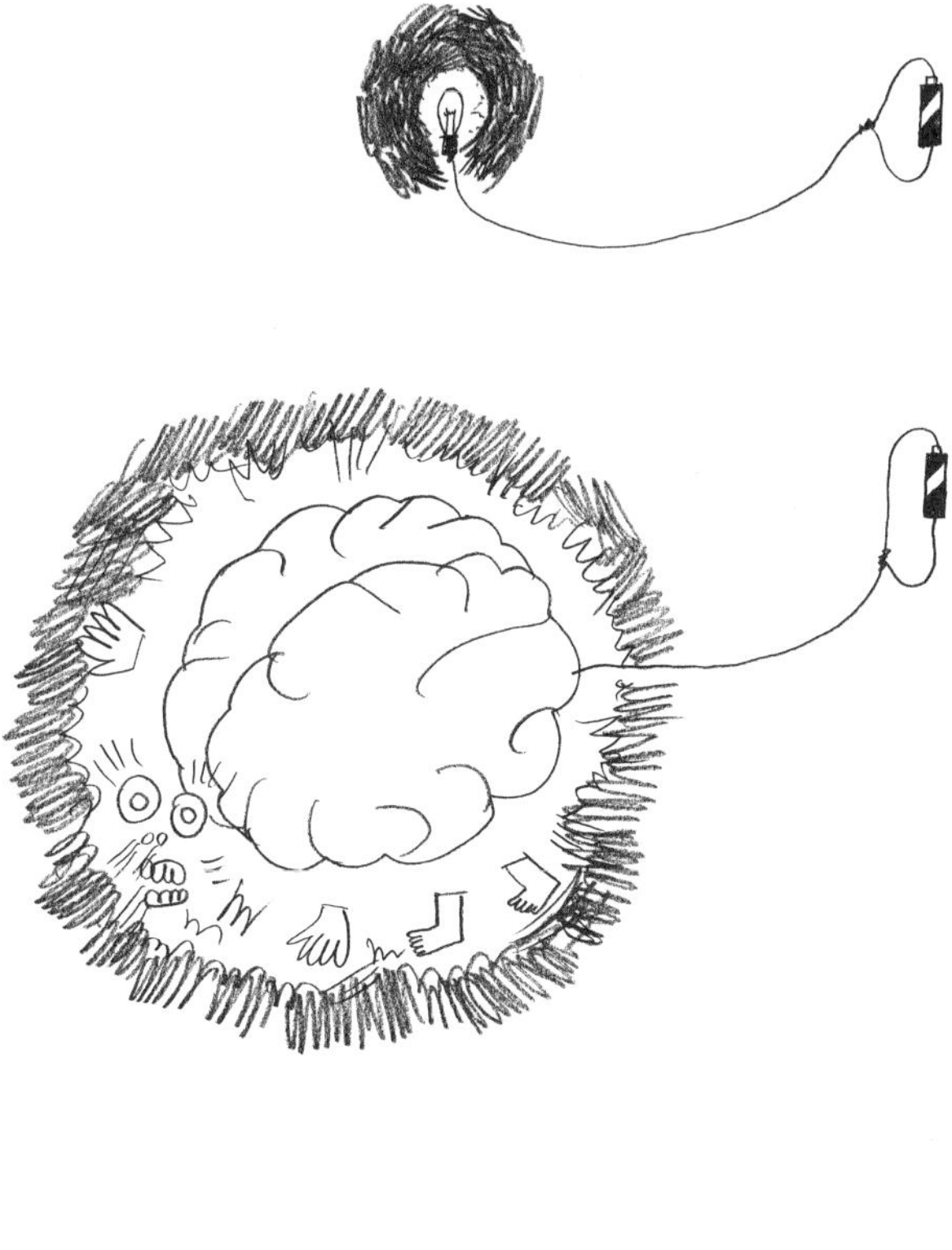

図54　**20ワットの電力量で脳は動く**

ノイズから生まれる秩序をエネルギー源として用いているため、外部供給として必要なエネルギー量はわずか1日400キロカロリーですむ。電力量に換算すると20ワットという驚くべき少量のエネルギーである。

そう考えると、１０００億個もあるといわれるニューロンを作動させるにしては、あまりにも稼働エネルギーが少なすぎる。

そんな痩《や》せた栄養で、なぜ脳は差《さ》し障《さわ》りなく働くことができるのかといえば、脳のエネルギー源が、食べ物からの栄養源だけではなくて、自然発生するノイズを利用しているからなんだ。神経回路はノイズから秩序を生み出して、それを回路の駆動力に変換することができる。だから、脳はすばらしくエネルギー効率がいい（図54）。

アトモスって時計は知ってる？　80年くらい前にスイスで開発された機械式時計なんだけど、部屋の温度変化を振り子の原動力にしているんだ。気体のゆらぎをエネルギーにしている。だから電池も不要で、半永久的に動き続けるんだよ。

ちょうど脳は、このアトモス時計のように、ノイズをエネルギーの一部として利用することで、作動しているんだ。エネルギー源——これがノイズの役割の３つ目だ。

4－13　情報を前の層に戻す回路——フィードバック

以上は「フィードフォワード」の例。これとは別に「フィードバック」というものもある。僕らの脳回路を特徴づける重要な構造は、むしろフィードバック回路にある。フィードバック回路の方が、さらにエネルギーとしてのノイズの役割がはっきり見えてくる。

たとえばロボットに高度な作業をやらせようとしたら、情報を次層に送るだけのフィードフォワード回路だけでは絶対にダメで、「情報を前の層に戻す」という逆方向の回路が必要になる。このように情報を戻すループが「フィードバック」だ。とはいっても、ただの閉じたループではないよね。ループを巡ることによって、情報が高次化するわけだから、ループというよりも、螺旋《らせん》に近いニュアンスだ。

フィードバックは脳回路を考える重要キーワード。フィードバック構造を持った回路は、実際、脳の中にたくさんあって、情報が前に行くだけではなくて、戻るような仕掛けになっている。脳の中でフィードバック回路が一番密に存在しているのは海馬《かいば》（のＣＡ３野）だ。その次が大脳皮質。つまり、動物の行動の中でも、とりわけ高度な機能や知的な活動に関与した脳部位に、やはりフィードバック回路が多い。

というわけで、今度は鹿威しをフィードバック状につなげてシミュレーションをしてみよう。鹿威しを格子状《こうしじょう》に描いてみた。ひとつのマスがひとつの鹿威しに対応する。

――うわあ……。

鹿威しをたくさん、ぎっしりと詰め込んでみた。

それぞれの鹿威しは、隣のマスの鹿威しと相互に結合している。つまり、各マスについて、それぞれ上下、左右、斜めに隣接した各８個のマスが均等に結合した、そんなフィードバック回路を仮定しよう。

つまり、自分が発火したら、隣り合った8つのマスに、水を8等分して分けてやる。また隣のマスが発火したら、そこから8分の1の水が自分に分与される。そうやって、あるときは水を譲渡し、またあるときは水をもらう。まさにフィードバックだ。

このシミュレーションを行ううえで、もうひとつ重要な仮定を入れたい。それはブレーキだ。フィードバック回路には抑制性のブレーキが絶対に必要。だって、相互に興奮させ合うフィードバック回路が最終的にどうなるかは、シミュレーションしなくても目に見えているよね。

——全部が一斉に……。

そう、お互いがお互いに水を送り合って、どんどんと活動を高めていったら、結局は、鹿威し全部が一斉に発火して、回路状態が発散してしまう。つまり、回路に水が溜まりすぎてしまう。この状態はいわゆる「てんかん」の状態だ。実際、てんかんの患者さんの脳を調べてみると、脳のフィードバック回路が発作の起点になっている。

常時てんかん状態となってしまっては、脳としてはマズい。そこで必要なのは、火消し役だ。つまりブレーキ。これは回路から水を抜くことで行う。といっても、均一に水を抜くのではなく、きちんとした法則を持って水を抜く。

どうするかというと、ある鹿威しが発火したら、近い鹿威し（周囲のニューロン）には水を分け与えるんだけど、そのすぐ向こうの、少し遠い鹿威しからは水を抜く。

実際のニューロンでも、自分が発火したら、近傍のニューロンにはナトリウムイオンをあげて

（つまり興奮させて）、それよりも少し遠いところには塩素イオンをあげる（つまり抑制する）、さらに、もっと遠方には何も作用しない、という形式はしばしば観察される。ニューロンは、このようにアクセルとブレーキを踏み分けている。

4―14　ランダムなノイズから生み出される美しい秩序――創発

さて、フィードバック回路のシミュレーション結果を見てみようか（図55）。アクセルとブレーキという、たったふたつのルールを付加しただけで、こんなことが生じるんだ。よく見ていてね。

この映像の小さなマスはすべて鹿威し。たくさんつながっているから、壮観《そうかん》でしょ。そして、すべての鹿威しにランダムなノイズ入力を与えてみよう。はい、スタート。おお、あちこちでいろいろな発火がバラバラに起こってるね。

でも、時間が経つと、少しずつ様相が変わっていく。

――あ、模様のようなものが生まれてきた。

なんとなく発火の固まり、というか発火ニューロンが集まった「島」状の斑点があちこちに出現してきて、ほら、またもや見事な「秩序」が生まれる（図55－A）。

今見てもらってわかるように、回路の中で、発火しているニューロンが集まった部分と、発火していない静かなニューロンが集まった部分が分離して、山と谷ができたね。

いいかな、僕は、この回路に「こういう集団パターンをつくれ」とは命じていない。何も教えてないにもかかわらず、こんな美しい活動パターンを、ランダムなノイズから自然と生み出す。すごく不思議な感じがしない？

こうやって、数少ない単純なルールに従って、同じプロセスを何度も何度も繰り返すことで、本来は想定していなかったような新しい性質を獲得する。これを「創発《そうはつ》」と言う。

創発では、全体が個々の単純な足し算にはなっていない。部分が集まると、予想外な挙動が生まれてくる。ここでは単純な素子（鹿威し）をたくさんつなぎ合わせるプログラムを組んだだけなんだ。それにもかかわらず、こちらがまったく予想だにしなかったパターンが自然に発生してくる。

回路というフィルターを通すと「足し算」の結果は、もはやただの「足し算」にはならない。新たなダイナミクスが勝手に生成されてしまう。

こうした創発を促すパワーになっているのが、ノイズだ。このフィードバック回路も、ノイズを与えなければ駆動しない。つまり、ノイズは創発の原料になっているってわけだ。

4―15　活動するニューロンの「島」がうねうねと動いていく

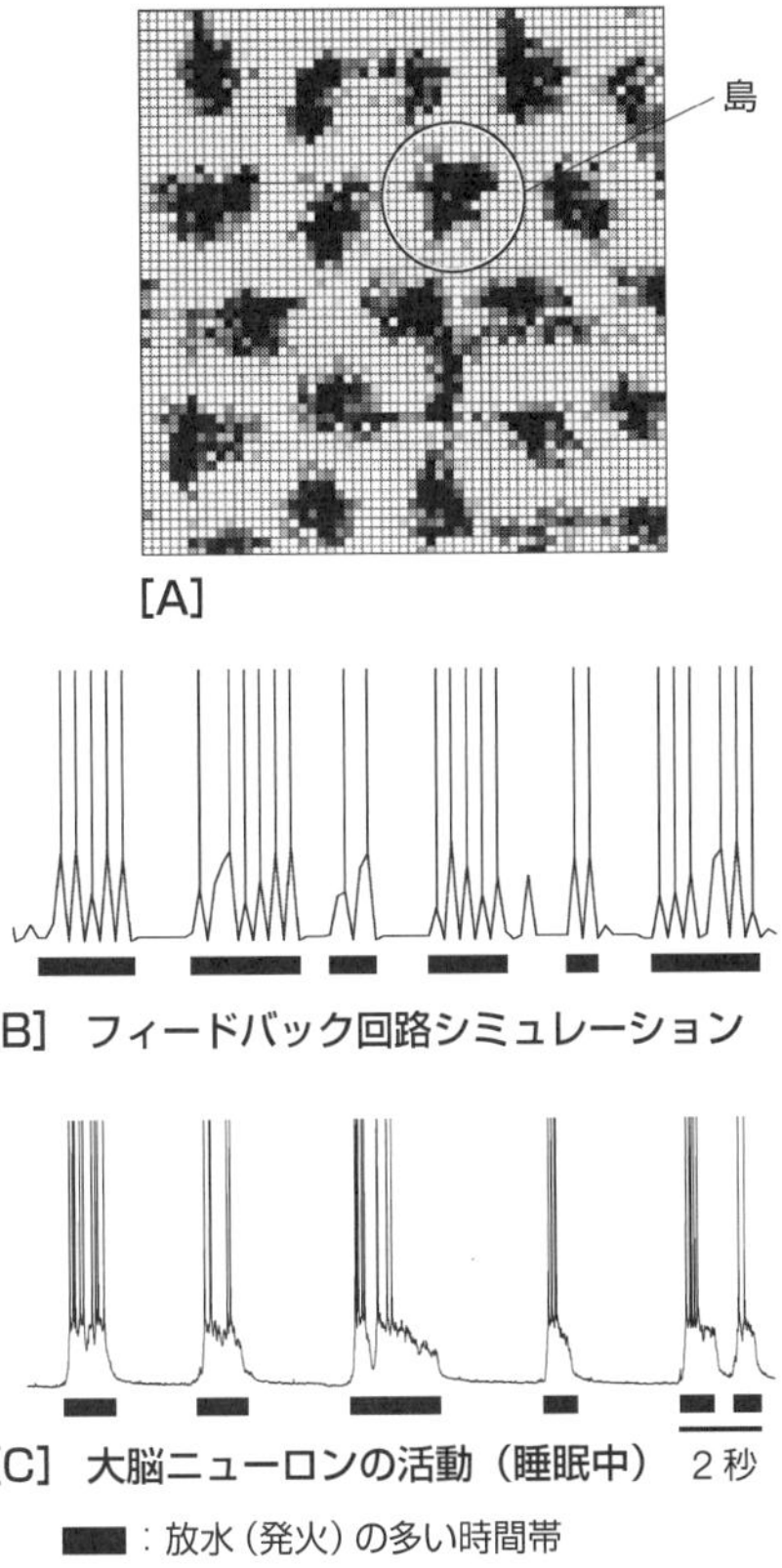

図55 **動画：鹿威しモデル（フィードバック）**

鹿威しを回路にしたシミュレーション（その2）。鹿威しの水路を相互に連結する。[A] すべての鹿威しにノイズを入れる。最初はバラバラに発火するが、時間が経つと発火集団の「島」模様が現れる。島の位置は少しずつ漂動している。（特設サイトでご覧になれます。16ページ参照）[B] 特定の鹿威しに着目した放水（発火）パターン。縦の細い線は放水のタイミングを強調して示したもの。「島」の到来と退去によって、発火密集期と休止期を繰り返す。黒で示した時間帯が発火密集期。[C] 深く眠っているネズミの大脳皮質のニューロンの発火パターン。[B] の発火パターンと同様に発火密集期と休止期が交替している（データ提供：南澤玄樹）。

さて、このシミュレーション。回路を俯瞰《ふかん》的に眺めると、こうして美しいパターンができているよね。そして、そのパターンは動いている。つまり、発火しているニューロン集団の「島」の位置がうねうねと、ゆっくり動き回っている。

――なんか生きてるみたい。

そう形容してしまいそうだね。いや、そうやって、生命っぽさを感じたとしたら、定義上、もうそれはほとんど生命だと言っていいだろう。

さて、今「島」のパターンではなくて、ある特定のニューロン（鹿威し）に着目して、その活動を眺めるとどうなる？　たとえばこのマス目の中でどこがいいかな……。うーん、まあ、どこでも同じだね。じゃあ、ここら辺にしよう。よし、このニューロンに決めた。

さて、このニューロンは、おっ、この瞬間は黙ってるね。活動集団の島の外にあるからね。でも、ちょっと待っててごらん。ほら、今、島に飲み込まれて、発火の連発を始めたよ。

そして、しばらく発火をすると、島は去り、また黙ってしまう期間が続く。そして、ほら、また島が訪れて、連続発火を始めたね……。こういうふうに、一個一個のニューロンとしては、活動したり止まったり、活動したり止まったりという時間を繰り返していることがわかる（図55－B）。

一歩離れてマクロな視点で見れば、発火の「島」が、このニューロンの上にやってきたり、過ぎ去ったり、そしてまた別の島がやってきたりというのを繰り返している。これをニューロンの視点から見れば、発火をまとめてする時間帯と、しばらく沈黙を続ける時間帯が交互に現れるということになる。

実は、この発火のパターンは、脳で見られるものと似ている。どういうときに見られるかというと「寝ている」とき。実際に、僕たちの研究室でネズミから記録した例を見てみて。

ネズミが寝ているとき、とくに眠りが深いと、図55－Cに示したように、ダダダッとまとめて発火したかと思うと、しばらく休止期に入ってしまい、そして、またダダダッと発火する。そういう活動期と休止期を、1秒から2秒おきぐらいに繰り返している。

イヌやネコを飼っている人はいる？

――はい。

ペットが寝ているところは見たことあるかな。眠りには、深い眠りと浅い眠りがあって、深い眠りに落ちたときの様子を見たことある？

だいたい2秒おきに体を小刻《こきざ》みに震わせる。仔《こ》どもの動物ではよく見られるよね。ブルブルブル、スーーッ、ブルブルブル、スーーッ……と、そういう現象が全身に見られているときは、深い眠りである証拠だ。このときのニューロンの活動が、ここで示した間歇《かんけつ》的な発火パターンに相当する。

そう、シミュレーションとそっくりなパターンが、現実の脳でも観察される。――いや、厳密に言えば逆だね。脳と同じ発火のパターンが、鹿威しをフィードバック回路につなげただけのシミュレーションで、簡単に再現できてしまうんだ。驚きでしょ。

4―16 睡眠中の脳の活動は、発火と静止の規則正しい繰り返し

実は、この、寝ているときの脳で見られる発火期間と静止期間の規則正しい繰り返しが発見されたときは、「こんな不思議なことが、どうして脳で生じうるんだ」と驚きを持って受け取られた。なぜ、こんなことが脳に可能なのかがわからなかったんだ。

でも、たいしたことはない。ほんのちょっとしたルールとノイズさえあれば、コンピュータ上で再現できる程度の現象なんだ。ただ、ニューロンひとつを解剖して取り出して観察していたのではわからないし、個々のニューロンの振る舞いを線形加算《せんけいかさん》、つまり単純に足し算しても予測できない。これはフィードバックという特徴ある回路構造にニューロンが繰り込まれることではじめて生まれてくる創発的な活動パターンだ。

「創発」という独特な集団現象を知らない当時の人には、あまりにも不可思議に映る現象だっただろうね。

繰り返し言うけど、僕はこの神経回路に「発火」と「休止」をつくり出せと教えたわけではない。ある初歩的なルールを与えただけで、後はシミュレーションの単純計算にまかせておけば勝手にやってしまう。僕自身も、そんな活動パターンを示してくるなんて予想していなかったし、

当然、回路の中の個々のニューロンたちも、そんな活動を生み出そうなんて思っていない。所詮《しょせん》、個々のニューロンは忠実な緻密《ちみつ》機械にすぎない。彼らはただひたすらに、自分に届く「ゆらいだシナプス入力」に従って、忠実に出力をし続けているだけだ。「予想外な創発をしてみせて、ニンゲン様をびっくりさせてやろう」なんてお茶目な心を持っているわけでない。無機質で機械的な作業を繰り返しているだけだ。

それにもかかわらず、周囲との関係性の中で、全体としては見事な秩序が生まれてくる。いや、正確に言えば、生まれてしまう。回路の中のニューロンは意図せず勝手に創発してしまう。これこそが集合ダイナミクスの特徴で、いわゆる「複雑系」というシステムの醍醐《だいごみ》味でもある。

4—17　回路なしの単体でも創発は起きる

でも、創発にはもうひとつ大事なヒントがある。今のシミュレーションは「回路」に焦点を絞っている。

実は、素子は集合しなくても、それ単体でも大変おもしろい挙動《きょどう》を見せてくれる。次の例はニューロンとは直接の関係はないけれども、創発の本質を理解するためにも、ぜひここで説明しておきたい。

素子が1個しかなくて、しかも回路を形成していないのに、そこから新しい機能を創発させるには、どうしたらいいと思う？

――回路がないってことは……入力がないってことだから……うーん、どうやるんだろう。

それはね「環境」と相互作用させることだ。先ほどまでの例は、素子を「回路」に組み込んで創発を促したよね。でも、回路がなくても「環境」を相手に入力や出力をすることはできるよね。

僕らも、常に自分の周りの環境から影響を受けているよね。椅子があったら座りたくなるし、ペンがあったら手で持って書くわけだね。

影響を受けるだけでなくて、環境に影響を与えることもする。椅子までの距離がちょっと遠ければ、椅子の位置を都合よく動かしたりする。そうやって、環境に干渉され、環境に干渉する……それが僕らのやっていることだ。

一般論として言うんなら、環境との相互作用にはふたつのプロセスが含まれている。ひとつ目は「環境によって素子が変化を受ける（入力）」こと、ふたつ目は「素子が環境を変化させる（出力）」こと。

環境から影響を受けて自分が「書き換え」られるし、同時に環境にも影響を与えて環境のあり方を「書き換え」ている。この相互作用のルールさえあれば、素子1個でも見事に創発してくる。実例を見てみよう（図56）。

今は鹿威しは忘れてね。これはもっと単純なシミュレーションで、オセロゲームみたいなも

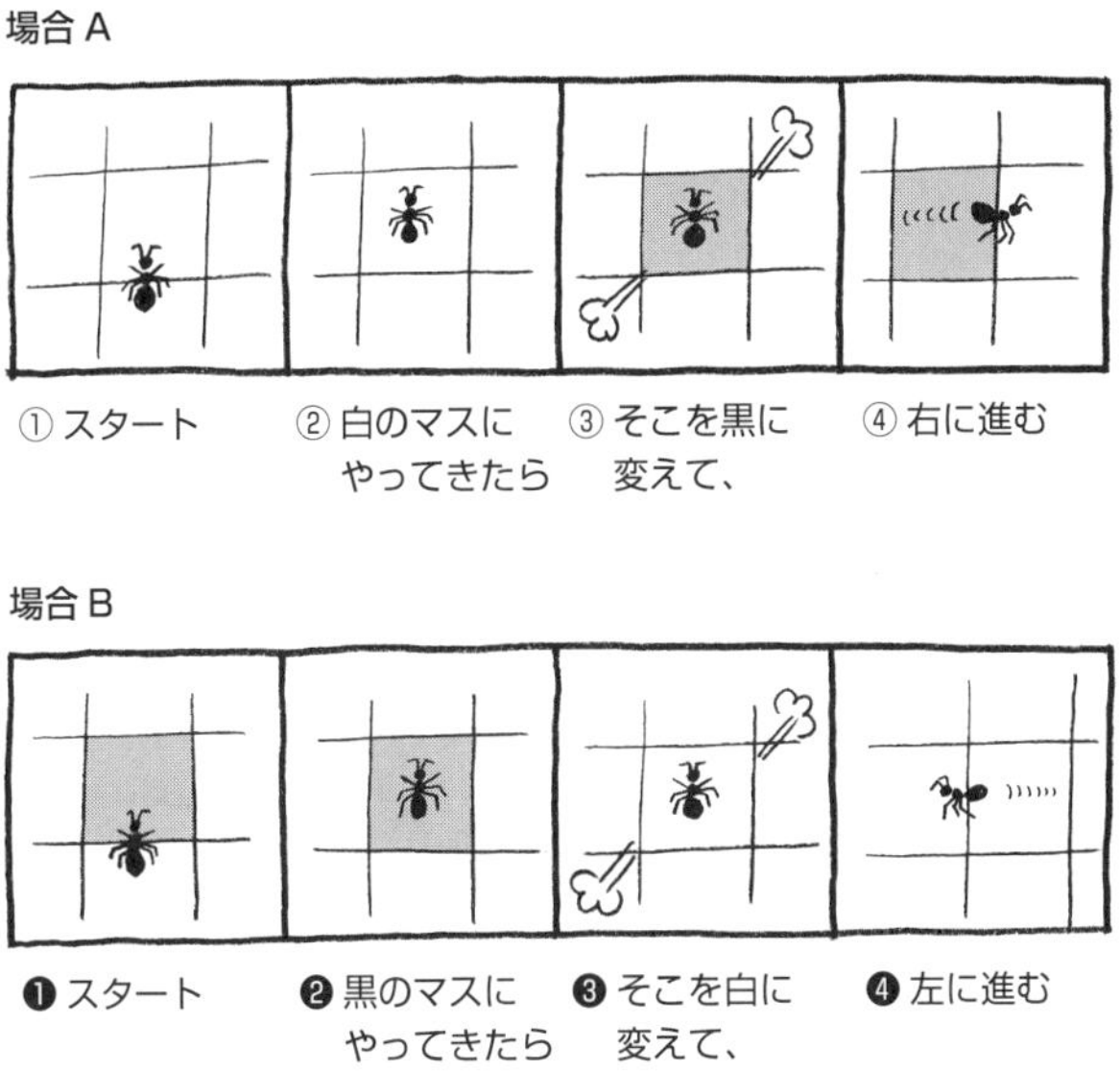
場合A
① スタート
② 白のマスにやってきたら
③ そこを黒に変えて、
④ 右に進む
場合B
❶ スタート
❷ 黒のマスにやってきたら
❸ そこを白に変えて、
❹ 左に進む

図56　素子と環境の相互作用　その1
回路がなくても、環境と相互作用させれば素子は創発を生む。「ラングトンのアリ」と呼ばれるシミュレーション。場合A：白のマスにやってきたとき。場合B：黒のマスにやってきたとき。マスの色を変えるのが、素子→環境の作用。進む向きを変えるのが、環境→素子の作用。

の。しかも、ノイズさえない、きわめて簡素なシステム。

広いマス目の平面があったとしよう。各マス目は白と黒のどちらかを取る。とりあえず最初は全マスを白にしておこう。

この広大なマス目の空間の中に、自分がいる。自分はマス目を左右上下の四方向に動く。今は下から上に向かって移動しているとする。

4—18　自分が書き換えた環境が、巡りめぐって自分の行動に影響する

移動のルールはふたつ。今、自分がやってきたマスが白だったら、そこを黒に変える。黒だったら白に変える。これがルール①。ルール②は、自分のやってきた場所がもし白だったら自分の進む方向を右に変える、つまり、進行方向に向かって右方向に1マスだけ移動する。逆に黒だったら自分の進む方向を左に変える。つまり、ルール①は環境を書き換える出力プロセスに、ルール②は環境から影響を受ける入力プロセスに相当する。

同じことを、場合分けすると、次のようにも書けるね。

場合A＝白のマスにやってきたら、そこを黒に変えて、右に進む
場合B＝黒のマスにやってきたら、そこを白に変えて、左に進む

このモデルは、環境からも影響を受けるし、自分も環境に影響を与えている。たったふたつのルールだけど、入出力の両方を満たしている。はて、これで、何が起こるのか。

この広いマス目の平面で、今はここにいるね。ここは白いマスだ。自分は今、下から上に向かって歩いてきたところだとしよう。次のステップでは、このマスを黒に変えながら、自分は右に方向を変えて一歩進む。

次にどうするか。今は右隣のマスに移ったよね。隣のマスも白だから、そこを黒に変えて、向かって右に曲がる、つまり、下のマスに移動だ。

次も同じことが起こる。マスを黒に変えて、向きが右に変わった。つまり、君らから見ると、左に移動した。次も同じく右に方向を変えて上のマスに移動した。

すると、ぐるりと右回りして、再びスタート地点のマスに戻ってくるよね。でも、今度は、先ほどとは違って、このマスは黒になっている。先ほど自分で黒に変えたから。だから今回は、このマスを白に変えて、そして、左に曲がる。

こうやって、自分が書き換えた環境への影響が、巡りめぐって自分の行動にまた影響を与えるわけだ。別の視点で見れば、自分の行動履歴を記す「記憶媒体」として、環境を利用しているともいえる。ま、とにかく、こういう相互作用を、ずっと続けていく。

僕はこの動き以外には何も教えてない。ただルールをふたつ組み込んだだけで、後は、それに従って、ただ自動的に動いてくれているだけ。ステップ毎《ごと》に「次へ」のボタンをクリックするのは、じれったいので、連続モードにしてスピードを上げてみよう。さて、このまま、じっと見ててね（図57、左上のパラパラ漫画151ページから）。

しばらく時間がかかるけど、何かが起こる……。

今のところは一見すると、空間内を無秩序に、ただただランダムに動き回っているように見える。あっちに行ったりこっちに行ったり、悶々《もんもん》とうごめいている。

こうやって、もやもやとしたゆらぎを、この素子はつくりあげている。とくに目的なんか持っていない。ひたすらルールに従って忠実に動くだけ。

4−19　ふと強靱な意志を持ったように、行動パターンを変える回路

ところが、これを10000回くらい繰り返すと……。

——うわーっ……！（一同）

——左下に向かってまっすぐに移動を始めました！

——すごい！

今、決定的な瞬間を見たでしょ。強靱《きょうじん》な「意図」を感じさせる新たな動きが発生した。

——ふと意志を持ったかのように……不思議です。

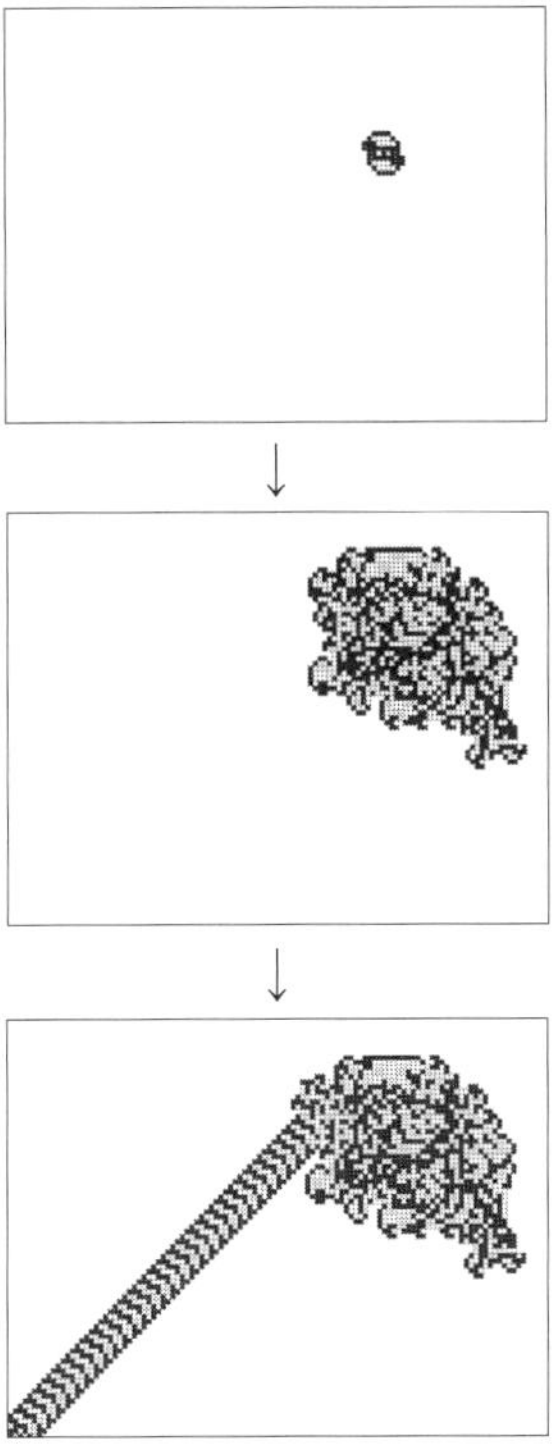

図57　動画：素子と環境の相互作用　その２

「ラングトンのアリ」のシミュレーション動画から、途中の３コマを抜粋したもの。
上：最初の数ステップ。マスを白や黒に変えながら空間内を動き回る。
中：6000ステップ程度。次第に行動範囲が広がっていく。
下：12000ステップ程度。左下に向かってまっすぐ移動を始める。「意志」を感じさせる動き。
→パラパラ漫画（151〜355ページ）　特設サイトでもご覧になれます（16ページ参照）

そう。何かに気づいたかのように、急に行動パターンが変わって、規則正しく左下方向に進行し、そして、そのまま画面から消え去っていった。

もちろん僕は、そんな意図を示すようにコンピュータには教えてない。でも、環境の中を動き回る中で、環境に干渉し、環境から干渉されるうちに、まるで「あれ、こういうことか」と、うまい具合に安定した答えを見つけ出す。

もう一度、今のプロセスを見てみようか。今度は超高速でいくよ。一度、リセットして、第1歩目から再生しよう。この「Fast」というボタンを押すと高速再生されるよ。一瞬だから、よく見ててね。はい。

——おおーっ……！（一同）

ということだね。なんとなくわかってきた？

「創発」という現象は、何か「すごさ」を感じさせるよね。実際、今君らは「うわーっ！」って唸《うな》ったでしょ。でも、その「すごさ」の感覚って一体何なんだろう。だってさ、この根底にあるものといえば、簡素すぎるくらいシンプルなルールが2個あるだけ。ただそれだけだよ。

でも、創発の瞬間にたまたま居合わせると、僕らはひどく驚いてしまう。予想外だし、一見、あんな単純なルールの寄せ集めでは説明がつかないような、複雑なモノを目《ま》の当たりにした気がしてしまう。

こう考えるとさ、「意図」とか「意志」とか、あるいは「生命っぽさ」というのは、本当にあらかじめ驚異的な存在としてそこにあるというよりは、意外と簡素なルール、数少ないルールの連鎖で創発されているだけであって、その最終結果を、僕らが単に崇高《すうこう》さを感じてしまっているだけだ、という気がしてこない？

たとえば、自由意志なんて言うと、なにか神がかった高貴なもの、あるいは、信じがたい奇跡に触れたかのような敬虔《けいけん》な気持ちになるけれど、実は、脳にそう思い込まされているだけではないか、つまり、僕らの心は「意志」や「意図」を高度な機能だとして尊敬したくなる気持ちになるように、プログラムされているだけだと。

「創発性」とは、それを感じる側、つまりヒトの脳にとってのみ意味のある現象であって、創発している当人、つまりシステム素子そのものは、いつも通りの動作を繰り返しているにすぎない。「創発してやろう」などという色気や魂胆《こんたん》なんてどこにもない。

4―20　遺伝子は生命の「設計図」じゃない！

これまで見てきたように、素子とルールが合体すると、僕らにとって思いもよらない複雑なダイナミクスが現れる。それにしても、なぜ「創発」という現象を、生命は使うのだろう。どう思う？

――複雑なことでも簡単に行えるから。

うん、そういうことだよね。たぶん、「設計図をつくる」という作業は非効率なんだ。生命体を設計図に基づいて作成しようとすると、膨大《ぼうだい》な情報が必要になる。

建築物の場合を考えればわかる。大小すべてのパーツに至るまで、材質や大きさや角度や重量を丁寧に決めておかないと、ビルを建てることはできない。そう考えると、こんな複雑な脳について、緻密《ちみつ》な設計図を完璧に用意することなんてできるのだろうか。

一方、「創発」を利用するのは、設計図をつくるよりも、はるかに簡単な作業だ。なぜなら、あらかじめ少数の「ルール」を決めておいて、後は、そのルールをひたすら繰り返すだけだから、そんなに苦労はいらないで。単調作業だけなのに、結果として、システムに思いもよらない複雑な挙動をもたらす。

だから創発を活用すれば、数少ない情報と材料だけでこと足りる。

――遺伝子は?

「遺伝子」はよく生命の設計図だ言われるけど、でも僕から見れば、これは設計図ではない。だって僕らの遺伝子はたったの2万2000個しかないんだよ。そんな少数の情報では、人体は組み立てられない。いや、人体どころか、小さな家屋ですら建築できないよ。

あれは設計図ではなくて、いわばシステムの「ルール」(の一部)でないかな。そのルールに基づいて、分子たちがせっせと単調な作業を繰り返している。すると物質から生命体が生まれてくる。いや、より正確に言えば、創発の結果を単に「生命現象」と呼んでいるだけのこと。そういうことでしょ。だから、わずか2万個そこその遺伝子でこと足りる。

4―21 ニューロンがつくり出す優しく、浮遊感のある音楽

さて、ここでもう一度、僕たちの研究室で撮影した神経回路の活動のムービーを見てみよう。これだね（290ページ・図40参照）。これはシミュレーションではない。生のニューロンたちの活動だ。現場のニューロンは、リアルなノイズにさらされながら、あるいはノイズを駆動力に変えながら活動している。その結果としての発火活動が、この映像に映し出されている。

今この映像を見て、ニューロンの活動がランダムでない、ということにぜひ気づいてほしい。映像をデータとして表記するとこうなる（図58）。

この図の見方だけど、横軸が時間を表している。縦軸はニューロンに番号をつけたもの。ピカピカ光ってるニューロンがいっぱいあったから、それぞれのニューロンに通し番号を1番、2番、3番と、僕が勝手につけていった。そして、発火のタイミングを点で表すと、このようなグラフが得られる。

こういうグラフの表し方を「ラスタープロット（raster plot）」という。ラスタープロットはなかなか便利でね、こうやってたくさんの点をちりばめて、回路活動の時空パターンを表示することができる。今、僕らの研究室では、1万個以上のニューロンから一斉に発火パターンを記録

することができるんだよ。

さて、まず僕がやったことは、音楽をつくること。ちょっとした遊び心。ラスタープロットを使って、ニューロン7番は〈ファの＃〉、このニューロン9番は〈ラの♭〉というふうに音を割り当ててみたの。すると、ニューロンの活動の様子が音楽になるよね。僕がつくった変換ソフトを使って、さっそく聴いてみようか。

——複雑だけど、雑音には聞こえない……。

不思議な感覚のする、浮遊感《ふゆうかん》の漂《ただよ》うサウンドだね。なんだか脳の中に入り込んでしまった奇妙な気分になる。こういうのもナチュラル・ミュージックというのかな（笑）。よくわからないけど。

僕はクラシック音楽が好きでね、とくに好きな音楽家に、スクリャービンというロシア人の作曲家がいる。１００年ぐらい前に活躍した人。この脳の音楽は、彼のつくる音楽に似ているなあと思ったりもする。古典的な音楽ではない、妙な音の並びだけれど、でもなんとなく心地いいよね。無機質な雑音とは違った、もっとオーガニックなゆらぎの美しさを感じる。

——このソフトには、「ピアノ」とか「チェレスタ」とか楽器名が書いてありますね。

そう、音色も変えられるようにしてみたんだ（笑）。

たとえば、こんな電子音にするとどう？　ほとんどリラクゼーションの音楽だね。アルファ波が出そう（笑）。東京の表参道にスパイラルというイベント会場があるんだけど、そのホールで

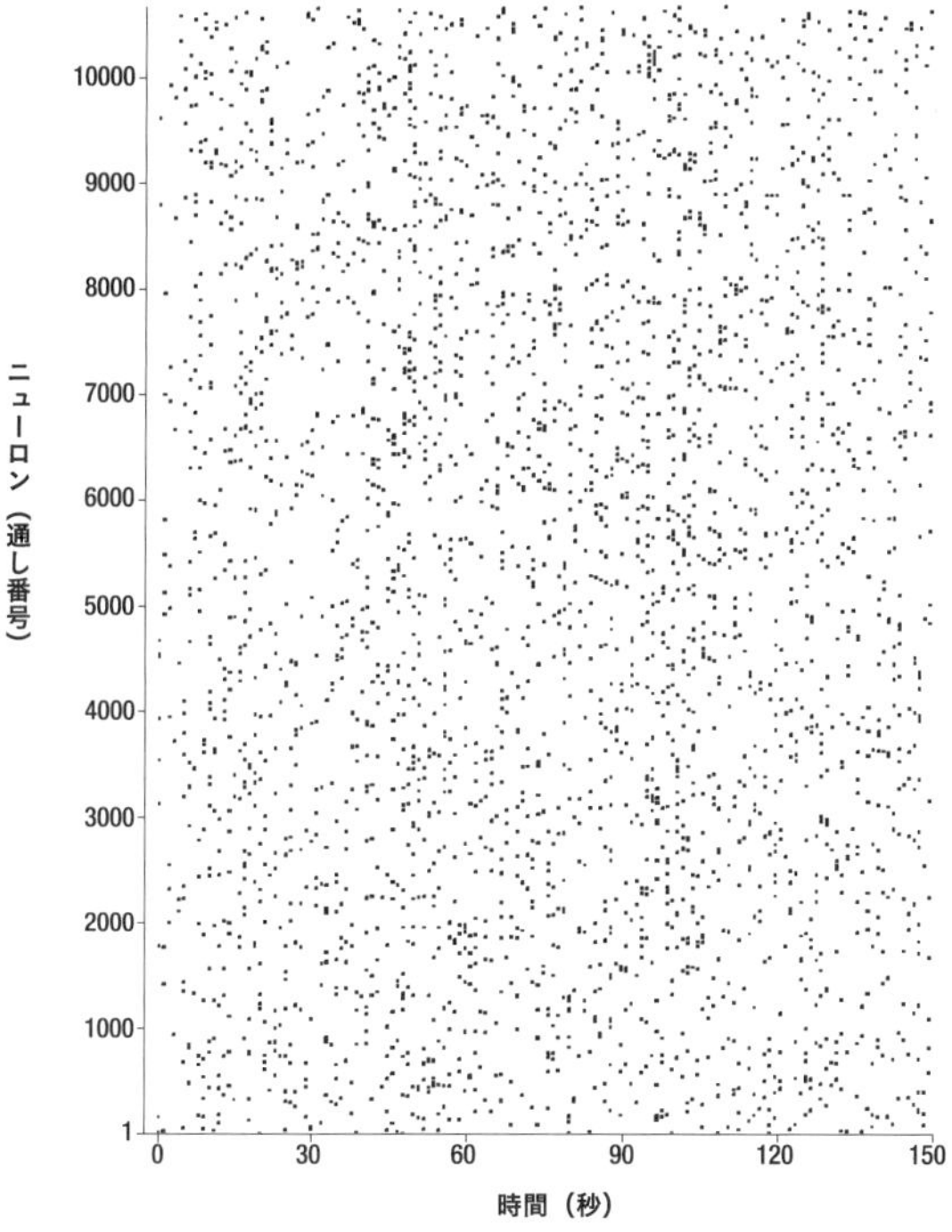

図58　ニューロンの活動を記録する ―― ラスタープロット
約10000個の大脳皮質のニューロンから記録し、活動のタイミングを点で表した。ニューロンに通し番号をつけて縦に並べると（縦軸）、どのニューロンがどのタイミングで発火したか（横軸）がひと目でわかる。見る限りはランダムなドットだが、これを音楽にすると「法則」が浮かび上がる。音楽は特設サイト（16ページ参照）で聴くことができる。
Namiki et al., *Nature Precedings*. 2893. 1, 2009より改変

BGMとして使ってもらったこともあるんだ。僕も仕事場でよくこの曲を聴いている（笑）。あ、でも、勘違いしないでね。別に遊びで聴いているわけではない。まあ、たしかに遊びの要素もあるけれど、でも、研究としての目的もある。

つまり、目と耳は得意とする対象が違っていて、たとえば、ラスタープロットを目で眺めても、「ほお、点がいっぱいある」と感じる程度だよね。そこに何か意味のある構造を見出すのはむずかしい。一方、耳という器官は、時系列を認識するのが得意だ。目で見たときには直観的に何もわからなくても、耳で聴くと「この音はいつもあの音と同時に鳴るな」とか「このメロディ、さっきも聴いたぞ」とか、そういうのがわかってくる。

そして、ラスタープロットの時空パターンは無秩序ではなくて、法則がいっぱい詰まっている宝箱だということがわかってきたんだ。コンピュータの乱数発生でつくったような、確率モデルの現代音楽の冷たさとはまるで違う、一種の「優しさ」のパターンがそこにはある。

4—22　人間社会にも自然界にも存在する共通の法則——べキ則

ここで、一旦《いったん》、話題を変えよう。またラスタープロットの話に戻ってくるからね。「べキ則《そく》」の説明をきちんとしておきたいんだ。べキ則は聞いたことある？

——「べキ乗《じょう》」なら授業で習いましたが……。

うん。そうだね。ベキ乗はベキ則と数式上で深い関係がある。ベキ則は「自然界の鉄則」と言われるほど、僕らの世界を普遍的に貫いている規則（ルール）だ。ニューロンのラスタープロットもその一例なんだよ。だから、「ベキ則」とは何なのかを、きちんと話しておこう。

たとえば、このグラフを見て（図59－A）。

さて、この図は日本の都市の人口を調べたもの。縦軸が人口。横軸は人口の多い都市の順に並んでいる。一番人口が多い都市は東京で、次が横浜、そして大阪、名古屋という順番だ。これを並べていって、横軸に順位をとる。すると、このグラフになる。

もちろん順位が落ちるにつれて、数が少なくなるのは当たり前。そうではなくて、軸の数値を見てほしい。対数（log）でとっているでしょ。xとyの両軸とも対数で目盛をとってプロットしている。すると、人口と都市のあいだに、こんなにきれいな直線の関係が見えてくる。

対数軸でプロットしたときに直線になるということは、数式で表すと、$y=1/x^{a}$になっているということだよね。これは「ジップの法則」あるいは、もっと一般に「ベキ（冪）則」という。僕らの住んでいる世界には、このベキ則があちこちに顔を出す。

たとえば単語の出現頻度《ひんど》。本の文章で、どの単語がどのぐらい使われるかを調べていく。たとえば英語の本だったら、一番多いのはthe。二番目に多いのはandなんだけど、こうやって使われている単語を順番にプロットしていくと、やっぱり、対数プロットで直線関係になる。ベキ則だね。

ほかにもおもしろいのが多くあって、所得（図59－B）。これは「企業」と書いてあるけど、個人の所得でも同じで、多い順に対数をとると、ほぼまっすぐな直線になる。本の売れる冊数も同様でベキ則だ。

ベキ則は、人間社会だけでなくて、自然界の現象にも枚挙《まいきょ》にいとまがない。

たとえば地震。マグニチュードを横軸にとって、縦軸にその地震が何回起こったかをプロットすると直線になる。いいよね？　マグニチュード7とか8までいくような大地震はめったに起こらない。でも、震度1だったらわりと頻繁《ひんぱん》に起こるし、僕らには感じない無感地震だったら、もっとたくさん生じている。土砂崩れや雪崩《なだれ》なんかもベキ則なんだよ。

ガラスを割ったときの破片の大きさ、宇宙に浮遊する隕石《いんせき》の大きさ、月のクレータ径《けい》、各遺伝子の使用頻度、いずれもベキ則の分布になる。すごいでしょ。

4―23　生成の「ルール」の存在を予見させるベキ則

さて、ベキ則を通じて何を伝えたかったかというと、「ベキ則」は無秩序でないことの象徴だということだ。たとえば、ここにランダムなプロセスを仮定してみよう。例として収入にしようか。

先ほど言ったように、収入はベキ分布する。年収1億円くらい儲《もう》けてる人もごく少数いるかも

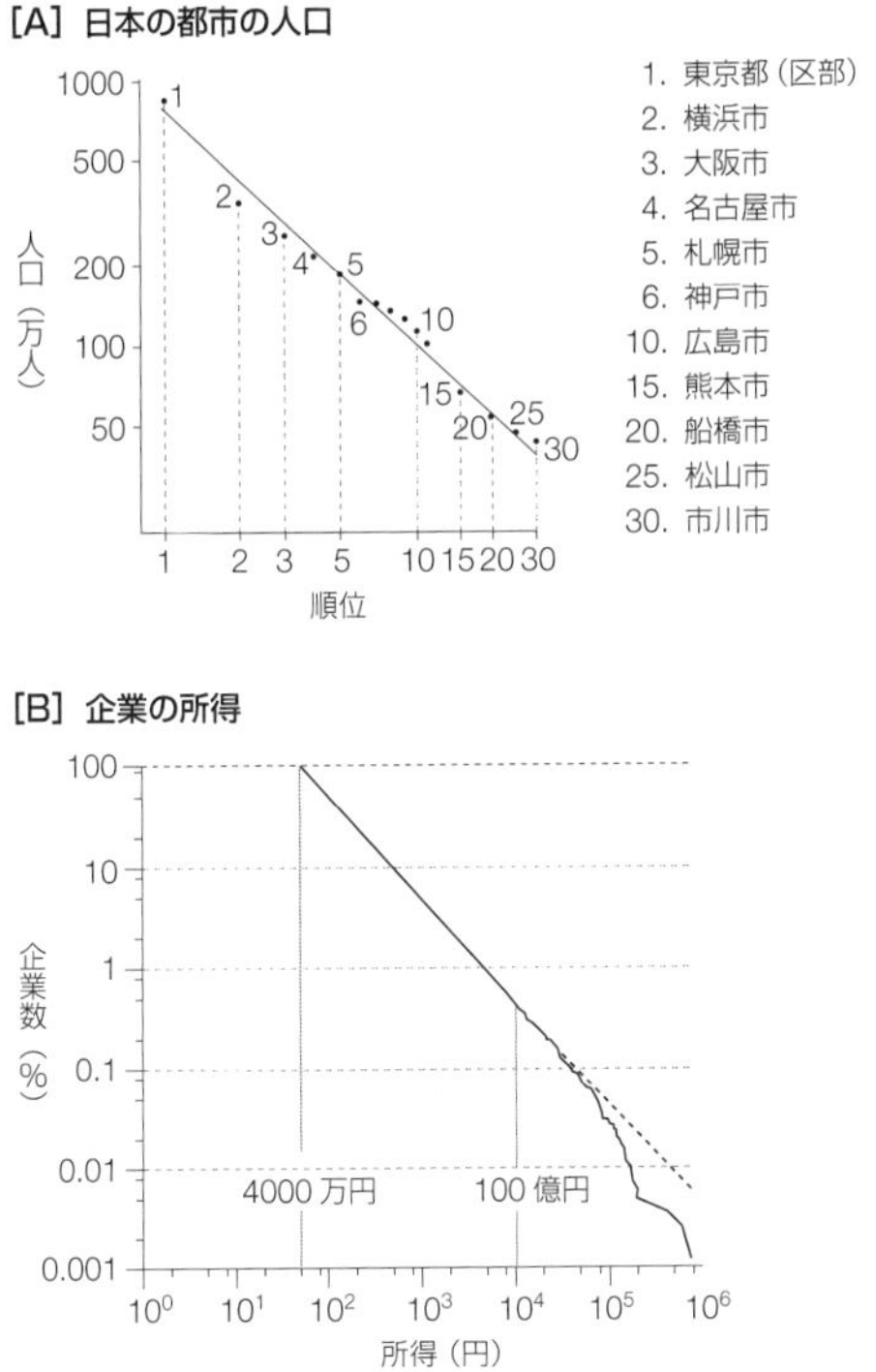

図59 ベキ則のグラフ

ベキ則は世界のいたるところに現れる規則。
[A] 日本の都市の人口。人口の多い順に並べると対数プロットで直線の関係が現れる。坪野博宣氏のホームページ（「情報科学のあれこれ」http://www.joy.hi-ho.ne.jp/htsubono/home26.html）より許可を受けて転載。
[B] 企業の所得。所得の少ない企業が大多数だが、所得の多い企業もわずかな割合で存在する。その分布を対数プロットするとほぼ直線になる。
（税引き前の所得が4000万円以上の企業８万5000件が対象）
Reproduced by permission from K. Okuyama, et al., Zipf's law in income distribution of companies, *Physica A* 269:127, Figure 1. 1999. ©1999 by K. Okuyama, et al.

しれないけれど、その他大勢の人たちの所得は何百万円のオーダーだよね。こういう不均等な分布はランダムな分配では生まれない。

もし、国民全員にランダムに給料を分け与えていくとどうなる？　ランダムに国民1人を選び出して1万円を与える。そして次もランダムに選んでまた1万円与える。

そうやって公平に給与を分配していくと、どうなる？　そんな分け方では、何桁《けた》も飛び抜けた大金持ちは決して生まれない。つまり、ベキ分布にはならないよね。この場合は平均所得を中心にして、左右対称な分布になる。授業で習ったよね。これは何という分布？

——正規分布。

そうそう。だから、正規分布は「ランダムである」ということを言っていることとほぼ等価だ。

身長も正規分布だよね（図60－A）。つまり、成人男性なら172センチメートルあたりに平均値があって、そこから左右対称に裾《すそ》を広げた分布をとる。1メートルの人、2メートルの人はいるかもしれないけど、桁が変わるような10メートル、100メートルの人は見たことがないでしょ（笑）。

一方、自然界で見られる現象は、1倍、10倍、100倍というような、こういう数値の桁を横断するようなスケールで分布する。地震（マグニチュードはそもそも対数の値であることに注意）もそうだし（図60－B）、海の波もそうだ。さざ波と津波ではそのサイズは桁違いだ。

[A] 男性の身長（正規分布）

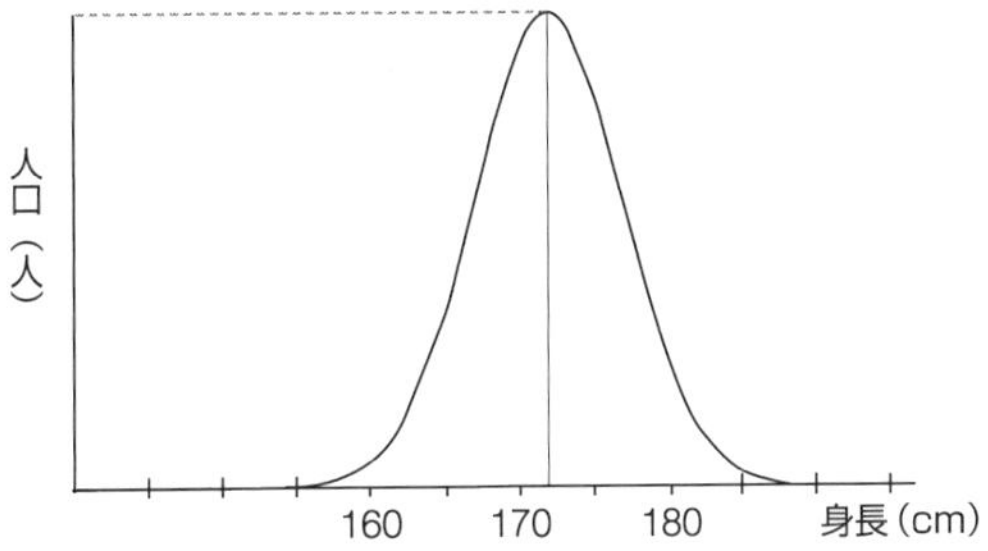

[B] 地震の規模（ベキ分布）

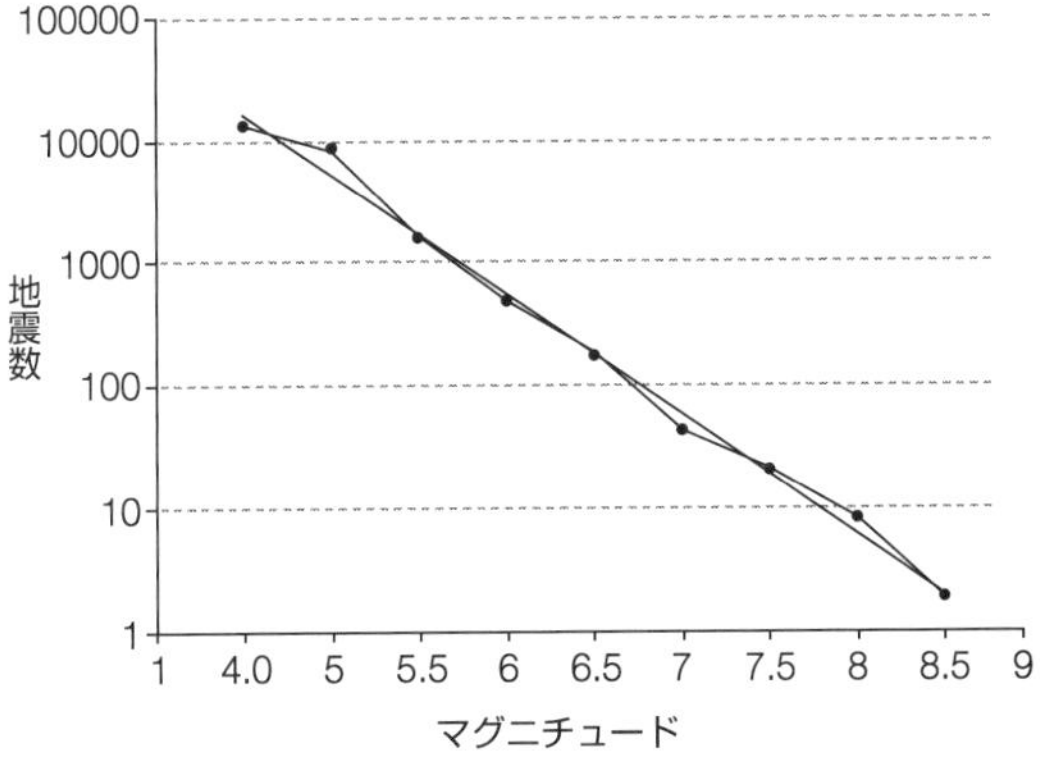

図60 正規分布とベキ分布

正規分布は「ランダムさ」を表し、ベキ分布は「秩序」を表す。

[A] 日本人の成人男性の身長（正規分布）。平均の172cmを中心にして左右対称な分布をとる。数値の桁は変わらない。

[B] 2001年に世界で起こった地震の規模（ベキ分布）。対数プロットすると直線の分布をとる。つまり、桁外れに大きな地震が、少数ではあるが存在する。アメリカ地質調査所地震情報センターのデータを基に作成。

つまり、地震や隕石やベストセラーなどの事象は桁が変わる。頻度は少ないかもしれないけれど、しかし、大きな数値のものが必ず存在する。

これは裏を返すと、ランダムでは説明のつかないような、隠された規則があるということだ。ベキ分布するという事実は、その現象の裏に、なんらかの生成の「ルール」が存在していることをほのめかしている。ベキ分布は「創発」が生じたことの徴《しるし》なんだ。

では、脳波はどうか。脳波は、いわば、脳のゆらぎだよね。これはランダムだろうか。

脳波の振動のヘルツ数を横軸にとって、縦軸にその振動数の強さをプロットすると、ベキ則になる。つまり、脳波もランダムじゃない。脳波もなんらかのルールから創発された結果として、ベキ則という秩序を示すんだ。

ヘルツ数は英語で「フリークェンシー（frequency）」と言って、普通は頭文字を取ってfで書く。そこで、ヘルツ数が高いものほど、その強さは弱くなる、というベキ則を数式で記述してみよう。

脳波の強さをヘルツ数の関数で表すと、ベキ則だから「脳波の強さ＝1／f^a」と書けるよね。実は、これが「1／fのゆらぎ」の語源なんだ。

——……。

ん？ 1／fは聞いたことあるよね？ あれ？ 1／fって、かつて流行《はや》ったじゃん？

——……（シーン）。

あまりに昔すぎて、今では、もしや死語？　……ガーン、世代ギャップだ。

うん、気を取り直して、つまり、1／fはベキ分布するという意味だけれど……ああ、でも、やっぱりダメ、なんだかショック（笑）。

まあいいや、とりあえず、「ベキ則」が何なのか、はもう理解できたよね。当面の目標は達成だ。

4―24 脳のベキ則はネットワークの構造から生まれる

さて、ここで再びラスタープロットに戻ろう。

このラスタープロットを見て（図61）。これは近くのニューロン100個をまとめて抜き出したもの。ここでも同じことが起こっているのがわかるかな。ラスタープロットを見ていると、ときどき大きな同期発火が生じていることがわかるよ。

同期発火とは、複数のニューロンが足並みを揃えて同時に発火するということ。つまり、ラスタープロット上で縦の方向にドットが並んだら、それが「同期発火」だ。ある瞬間にたくさんのニューロン、たとえば20％のニューロンが同時に発火することもあるし、小さなサイズの同期発火しか生じないこともある。

そのサイズと回数をプロットすると、やはりベキ則になる。

つまり、脳は、「脳波」という脳全体の大きなスケールだけではなく、このデータのように、もっとミクロの神経回路の内側（この場合は海馬回路の個々のニューロンの発火タイミング）を眺めても、そのゆらぎはベキ則に従っている。

――でも、どうしてベキ則が生まれるんですか？

そういう疑問がわいてくるよね。これを調べるために、またコンピュータを使ったシミュレーションに戻ろう。創発の研究にはシミュレーションは欠かせない。「どんなルールがあれば創発が起こるか」という最低条件を探すためには強力なツールだ。

このシミュレーションでわかったことを、はじめに言ってしまうと、ベキ則のゆらぎを生み出すための最低条件は「回路の構造」だったんだ。

――ニューロン同士のつながり方っていうことですか？

その通り。ここにあるネットワークは、ニューロン同士がどのぐらいの確率でつながっているかを表したもの（図62‐A）。実際のデータから計算して得られたものだよ。

先ほどの映像のラスタープロットを丁寧に解析して、同期発火しやすいニューロンの組み合わせを見つけていくことでつくった人工ネットワークだ。つまり、このネットワークの構造は、現実の神経回路の構造をできるだけ忠実に反映するようにつくられたもの。

さて、この人工ネットワークにノイズを入れてみよう。するとどうなるかな？　ランダムなノイズを入れて、どのくらいの同期発火が起こるかを観察していく。そしてラスタープロットを作

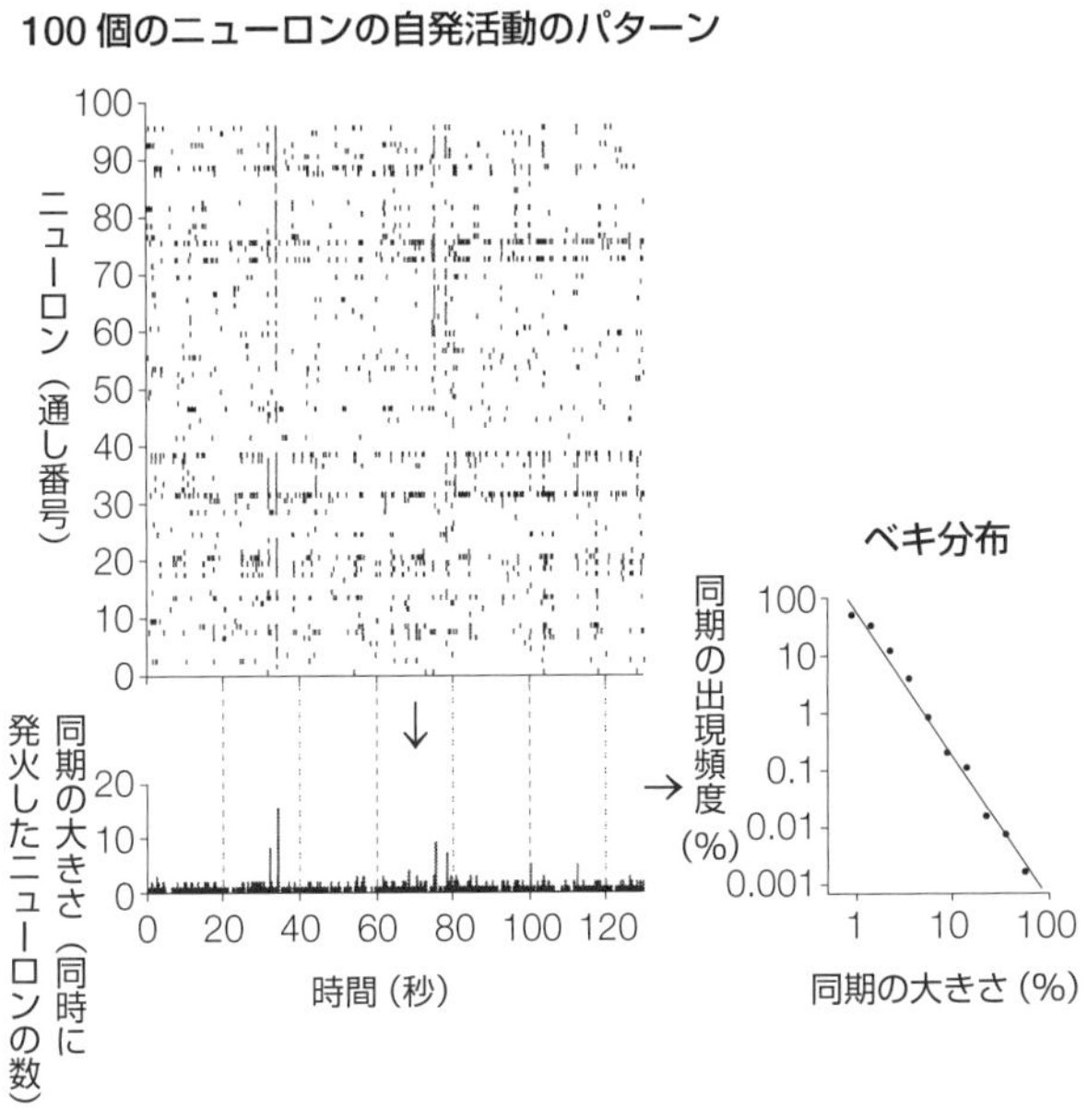

図61 脳のゆらぎもベキ則

近傍のラスタープロット（左上）。同時に発火するニューロン数に注目すると、ときどき大きな同期が出現する（左下）。これを、縦軸に同期の出現頻度、横軸に同期の大きさをプロットすると、ベキ分布になっている。つまり、脳のゆらぎには秩序がある。

成してみる。

いいかな、このラスタープロットは、あくまでシミュレーションの結果で、現実の脳回路のデータじゃないよ。でも、ほら。ネットワークにノイズを入れただけで、ときどき一気にドバッと大きな同期発火するのが見えるでしょ。そうでないときには小さな同期しか見られない。これがちょうどベキ分布になっているんだ（図62－A）。

もう一度言うよ。このシミュレーションでやったことは「人工ネットワークにノイズを入力した」、ただそれだけだ。ノイズ自体にはなんの情報も含まれてはいない。無意味なランダム信号だ。ところが、ノイズをネットワークに入れると、そこから返ってくる出力はベキ則になっている。

これの意味するところはわかる？

――ネットワーク自体がルールを持っているってことでしょうか？

そうだね。鍵となるのは「回路の構造」だということだ。回路が適切な構造をしていれば、もうそれだけで生命っぽい活動が生まれるのに十分。つまり、「形」はそれ自体で情報なんだ。ベキ則を創発する基礎ルールは「構造」、つまり、素子のつながり具合だ。こうして、「構造＋ノイズ＝機能」という構図が見えてきたね。

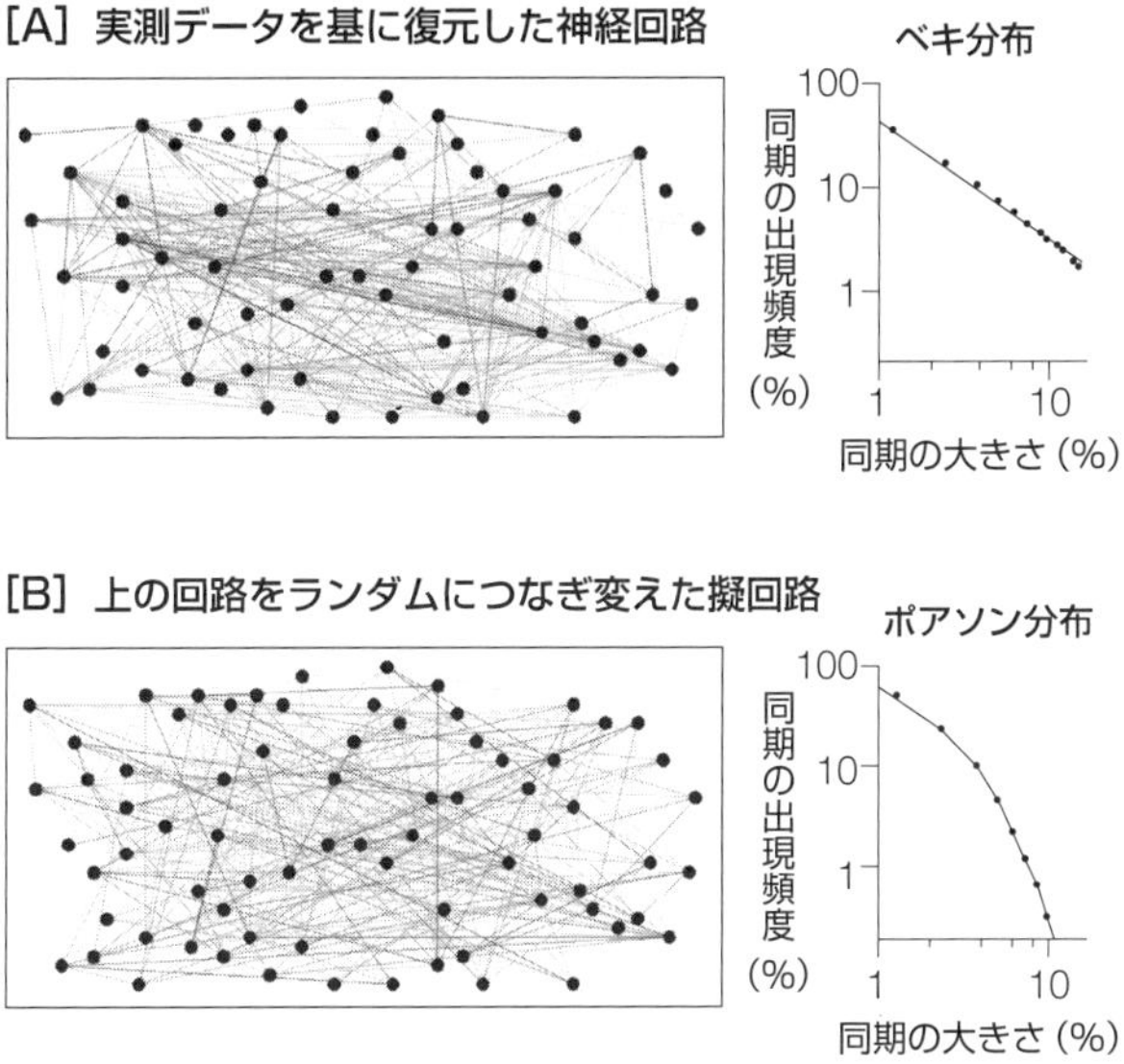

図62 回路の構造

実験データを基に、ニューロンの回路をコンピュータ上で人工的に復元。丸印が神経細胞、線の濃さは神経連絡の強さを表す。この人工回路にコンピュータ上でノイズを入力すると同期発火が生まれる。

[A] 実測データを基に復元した回路の場合、同期の大きさはベキ分布となる。

[B] [A] のつながり具合をランダムにシャッフルした回路の場合、大きな同期は消え、ポアソン分布となる。

4―25　回路の構造＋ノイズ＝機能

この点は、実は、今頃になって主張するのも妙な話で、先ほどの鹿威しのシミュレーションでも同じことが起こっていたことに気づくかな。

フィードフォワード回路にノイズを入れると、そのノイズは同期発火という秩序に変化したよね。一方、フィードバック回路にノイズを入れたら、睡眠時に見られる発火の「島」が出現したよね。つまり、回路の構造が、何をどう創発するのかを決定している。だから「構造」こそが生命現象の核になってくる。

――だとしたら、構造が変わると創発のパターンも変わるということですか?

まさにその通り。本当に「構造」が大切かどうかは、今回のシミュレーションでも再確認することができる。先ほどの人工ネットワークにノイズを加えたらベキ則が生まれたというデータに戻ろう。

このネットワーク内の素子の「つながり具合」をシャッフルすることができるよね。ニューロンの位置を変えずに、連結棒をランダムに入れ替えてしまう。つまり、回路の「構造」を人為的に壊してしまう。

構造を変形されたこのネットワークで、同じようにノイズを加えるシミュレーションをすると、ほら、もはや、規模の大きな同期は出てこなくなったでしょ（図62－B）。

――小さな同期しか起こらない。

そう。生命体に見られるようなダイナミックな現象が消えてしまった。

この分布はポアソン分布と言って、正規分布の仲間。やはり、ランダムという意味だ。先ほどのベキ則とは大違いだよね。こうしたことからも、回路の構造が機能を規定していることが、改めて納得できるね。

だから、生命らしい特徴が垣間《かいま》見えるときは、システムの素子が相応《ふさわ》しい構造を持った回路でつながっていることが前提にある。構造さえしっかりしていれば、後は簡単なルールを繰り返せば、自然と生命現象が創発される。

そして、このとき、駆動力となるのがノイズ。原子や分子などが生み出すノイズは、いわば、無料のエネルギー源だ。しかも無尽蔵《むじんぞう》。これを有効なエネルギーに変える変換器こそが、効率のよい回路構造だ。だからこそ構造が機能を生み出すことができる。生命を考察するときには、このことをぜひ忘れないでほしい。

あとついでに、もう一言いってしまうと、生命の柔らかさは、「構造」から「機能」が生まれるだけに留まらず、逆に「機能する」ことによって、「構造を書き換える」ことにもある。つまり、構造→機能だけでなく、機能→構造でもある。機能と構造の相互作用を通じて生物は環境に適応していく。

いやはや、相当にディープな話題へと、君らを連れて来てしまったなあ。臨界点ギリギリだね。これ以上に踏み込んだ世界は、さすがにプロの脳研究者にとっても難易度が高いから、詳細の話はしないけど、概略だけを説明すると、構造⇅機能という両方向性の作用があって、はじめて生命はしなやかさを獲得するということだ。一言でいえば、生命は自身を書き換えるということ。この「自己書き換え」の能力こそが、脳の可塑《かそ》性《せい》の基盤になっている。僕の研究テーマは、まさにこの神経回路の自己書き換えなんだ。[6]

4―26 ゆらぎを意志でコントロールできる？

さて、ここで、昨日、ゆらぎの話をしていたときに君が質問してくれて、そのときは答えを後回しにした話題、「脳のゆらぎをコントロールできるか」ということを取り上げてみよう。実はこの問題は「構造を書き換える」ということと関わりがある。

昨日の講義で、ゴルフのパットは脳のゆらぎにコントロールされているという話をした。そのとき、「ゆらぎそのものを意志によってコントロールできるか」という疑問が出たよね。覚えている？　仮にパーフェクトではないにしても、少しでも意識的に制御できさえすれば……と。

ゴルフのパットでは、ゆらぎの具合が悪いと外《はず》してしまうのだったね。悪い状態とは、前頭葉のアルファ波が多いときけれど、裏を返すと、アルファ波が少ないときにボールを打てばいいわけだ。

だから、真っ先に思いつくアイデアは、「脳波計を頭につけてプレイすればいい」という対応策だ。グリーンの上で脳波計を見ながら「あっ、今アルファ波が少なくなった。チャンスだ！」と、その瞬間に打ち始めればいいわけ。

でも、もっといい方法がある。アルファ波を自在に操《あやつ》ればいいでしょ。そうすれば、試合中に意識的に念じて、パットの一番入りやすい脳の状態に持っていって、そしてボールを打つことができる。その極意《ごくい》を体得すればいいんだね。

結論から言うと、まさに期待通りで、実は、ゆらぎはある程度はコントロールできる。ただし、訓練を積めば、という条件つきだ。

さて、どうやってアルファ波を減らしたらいいと思う？

——念じる。

おっと、じゃあ、君、今この場でアルファ波を減らしてみて。

——……できない（笑）。

ははは。そうだね。でも、実は、僕はできる。どうやってやると思う。

——想像もできません……。

そうでしょ。では、なぜ、僕にはできて、君らにはできないのだろうか。

その鍵を握るのが「フィードバック」だ。フィードバックとは「情報を戻す」という意味だったね。

そもそも、なぜ君らはアルファ波を自由に減らせないのか、その理由は一点に集約される。それは「今、自分のアルファ波の強さを知らないから」だ。知らないものをコントロールすることはできないでしょ。ところが、知ってしまうとまったく話が変わってくる。

脳波計を使って、現在の自分のアルファ波の強さを記録する。そしてモニターを見れば、今のアルファ波の強さがリアルタイムでわかる。その状態で訓練を積むと、次第にアルファ波の量を自在にコントロールできるようになる。

自分の状態を測定して、測定した値を客観的に認知する。つまり、脳の情報が再び脳に戻るループだ。これってフィードバックだよね。こういうループをつくることによって、脳波は制御可能になるんだ。

やってみるとわかるんだけど、はじめて脳波計を見た人でも、10分もあればアルファ波をある程度コントロールできるようになる。僕は何度もやったことがあるから、アルファ波を出そうと思えば出せるし、抑えることだってできる（図63）。

まだ完璧ではないけれど、今では脳波計を見なくてもできるくらいだ。やったことがない人にとってはまったくイメージがわかないでしょ。でも一度やってみれば、「ああ、こういう具合か」と理解できる。こういう測定装置が安く市販されたら、きっと楽しいよね。

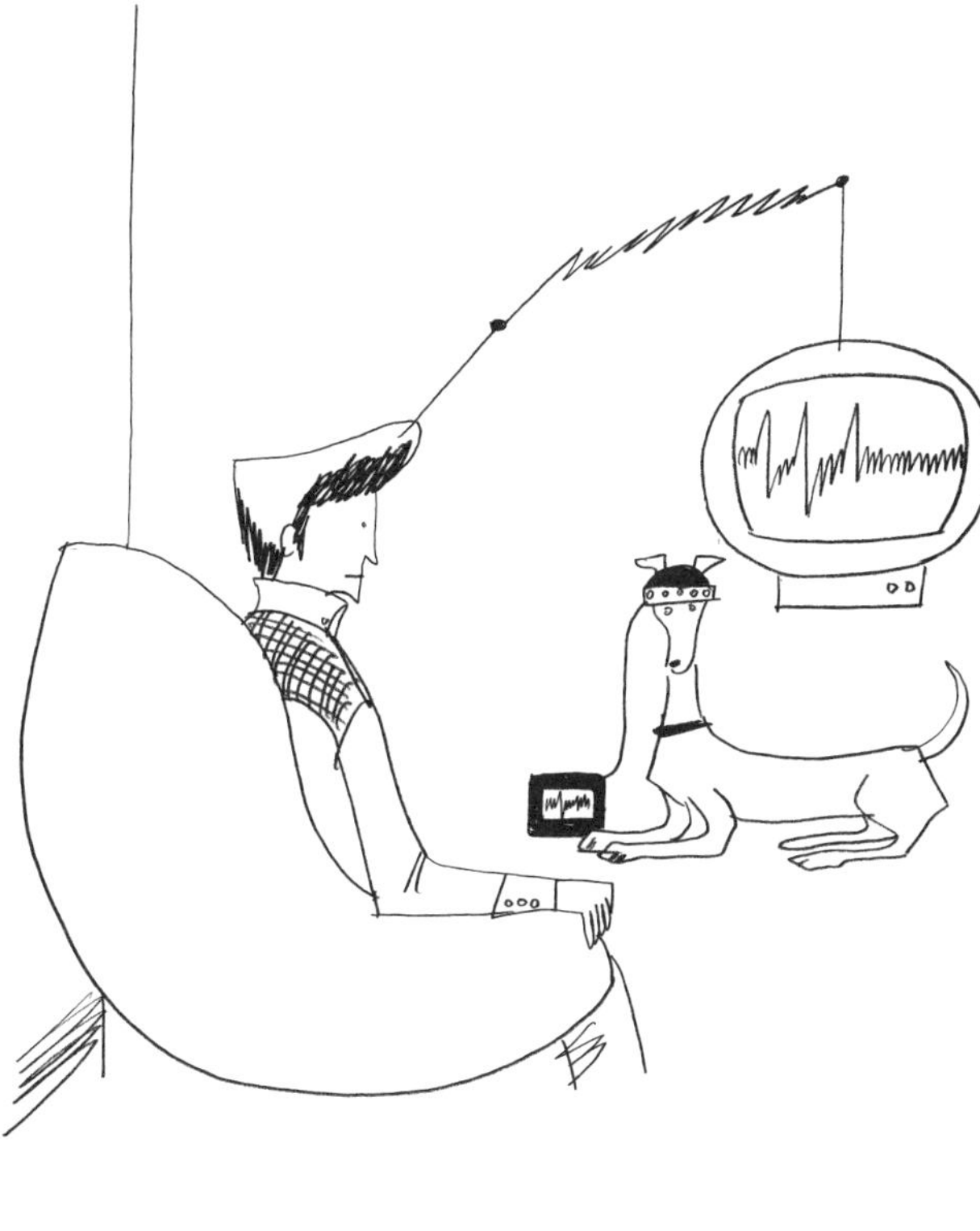

図63 アルファ波（ゆらぎ）をコントロールする
脳波計で自分のアルファ波をモニターしながら訓練を積めば、アルファ波の強さを意識的にコントロールできるようになる。この実験では、脳内情報を測定装置へと出力し、それを自分の目で観察することで、再び自分の脳に入力している。つまりフィードバック構造になっている。

4―27　意志的にゆらぎをつくれるか？

ということで、意志は脳のゆらぎから生まれるけれど、と同時に、脳のゆらぎを調節することに、どうやら「意志」自体が積極的に関与できるのではないかと……これが一応、現段階の僕の感触だ。

普段は、脳の中の若干のランダムさと、環境から入ってきた情報の双方によって、ゆらぎが決定されてしまっていて、無意識のうちに惹起《じゃっき》された行動を取る。だから、行動がほぼ一義的に決まったり、あるいは、行動パターンの選択肢が限られたりして、僕たちは真の意味で自由意志がないように見える。

でも、トレーニングすれば、ゆらぎそのものを直接、意識的に変えることができるかもしれない。それがフィードバックのおもしろさだ。

おもしろいだけではない。フィードバックは日常生活に役立つのではと期待されている。なぜなら、これは自分の状態をコントロールする技術だから。興奮しやすいタイプの人が、落ち着け落ち着け……と、脳波計を使ってコントロールできたとしたら、すごく役に立ちそうだよね。

でも、より注目を集めている活用法は、脳ではなくて、身体の制御だ。たとえば血圧。

たとえば、君、今、血圧を10ミリ水銀（mmHg）だけ下げてみて。

——そんなこと言われても……（笑）。

あはは。できるはずないよね。でも、もうわかるよね。下げられない理由はなに？

——自分の血圧がわからないから。

その通り。ということは、血圧計を使って「現在の血圧は115mmHg」などと表示させると、血圧を下げられるようになるはずだよね。これは、実際、可能なんだ。となれば、臨床応用できるでしょう。

高血圧治療として、普通は薬で血圧を下げる。降圧薬を使う。薬は有効だとはいえ、やっぱり副作用があったり、あるいは毎日忘れずに飲まなきゃいけなかったりで、大変なこともある。でも、フィードバックを使うことによって、意図的に血圧を下げることができたら、すばらしいよね。副作用もないし、治療費もかからない。まあ、寝ているあいだは制御できないという欠点もあるのだけれどね……。

4―28　僕らの「心」はフィードバックを基盤にしている

フィードバックが欠けたシステムは自己制御はできない。その代表的な例は「自律神経系《じりつしんけい》」だね。この言葉は聞いたことある？

——心臓を動かしたり……。

そうだね、心拍数を調節したり、あるいは胃酸を出したり、汗をかいたり、そういう内臓や皮膚を支配する神経系のことを自律神経系と言うね。血圧もそのひとつだ。

「自律」という言葉は「意志とは無関係に独立して作動している」という意味。つまり「意識的にはコントロールできない」という意味だよね。でも、本当はそうではなくて、自律神経系には意識に上るフィードバック機構が備わっていない、だからコントロールできないだけのことだ。

実際には、計測器をつかった人工フィードバック装置さえあれば、血圧は制御可能だ。この意味では、もはや自律神経系は「自律」ではない。きっと血圧だけでなく、胃酸の分泌《ぶんぴつ》も、発汗の量も、気管支の太さも、トレーニング次第でコントロールできるようになるだろうね。

ということで、フィードバック回路が、僕らの意識制御にとって、いかに重要かがわかってもらえると思う。

ここで改めて思い返してほしいのだけど、一昨日の講義の話も、これと同じ構図をしているよね。「自分が行動している」様子を脳がモニターして、「自分がやっていること」の目的や意味が理解できる。これも一種のフィードバックでしょう。

自分の心臓がドキドキしている、あるいは自分がギタリストのマネをしているのを見て、あっ、なるほどこういうことか、と自分をわかる。これはフィードバックだ。もちろん、幽体離脱《ゆうたいりだつ》も一種のフィードバックだ。外から自分を眺めて自分を知る。

つまり、僕らの「心」はフィードバックを基盤にしている。

これが意味していることはわかるかな。今日は、脳の中身を顕微鏡レベルで眺めると、ニューロンの回路はフィードバックになっているという話をした。そのフィードバックの回路から発火活動の「創発」が生じる。同期発火のベキ則など、創発は驚愕《きょうがく》の現象だったよね。と同時に、僕ら自体もまた、身体や環境や幽体離脱を介して、フィードバックの回路になっている。だから、やはり創発を生む。

その創発の産物のひとつが「心」だ。だからこそ、「心」は予想外な産物だったし、それゆえに、崇高《すうこう》でさえある。でも、創発は、実のところ、驚くほど少数の簡素なルールの連鎖で勝手に生まれてしまうもの。それを、僕らが一方的に「信じがたい奇跡」に触れたかのように、摩訶《まか》不思議に感じているだけ。

つまり、脳は「ニンゲン様に心をつくってさしあげよう」などと健気《けなげ》に頑張っているわけではない。心は、脳の思惑とは関係なく、フィードバック処理のプロセス上、自動的に生まれてしまうものなんだ。そして、その産物を、僕らの脳は勝手に「すごい」と感じているわけ。僕らが一方的に脳の創発性に驚いているだけのこと。

4—29 「脳」を使って「脳」を考える——リカージョンと入れ子構造

さて、講義の残されたわずかの時間を使い、なぜ僕らが「心」を不思議に感じてしまうのか、その原理について、もう一歩、踏み入ってみよう。フィードバック回路の特殊なタイプである「リカージョン」の効果を考慮すると、その核心が見えてくる。

そもそも、僕らが「脳はどんなしくみなんだろう」と考えるとき、そう、これが連続講義のテーマだよね、でも、この問題について考えるとき、その奇妙な姿勢に気づかない？

ここには自己言及《じこげんきゅう》の構造があるでしょ。「脳」を考えるとき、当たり前だけど、自分の「脳」を使って「脳」を考えているよね。このロジックの利点、あるいは落とし穴には、気をつけないといけない。

——自分で自分を……。

そう。こういう構造を「入れ子構造」と言うね。あるモノの中に同じモノが入っているという構造。英語では「リカージョン（recursion）」と言う。日本語だと「再帰」と訳すのかな。

脳においては、このリカージョンがポイントで、脳は考えているし、その脳をまた脳が考える。つまり「リカージョン＝再帰」する。

ロシア人形のマトリョーシカを知ってるかな？

——人形の中に人形が入っているヤツ。

そう。木製の人形を開けたら、中に自分とそっくりな小型の人形が入っている、その人形を開けるとさらに小型のよく似た人形が出てくる……それが何個も出てくる。あれと似ているね。

通常のフィードバックでは、情報が一旦は外に出て、それが再び自分に戻ってくるんだけど、リカージョンは、出力先がダイレクトに自分自身だよね。直接型フィードバックだ。

さて、リカージョンがあると何ができるか。脳がリカージョンできるという能力は、いろいろな側面で役立っている。たとえば僕らは数を数えることができるよね。〈数える〉という行為はリカージョンだね。わかるかな？

僕らは$1+1=2$と覚える。動物でも高等哺乳類ならば1、2、3、4という数字の並びを認識できる。でも、彼らは「1は1」、「2は2」、「3は3」というふうに、数を独立して覚えているようなんだ。本質的な連続性がない。

「3は2の次の数字で、2は1の次の数字」という、繰り込み的な相関の中で、「数字」を捉えることができるのはヒトだけみたい。

つまり、リカージョンとして数字を捉えるのはヒトだけだということ。2は1の次の数字であって、

$$1+1=2$$

だよね。3は2の次だから、

$$2+1=3$$

だけど、そもそも2自体が、1の次だから、これを書き直すと、

$$(1+1)+1=3$$

となる。これは「1の次の次の数字」という意味だね。つまり、自分に自分を足して、さらに自

分を足している。リカージョン、入れ子構造になっているでしょう。同じように、

{(1+1)+1}+1

これが4という数字だ。こういうふうに数字をひとつの数字だけで展開できる。すべての自然数は入れ子構造を多層にすることによって表現できる。つまり、僕らはリカージョンを通して、自然数に関して、1、2、3、4……とその順位性と階層性を認識している。

4—30　サルは「24783」という数字を理解できるだろうか？

リカージョンが可能なのはたぶんヒトだけ。チンパンジーも教え込むと一階層くらいのリカージョンはできるようになるみたいだけれど、繰り返しをずっと続けることはできない[7]。僕らヒトのリカージョン能力のすばらしさは、何層にもわたって入れ込むことができる点にある。そう、無限に入れ込むことができる。

僕らはリカージョンを無限に続けられるから、桁数の多い数字さえも理解できる。サルに24783という数字が理解できるだろうか……。僕らのようには無理だろうね。

ここで、リカージョンが僕らの想像力に、新たな相転移《そうてんい》——気づきのブレイクスルー——をもたらすことに気づいてほしい。

つまり、僕らはリカージョンによって、はじめて「無限∞」という概念を獲得できる（図

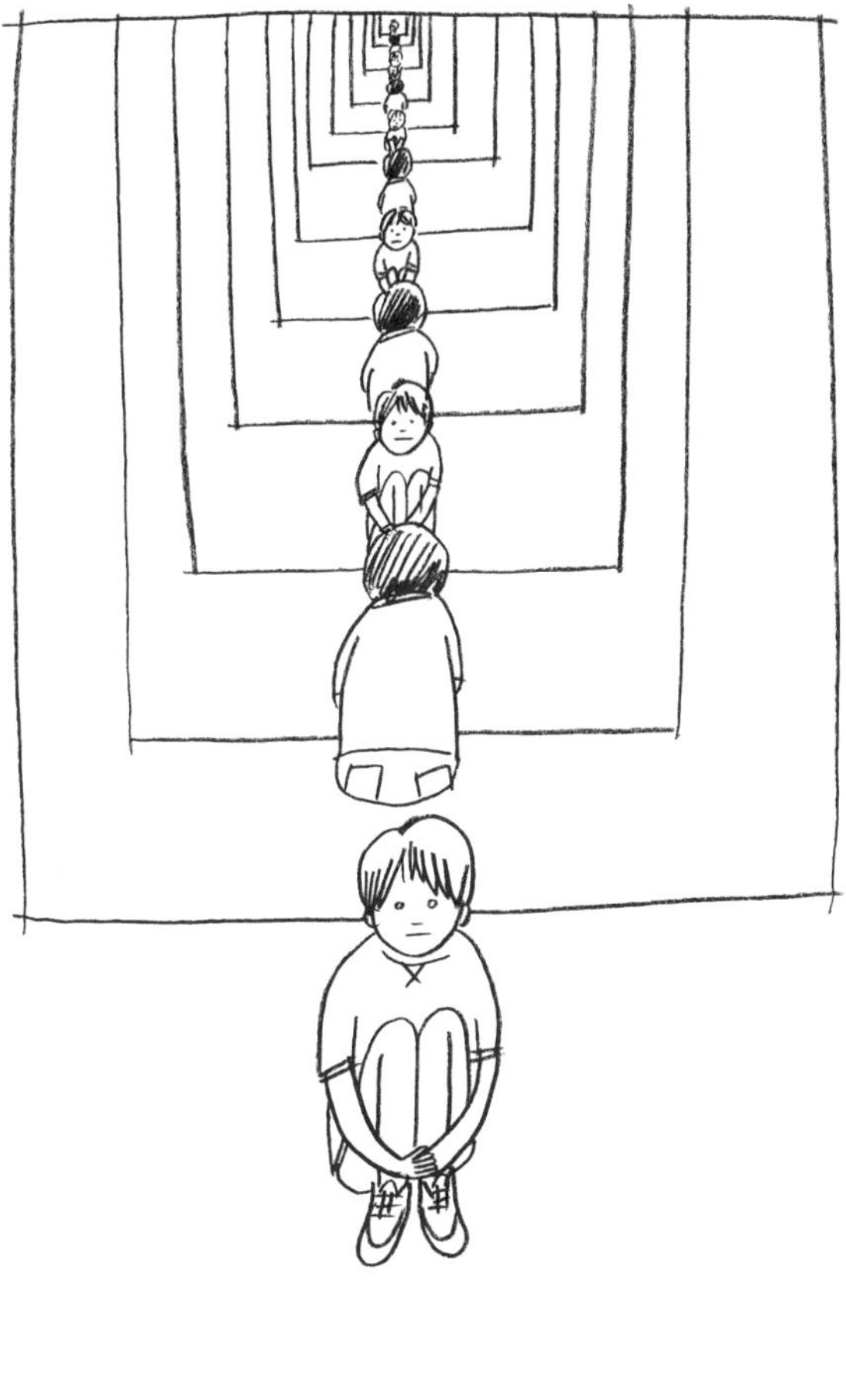

図64　リカージョン
脳で脳を考える。自分で自分を見る。この繰り返しによって、人間は「心」の不思議さを知る。

64)。リカージョンのできない動物は、「無限」なんて奇妙な概念は理解できないだろう。無限は実在しないからね。

ちなみに、ヒトでも幼少時は、まだリカージョンがうまくできない。成長の過程であるとき、自然に数字を操作できるようになる。[8] リカージョンが自由に行えるようになる。すると、その瞬間に「無限」の意味も理解可能になる。

君らも成長の過程で、「あれ?」って、無限の不思議に気づいた瞬間があると思う。

——数字を数え続けていくとキリがないって思ったり。

そうそう。あるいは、目の前の世界をどこまでも歩いていったらどこに行き着くのだろうとか、宇宙の果てはどうなっているのだろうとかね。

こういう「無限の不思議」にふと気づいて、急に怖くなった経験はだれにもあるはずだ。その感覚を持った瞬間こそ、リカージョンの能力を手に入れた記念すべき瞬間だ(笑)。

4—31　地球上で「有限」というものを理解している唯一の動物

さて、リカージョンによって「無限」の存在に気づくようになると、もうひとつ重要な概念を知ることになるね。わかるかな。

——有限。

すばらしい。その通りだね。僕らヒトは、おそらく地球上で「有限」を理解している唯一の動物だと思う。

たとえば地球上のエネルギー資源は限られている、土地や食糧は無尽蔵ではない、とかね。だから、ヒトは有限のものを奪い合って、醜い争いや無惨《むざん》な戦争も起こしてしまう。有限を理解したことによって、ヒトの欲望は過剰になった。

あるいは、「命」の有限性にも気づくよね。「自分はいつか必ず死ぬ運命にある」と理解できているのはヒトだけ。僕の飼っているイヌを見ていても、基本的にノウテンキで、自分はあと10年くらいで死ぬだろうな、なんて意識しているようにはとても見えない。だから自殺なんて企《たくら》んだりしない。絶望もしない。

わかるよね？「有限」を知っているというメタ認識こそが、ヒトをヒトたらしめているというわけだ。人間の心のおもしろさは、まさにそこにあると僕は思っている。自分の心や存在を不思議に思ってしまう、あるいは「自分探し」をしたくなってしまう僕らの妙な癖《くせ》は、リカージョンの反映だ。

リカージョンができるから、心で心を考え、そのまた考えている心をさらに心で考え、というような入れ子構造が生まれる。リカージョンができるから、「我思う。でも、その我って何だろう」と、もう一段階深い〈私〉の内部へと入り込んでいくことができる。

もちろん、さらに深層の〈私〉も考えられる。そんな複雑な多層構造の〈自己〉を人間は持っている。でも、それは複雑に見えるだけのことであって、構造的には単なるリカージョンの繰り返しだ。

　ここで今日最後の問いが生まれる。リカージョンは、なぜヒトでのみ、可能になったのだろう？　答えは、おそらく言語だよね。[9] だって文法はリカージョンの典型でしょ。

「タロウ君はキャッチボールをしている」というのは単純な主述の文章だけれど、「私は、タロウ君がキャッチボールをしているのを、見ていた」という入れ子構文になると、「主（主述）述」と主述がリカージョンする。

　さらに、「アトム君は、私が、タロウ君がキャッチボールしているのを、見ていたのを、怠《なま》けていると責《せ》めた」と多層的な構文さえもつくることができる。

　言語は原理の上ではいくらでもリカージョンをつくることができる。ヒトは言語を獲得したから、視点を自在に移すことが可能となった。一歩先の視点を得たら、今度はそれを基準に、さらに次へと視点を移すことができる。自己投影の射程距離がぐっと伸びて、自分って何だろう、脳って不思議、命って有限だよな——と考えることができるようになっていったのだと思う。

4—32　単純な脳、複雑な「私」——リカージョンの悪魔

　さらに言えば、この自己投影によって、僕らは自分に心があることを、自分自身で気づけるよ

うになった。しかも、その「心」を必要以上に神秘的に捉えるようになってしまった。

なぜ、神秘的かというと、「無限」という概念は、理屈としては頭で理解できるけど、実感としては理解できないからだ。それは、ワーキングメモリの容量が限られていることが原因だ。

ワーキングメモリとは短期的な記憶のこと。短期記憶ということは「今現在まさに意識に上がっている情報」でもあるから、僕らの意識に密接に関係している。

ワーキングメモリには決定的な性質がある。それは、同時に処理できる情報量が限られているということ。僕らの意識にはキャパシティがあって、その限界容量は、測定方法にもよるのだけど、だいたい7つ前後だと言われている。[10]

つまり、僕らが並行処理できることは7個まで。厳密なことを言えば、容量は7に絶対的に固定されてはいないけれど。でも、やってみるとわかるよ。たとえば、7桁を超える数値を暗唱するのは、わずか30秒であっても、とってもむずかしい。

そして、ワーキングメモリの容量が一杯になると、僕らは精神的にアップアップになる。小説やドラマでも、主要な登場人物が7人を超えると、ものすごく複雑なストーリーに感じられる。というより、頭が混乱して物語のスジがわからなくなってしまう。

あるいは日常生活でも、「忙しくてテンパっているなあ」というときには、「やるべきことリスト」を書き出してみるといい。だいたいは7項目をちょっと超えているくらいだから。7個以下ならば落ち着いて対処できるけど、それを超えると急に「猛烈に忙しい」と感じて、どう対応していいのか戸惑《とまど》って、焦りを感じる。

このようにワーキングメモリには処理容量の限界があって、飽和すると理解不能の不安状態に陥る。これがヒトの意識の特徴だ。さてと、僕の言いたいことが、そろそろ見えてきたね?

――リカージョンは無限に可能だから……。

そうそう、そこだね。つまり自分の心を自分の心で考えるリカージョンは、原理的には、無限に入れ込むことができるけど、でも、それを行う場であるワーキングメモリは、残念ながら、有限だ。だから、リカージョンはすぐに飽和しちゃう。

自分の心を考える自分がいる。でも、そんな自分を考える自分がさらにいて、それをまた考える自分がいて……とね。そんなふうに再帰を続ければ、あっという間にワーキングメモリは溢れてしまう。そうなれば、精神的にはアップアップだ。だからこそ「心はよくわからない不思議なもの」という印象がついて回ってしまう。

でも、その本質はリカージョンの単純な繰り返しにすぎない。脳の作動そのものは単純なのに、そこから生まれた「私」は一見すると複雑な心を持っているように見えてしまう。ただそれだけのことではないだろうか。

だから、自分の心を不思議に感じるという、その印象は、いわば自己陶酔に似た部分があって、それ自体は科学的にはさほど重要なことではない。単にリカージョンの罠《わな》にはまっただけだ。

つまり僕たちはこの3日間の連続講義で、リカージョンの悪魔に足をすくわれないように気をつけながら、「心」を考える心構えというか、その最低限の作法を守りながら、リカージョンを使って脳のしくみを解剖してきたわけだね。

4―33　自分のことは実は自分が一番わかってないかもしれない――3日間の講義を聞いて

さてと、そろそろ時間だ。駆け足だったけれど、連続講義で伝えたかったことは、だいたいこんなところかな。今回の授業を聞いて、君らはどんな感想を持った？

この3日間の講義を受ける前と後で、脳に対する見方がどんなふうに変わっただろう？

今回の講義で僕は、大学で講義をするとき以上に、思い切った説明をしたり、あるいは自分の仮説を裸のまま表現してみたりもした。僕にとってはかなり綱渡《つなわた》り的な講義だった。だからこそ、この一連の講義が、君らにどんな影響を残したのか、すごく興味がある。ぜひ訊いてみたいなあ。

この3日間で、僕が気をつけたことは、脳のしくみの説明そのものよりも、「脳」を考えるプロセスに主眼を置いたことだ。

脳ってどうなっているんだろう、脳が機能する意義とそれを支えるプロセスの意義。脳を今までとは違う視点で眺める……そのための姿勢、考え方を伝えようとしてきた。

僕らのリカージョンの能力を駆使《くし》して、脳を考えるという試みだった。だから今、君らはリカージョンを上手に扱って、3日前までよりは、より深層から脳を眺めることができるようになったと思う。

そうやって別の視点から脳を眺めてみて、今や、脳に対する理解や感覚やイメージがどういうふうに変わったか、その思いというか、思い入れというか、脳への対峙《たいじ》の姿勢がどういうふうに変化したか、ぜひ聞かせてほしいな。じゃあ、君からいい?

——部分的な感想になっちゃうんですけど、今までは自分がこうしたいと思って、そう思うから脳が反応して、脳から体に指令が行って、指令に基づいて動いて、動いてから「あ、思い通りに動いたな」となるのかと思っていました。でも、講義を聞いてたら、そうじゃなくて、脳が先に動いて、その後に「動かしたい」と思うってわかりました。自分の脳と体と心の見方に対する影響力がすごく大きかったです。この3日間の中で一番印象に残りました。

自分は確固たる現実世界を生きている、それを疑ったことすらないけど、脳のしくみを考えれば考えるほど、脳のつくりあげた幻《まぼろし》の中を歩いているにすぎないような感じがしてくるよね。

——そうですね。ほんとに心があるのかとか思ったり。そう考えると実は脳だけで暮らしてるような感じになってきちゃって、ものすごく印象的でした。

ありがとう。では次の君は?

——昨日は脳のしくみ、今日は神経のしくみを教わって、人間の体というのはすごく精密にできているようだけど、ちょっとしたズレがある、ズレを利用している、そんな脳と体の関係を知ることができました。容量は大きいかもしれないけど、ちょっとしたことで勘違いしたり、人の体や脳は神秘的で不可解だなって思いました。

そうだよね。脳は精密機械のかたまり、ニューロンという精巧な装置のかたまりだけど、意外ともろかったりとか、無駄な行動をしてみたりとか、かわいい側面がいっぱいある。ニューロンそのものは精密機械でありながら、それが集団になると、いい加減さや曖昧さが生まれる。その一方で、ゆらぎやノイズを有効利用しているところもすごいよね。弱点にもなりえた要素を逆手《さかて》にとって積極的に活用している。

次の君は、僕と同じ誕生日だったよね（笑）。

——はい、8月16日生まれです。自分がこの講義を聞く前にも、脳はとても奥深いものだとは考えていましたし、今もそれは変わりません。脳は体を参考にして考える、こういったすごいところがある。でも、盲点つくったりするバカな面もあるし、脳は高性能なのかバカなのかよくわかんないなと思ったんですけど、そこにまたおもしろみがありました。

そうだね、両面性がある。それを全部含めて考えて、「脳」の理解に近づけるのだろうね。だから、脳はおもしろいし、むずかしいし、そして、研究しがいがあると僕は感じている。

——脳がやっているのは、全身の機能をつかさどって、さらに物事を考えることぐらいだともともと思ってました。でも今回の講義で、それだけじゃなくて、本来は過去に生きちゃっている自分たちを、未来を読むことで現在に対応できるようにしている、これはすごいと思いいました。

そうだよね、相対性理論以前の古典物理学では、時間は常に絶対的な参照基準だった。ところが脳の中では、時間を歪《ゆが》めることまでして、あえて環境に適応しよう、学習しよう、うまく行動しよう、としている。時の流れをあえて変形させるというのは、すごくおもしろいね。

――今回いろいろ教わった気もしましたけど、逆に、いろんなことがわかったから、かえって脳に対する謎が深まっちゃって、むしろ怖くなった部分もあります。

わかったような、でも、余計にわかんないような気になる。そうだね。怖いくらい不思議な感覚に襲われるよね。

――脳というのはそんなすごいものじゃなくて、むしろ機械で置き換えられるんじゃないか、最初はそんな程度に思っていたんですけど、知れば知るほどに謎が深まるみたいな、泥沼にハマっていくような感じで……。たとえばなぜ無意識なのに……いや、実際には意識より無意識の方がすごいんですよね、なのになぜそんな大事なことが意識にのぼってこないのか、それは何でだろう……、いろいろ謎が深まってしまいました。

なるほどね。将来、自分をコンピュータに置き換えて長生きしたいと言ったのは君だったね。知れば知るほど、まだまだむずかしいかなという感じもしてくるよね。

――最初、脳というのは自分の中にあるものだから、全部自分のもので、自分で実際にコントロールしているような気がしていたんです。けれど時間が歪められていたり、空間も歪められているという話を聞いて、何か脳が自分のものじゃないような感じがしてきました。自分のものじゃないって言っても、感覚それ自体も周りの状況に左右されるところがあるから、どうなんだろう……。脳を客観的に捉えて、たとえば甘いものをずっと食べ続けていると、甘みをあんまり感じなくなったりするって、そういう脳の癖を医療でうまく使えば、糖尿病の患者に糖の摂取を自分でコントロールできるようにしてやれないか。脳神経の研究によって、そんなことができるかもしれないという気がしました。

人の役に立つ脳科学というのはいいね。そのためにはやっぱり脳のしくみをしっかり知らないといけない。今の2人の発言は、無意識の〝巨大さ〟を知ってしまったから、そんな感想を持ったのかな。

自分のことは自分で思っているほどわかってない、それが脳のおもしろさ。無意識の世界がものすごく大きくて、意識にのぼる世界はほんの少ししかない。自分でわかるのは意識された世界だけだね。それが意識の定義だ。

でも、人間って傲慢《ごうまん》だから、意識された世界こそがすべてだと思い込んでしまうフシがある。今回の講義を聞いて、改めて、意識の世界はむしろ間違っている、つまり「自分のことは実は自分が一番わかっていないのかもしれない」とすら感じた人もいるかもしれない。

4—34　感情や嗜好も、実は知らぬ間に条件づけられている

だれしも好き嫌いがあるよね。好きな食べものとか好きな人のタイプとか。そういう自分の好き嫌いも、結構、無意識のうちにつくられたものなんだよね。

かつて僕が研究で使っていた実験動物で「スンクス」という動物がいる。スンクスはネズミみたいに見えるけれど、ネズミではない。モグラの仲間で、ネズミとは違った能力を持っている。たとえば、吐《は》く。嘔吐《おうと》する能力がある。ネズミやウサギは吐かないよね。

あるときこんな実験をやった。スンクスに砂糖水をあげる。ネズミも同じだけど、スンクスも甘いモノが好き。だから、水と砂糖水を並べて置いておくと、砂糖水を好んで飲む。

そこで、意地悪をしてみたの。飲んだ後に吐かせるんだ。どうやって吐かせるかというと、ゆする。ゆするって、たかるって意味じゃないんだよ。

——……（笑）。

物理的に揺り動かすってことね。すると乗り物酔いになって、1分くらいでゲロを吐くの。砂糖水を飲んだら、その直後に揺らして吐かせるんだ。すると、次回からスンクスは砂糖水を飲まなくなる。

僕らヒトも、カキにあたって吐いたことがあれば、カキを嫌いになったりするでしょう。ヒト

の場合は「カキを食したからあたった」という因果関係が意識に上がっているけれど、スンクスはどうだろう。少なくともこの実験では、砂糖水を飲んだから吐いたわけではないよね。

でも、砂糖水と嘔吐が時間的に接近して起こると、次回から、砂糖水を避けてしまう。そこには因果関係は要《い》らない。ヒトの心の形成もそんなものではないかな。好き嫌いも、実は、無根拠なもの、あるいは誤解に基づいたものも結構あるだろうと思う。

ヒトで試した実験例もある。赤ちゃんのそばに白ウサギのぬいぐるみを置く。脳にはバイオフィリア（生き物が好き）という性質があって、赤ちゃんは白ウサギのぬいぐるみに好奇心を示して寄っていく。

そこで、白ウサギのぬいぐるみに触ったら、その瞬間に、背後でドラをドーンと鳴らす。赤ちゃんは大きな音は嫌いなので、泣き出してしまう。また白ウサギのぬいぐるみに触ろうとしたらドーン。そんなことを何度も続ける。やがて赤ちゃんはそのぬいぐるみが嫌いになって、もはや近寄ろうとしなくなる。

4—35　汎化によって好き嫌いの世界観が形成される

この実験で興味深いのは「汎化《はんか》」だ。汎化とは対象を拡張して一般化すること。

たとえば、この赤ちゃんの場合、ウサギのぬいぐるみだけが嫌いになるのではなくて、それに類似したものまで嫌いになってしまう。実物の白ウサギも嫌いになってしまう。それだけでなく、白いもの全般が嫌いになったりもする。白いネズミも嫌うし、白衣を着た看護師さんも嫌いになるし、白髭《しろひげ》のサンタクロースも嫌いになる。

そんなふうに汎化によって好き嫌いの「世界観」が形成される。もしかしたら、この赤ちゃんは成長した後も、この実験のせいで白いものが嫌いなままかもしれない。成長したあと、本人には好悪の理由はわからない。もの心がつく前に条件づけされているからね。

そんな具合に、僕らの感情や嗜好《しこう》は、知らず知らずのうちに、まったくあずかり知らぬ原因によって、すでに形成されちゃっている可能性がある。

逆に言えば、この無意識のプロセスがうまく解明できれば、君が今言ってくれたように、精神疾患《しっかん》やトラウマの治療に応用できるだろう。

ごめん、しゃべりすぎた（笑）。じゃあ、次は。

――もう言いたいことを先に言われちゃったので……。

同じことでもいいよ。人間は体の構造が似てるから、同じような思考をしてしまう傾向があったとしても不思議じゃない（笑）。

――無理やり別の感想を考えます……（笑）。自分が行動したいと思うよりも先に、前頭葉で意志を準備しているということは、自分が考えているつもりでも、脳の内部の方から、作為的に「こうしろ」と言われている感じで、自分の思考がコントロールされているんじゃないか……。自分の思考ってどこまで本当に自分が考えていることなのか、自分で行動しているいると思っていても、マリオネットにすぎないんじゃないか……。

うーん、そうだね。僕の講義では「操られてる」という点を強調した。いや、もしかしたら強調しすぎてしまったかもしれない。

でも、よく考えてみるとわかるけれど、その操っている本体は、結局は、自分の脳にほかならない。だから、別に操られているわけではなくて、やっぱり自分が行動しているんだね。単に無意識にスタートしているだけだ、というふうに考えてみたらどうだろう。少しは気持ちが楽になるかな?

——準備されているものに対して、自分の体は応じるだけだとすると、自分の完璧な意志と言えるのはどこまでで、自我はどこまで意識できるのか。そうやって考えていくと、やっぱりこんがらがってきますね。

4—36 「自由」は感じるものであって、本当の意味で「自由」である必要はない

少なくとも言えるのは、僕らは自分が思っているほど自由ではないということだ。自由だと勘違いしてるだけ、という部分はかなりある。

でも、「自由」は感じるものであって、本当の意味で「自由」である必要はない。だから、僕

らは「自由意志」をすでに感じて生きているんだから、もうそれでいいではないか、それ以上僕らは何を欲するんだ、という言い方もできるね。

ただ、心に自然とわき起こる感情など、自由にならない部分もいっぱいあることは知っておいて損はないよね。たとえば、ひどい嫌がらせをされたら、だれだってムッとくるでしょ、自動的にね。「俺には自由意志（あるいは自由否定）があるから、怒らない権利を行使しよう」なんてのは無理だよね。ムッとするときには、そんなことを考える余裕もなく、ムッとしてしまう。

しかも、タチが悪いことに一度、怒ってしまうと、なかなか怒りはおさまらない。「よし、3秒後には怒りを消そう」と念じても、すぐにはおさまらない。

そういうふうに感情は自由ではない。よく「あのガキ、気にくわないから叱《しか》ってやったよ」なんてエラそうにいうオヤジがいるけれど、でも、それは勘違いだ。自動的に怒りがわいてきて、その感情に従って叱っただけ。でも、本人は教育してやったつもりになっている。ただそれだけだよね（笑）。

こうした不自由は、もちろん悲しむべきことじゃない。すべてを意識で制御していたら大変なことになる。すぐに頭はいっぱいいっぱいになってしまう。

だって、箸《はし》をつかむだけでも何十という筋肉が精密に動いているわけでしょ。1個1個の筋肉の動きまで、すべてを意識して計算していたら、たまったものじゃない。無意識に任せた方が、はるかにラクではないかと思うわけ。

――こじつけで自分の思考を歪めているんだったら、自分の考えというのも、自分がほんとに考えていることそのものじゃなくて、周りの状況に迫られて無理やりつくった結果として出てきたものなのか……。

そうそう。いいこと言うねえ。結局は「主体性」とは一体何なんだろうということになってくる。芸術における目新しさ、奇抜性、新奇性なんかもそう。まったくの無から新しい作品をつくりあげるかというと、そんなことはない。絵画だって、映画だって、音楽だって、詩だってそう。本人が気づいていているいないにかかわらず、やはり「借りもの」が多いでしょう。アイデアのコラージュ。そういうことと関係ないかな。

――操られているマリオネットが、操っている無意識に作用することもできるわけですよね。考え方を変えうるということは。だから、必ずしも完全に操られているとは言い切れないんじゃないか……。

――自分で自分を操ってるということで、自分を操っているのも自分、操られているのも自分ってことなんじゃないの……。

4―37　脳研究は、学問横断型の接着剤

あはは、そうそう、そうやって、なんだか話がこんがらがってしまうね。そういう心の作用

が、無意識の世界で生じている以上、そこで何が起こっているかは、正直、僕たち脳科学者にもつかみきれない部分が多い。

その辺の研究はこれから著《いちじる》しく進歩するはずだから、10年後に改めて講義をやったら、そのときには「こんなところまでわかったんだぞ！　すごいね」と説明できるかもしれないね。あ、君らの後輩、未来の高校生にね（笑）。

逆に言うと、君らはまだわからないことがたくさん残っている世界に生きているのだから、もし将来科学者になるのだったら、君ら自身の知恵と努力によって開拓していける領域はまだたくさん残っている。それだけ課題が山積みになっているということ、これは幸せなことだよね。

――最初は生物と心理学みたいな、その辺のお話かなと思ったんですけど、最初におっしゃったように、これはサイエンス、科学全体に波及する話だなとだんだん感じてきて、さらに講義を聞いていたら文系の教科、社会学なんかにも通じてるんだな、としだいに思ってきました。

ああ、いいこと言うね。そうなの。脳科学というのは、今までまったく無縁だった学問、たとえば、哲学とか心理学とか社会学とか、そういったものを結びつける接着剤の役割を担《にな》える分野なんだ。最近では、経済や政治、倫理学、芸術や奇術などにも、脳科学は接近しているんだよ。[11]

今までの研究は、専門家が訓練を受けて、専門に特化したエキスパートであるほうがいいというスタンスで科学は進んできた。たしかに自分の専門分野でさえ極めるのは困難なのだから、他の分野の理解に時間を費やしている余裕はない。

ところが、ふと気づけば、あまりに専門化が進みすぎて、領域はバラバラになりすぎてしまっている。もしかしたらお互いに相当なムダをしているのではないかということで、ここ何年かは「学際的」な研究が志向されている。

学問横断型の研究を推進して、各分野をもっと融合し、有機的に統合していこうと。その第一線に立てる研究分野のひとつが脳科学かなと、まあ、個人的な思い入れはあるけど、少なくとも僕は、そう強く感じている。いいコメントをありがとう。

——うーん、僕が大トリですね……(笑)。この3日間勉強してきて、とくに記憶に残っているのが1日目の記憶の問題です。自分たちが普段やってることは記憶を元にして未来を予測することだ、とおっしゃったじゃないですか。だから……もういっぱい言われちゃったから、何を言えばいいのか……(笑)。

うん、言いたいことはわかる。つまり、僕らの心の成分として「記憶」はもっとも重要というくらい大切な要素だったよね。

その一方で、初日の講義で言ったように、記憶ってすごく曖昧なものだよね。思い出すたびにどんどん変わっていってしまうし、覚えてるのか覚えてないのかさえよくわからないものもある。すると今度は、そんな曖昧な記憶によって僕らの「心」が支えられていていいのかと正直不安にもなる。

4―38　ラッセルのパラドックス――リカージョンは矛盾を生む

――研究者は脳を科学的に見ているんですよね。つまり、ニューロンなどを調べて、こう活動しているからこれが知覚できているんだ、というようなこと。だとすると科学の目から見て、今こうやって考えている自分というのは、どういうことなのかな。脳科学を通じて脳を見ているんだけど、脳科学自体も脳がつくった産物ですよね。なんか変……。

あはは（笑）……おもしろいね。結局、脳科学という学問それ自体が入れ子構造、リカージョンだよね。今いいことを言ってくれたから、最後にリカージョンについて、さらに深く考えてみようか。リカージョンという行為は、実は、危険なんだ。

なぜなら、リカージョンは矛盾を生むからだ。「ラッセルのパラドックス」を知ってるかな？ラッセルはイギリスの数学者かつ哲学者だけど、なぜかノーベル文学賞までもらっているから、なんとも多彩な人だ。

このパラドックスはリカージョンを許すと生じる。高校生のときにこのパラドックスを知って、僕はびっくりしたんだ。

これを説明するために、カタログを例にとって考えてみようか。カタログって「集合」だよね。たとえば「靴のカタログ」だったら「靴の集合」だ。

世の中には、クルマのカタログ、文具類のカタログ、などいろいろある。

そこで、ある人が新しいタイプのカタログを考えついた。世の中にはカタログが溢れてきたから、どんなカタログがあるのかをすぐに調べられるように、全カタログを網羅《もうら》した「カタログのカタログ」をつくろうと。

「カタログのカタログ」ということは、この「カタログのカタログ」には自分自身も載せないといけないよね。だって、すべてのカタログを網羅しているわけだからね。となると、「カタログのカタログ」は自分を自分の中に持つという入れ子構造になる。リカージョンだ。

そこで、別のある人が、さらに考えた。世の中には2種類のカタログがあるのではないかと。
①「自分自身が載っていないカタログ」、つまり、靴とかクルマとか、そういった具体的なモノを扱ったカタログ。そして、②「自分自身もそこに載っているカタログ」、つまりカタログのカタログ、の2種類だ。
だったら、①のタイプ、つまり自分自身が載っていないカタログだけを集めて、改めて、新しいタイプのカタログ③をつくりましょう、と。

こうして新たなカタログが完成した。いいね？　③「自分自身が載っていないカタログをすべて載せたカタログ」だ。さて、ここで質問をしよう。この新型カタログ③には自分自身は載っているだろうか。

――自分自身が載っていないカタログを集めてきて……。

そう、いわゆる普通のカタログを、世の中からすべて集めてきてカタログをつくった。そのカタログの中には自分自身は載っているだろうか、という質問。

――うーん……。

あはは。直感的にはどっち?

――載ってない。

そうだよね。だって、自分自身が載ってないものだけを集めてきてつくったカタログだから、載ってないはずだよね。つまり、「載ってない」。載ってないすべてのものを集めてきたわけだね。

でも、もうこの仕掛《しか》けがわかったね。一歩引いて考えると不思議だ。載ってないカタログをすべて集めてきたカタログなんだから、もし、そこに自分自身が載っていなかったら、そのカタログ自身もそこに載っけなくてはならない。

だって、そういうものをすべて集めてきたんだもんね。わかるよね。だから、実は、そのカタログ③のルール上、載せる必要があるの。

でも、もし載せてしまったら、今度は自分自身が載ってるんだから、定義上、そこに載せてはいけないカタログになってしまうよね。そのカタログ③は、自分自身が載っていないカタログを集めたカタログなんだから。

つまり、載せても載せなくても、どちらにしても矛盾してしまうんだ。パラドックスだ。

何がいけなかったかというと、リカージョンだね。リカージョンしたからマズいことになってしまったわけ。リカージョンをする集合体は必ず矛盾をはらんでしまう。どこかで論理破綻《はたん》が生じる。ラッセルは、「リカージョンの矛盾からは絶対に逃れられない」という認めたくない運命を、数学的に証明してしまった。

4―39 脳研究は、答えに行き着けないことを運命づけられた学問

さっき君が言いたかったのはそこでしょ。脳を使って脳を考えることは、その行為自体が矛盾を孕《はら》む。リカージョンというスパイラルの悪魔に、どうしようもなくハマってしまう。脳を駆使して脳を解明するのは、まさに自己言及であって、ラッセルのパラドックスが避けられない。

僕ら脳科学者のやってることは、そんな必然的に矛盾をはらんだ行為だ。だから、脳科学は絶対に答えに行き着けないことを運命づけられた学問なのかもしれない。一歩外に出て眺めると、滑稽《こっけい》な茶番劇《ちゃばんげき》を演じているような、そういう部分が少なからずあるのではないかなと僕は思うんだ。

科学は何のためにあるのかなと考えると、おそらく世界のからくり、世界の理屈を解明する、できれば、解明し尽くしてしまうこと。世の中のことをすべて知ろうということを使命としてるよね。

僕たちには強い好奇心があるから、もし解明されたら「おっ、こうなっているんだ……」と感動もするし、知的好奇心も満足させられるだろう。あるいは新たな発見が社会に応用されたり、新技術が医療現場に活用されたりして、人の役にも立つだろうね。

人の役に立ったらうれしいし、自分も満足だしということで、だから科学はおもしろいんだ……そんなふうに普通の人は考えているかもしれない。

でも、科学の現場にいる人にとっては、そうではない。科学の醍醐味は、それだけに尽きるのではない。むしろ本当におもしろいところは、事実や真実を解明して知ること自体よりも、解明していくプロセスにある。

仮説を検証して新しい発見が生まれたら、その発見を、過去に蓄積された知識を通じて解釈して、そして、また新しい発見に挑む。高尚《こうしょう》な推理小説を読み進めるようなワクワク感だ。難解なパズルのピースを少しずつ露礁《ろしょう》させていくかのような、この謎解きのプロセスが一番おもしろい。

ということは、こんな逆説的な言い方もできるよね。「脳」を扱う科学は、そのリカージョンの性質上、もしかしたら〝ゴールがない〟ものかもしれない。だって脳を脳で考える学問だから、その論理構造上、そもそも「解けない謎」に挑んでいる可能性があるってわけ。

だとしたらさ、脳科学者にとって一番おいしい部分、「解明していくプロセス」は永遠に残り続けるという意味になるよね。これは科学者にとって幸せなことだ。

脳科学は幸せが未来永劫《えいごう》に続くことが保証された学問じゃないかなと……うーん、自虐的《じぎゃくてき》かな（笑）。でも僕は最近そう前向きに考えるようになっているの。

さて、これで3日間の講義をおしまいにしようか。長い講義に付き合ってくれて、どうもありがとう。

——ありがとうございました！（一同）

2次元から見る3次元世界、3次元から想像する4次元世界

さて、ネコの話でもわかったと思うけど、どんな環境に育ったか、あるいはどんな目や耳などの器官をもって生まれたかで、その人の（あるいは、そのネコの）世界が確定される。

たとえば、僕らは今「高さ・幅・奥行き」のあるXYZ軸の3次元の世界に生きている。だから、3次元というものを容易に想像できる。では、君らの中で、4次元を想像できる人いる？ 数学者の一部は4次元世界を想像できるらしい。僕にはできない。でも、ちょっとしたアナロジー（類推）を使って、イメージしてみることはできる。

次元を落とすんだ。たとえば、2次元の世界の住人たちの気持ちになって、3次元の世界を想像することを応用すればいいんだ。今、僕らは平面の2次元世界で生活していると仮定しよう。すると3次元って一体どんな世界なんだろう。

この図を見て。2次元平面の人物がここにいる。目はこの平面内を眺めている。その視点から3次元がどうやったら想像できるかというと、実は、うまくできないよね。ちょうど、僕らが4

次元を想像できないかのように。

仮に君らが2次元の人に向かって「君、3次元はこっちの方向だよ」と、X軸でもY軸でもない、この黒板から見て垂直のZ軸の方向を教えてあげようとしても、彼は今までずっと、XY平面の世界に暮らしてきたから、どうしてもXY平面の中での「あっち」の方向を想像してしまう。

僕らもそうだよね。4次元目はこっちだよと言われても、そうか、左右でもなく上下でもなく、「あっちの方向かな」と、結局は馴染んだXYZ空間内でイメージしてしまうでしょ。つねに自分の理解できる範囲の次元内でしかイメージが湧かない。

4次元の立方体の展開図???

2次元の人に3次元を教えてやろうというときには、だから、別の方法を使わないといけない。方法はいくつかあるけれど、とくに有用な方法が2つある。ひとつは物体を通過させる方法だ。

たとえばここに〈球〉があるとしよう（図65）。僕らは球を容易に想像できる。でも、2次元の彼に理解できるのは〈円〉だけだ。円ならば2次元だからね。そこで、どのように球を教えてやるかというと、3次元の〈球〉を、2次元平面を横切って通過させるんだよ。こちら側から向こう側に球を通すと、どう見える？　そう、〈球〉の断面が見えるよね。

最初に〈球〉が2次元平面に接した瞬間、まず〈点〉が現れる。すぐに、それは小さな〈円〉となって、その〈円〉はだんだん大きくなる。球の中心を過ぎると、こんどは、〈円〉がだんだん小さくなっていって、最後に〈点〉になって消えるよね。この一連の変化を頭の中で思い描いてもらって、「それを組み立てたものが〈球〉なんだよ」と教えることができる。

この方法を使って、僕らにとっての「4次元」を考えてみよう。4次元の球が3次元空間を横切る、そのときに何が起こるか……。もうわかるよね（図66‐A）。

まず空間にポンと〈点〉が生まれて、それが膨らんで小さな〈球〉になる。次第に大きくなったと思ったら、こんどは萎んでいって、最後はパッと消えてしまう。まるでマジックショーだ。でも、これこそが4次元の〈球〉が3次元空間を通り抜けた様子なんだ。それを組み立てることで、僕らは4次元を想像することができる。これが1つ目の方法。

もうひとつの方法は「展開図」。2次元空間の人は、3次元の立方体をそのままでは理解することができない。だから展開図を見せる。こういう図形があって、これを組み立ててもらえば立方体になるんだと教えてあげることができる。

4次元の立方体を3次元に展開するとどうなると思う？　イメージできる？　こんな感じだ。4次元の「立方体」を展開するとこうなる（図66‐B）。

これを頭の中で組み立ててもらえればいい。できたかな。それが4次元の立方体の実像だよ。

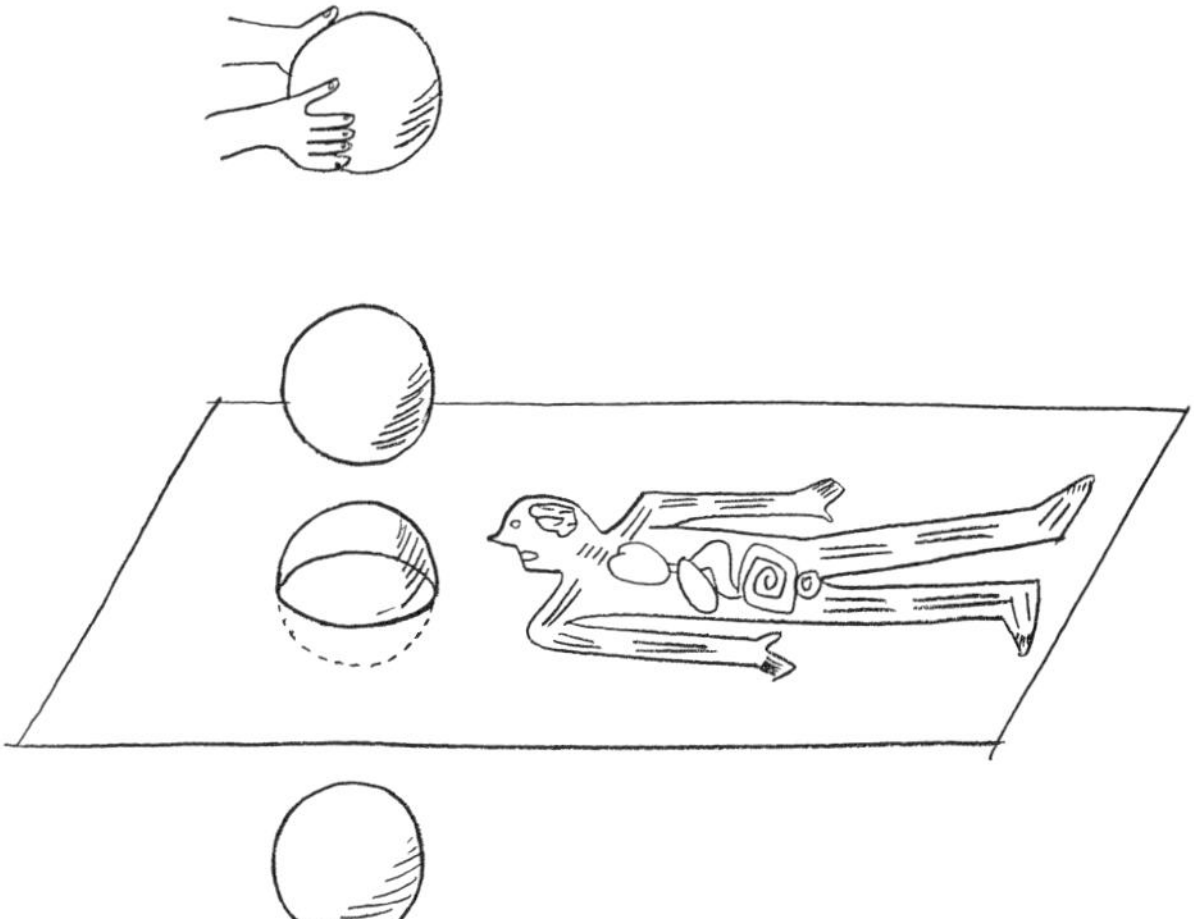

図65　2次元人の前を球が通過すると……

僕らが2次元の人に教えてあげたように、4次元世界の人から教わることができる。

さて、4次元の世界を想像できる数学者は少なからずいる。これはどういうことかと言うと、脳の潜在能力は3次元だけに留まらないということだ。つまり、4次元に順応できるくらい脳は柔軟。

ただ残念なことに、僕らは3次元の世界にたまたま生まれてしまった。そして、この世界に慣れてしまった。だから3次元の世界しか想像することに慣れていない。

より厳密に言うのであれば、3次元の世界に生きている以上、4次元の世界を想像する必要がなかったということだ。もし4次元の世界に生まれていたら、4次元の世界に適応して、普通に生きられるだろう。逆さメガネを掛けても問題なく生活できたように、きっと4次元の世界にも違和感なく適応できるだろう。

この世界が「11次元」でできているとすると

4次元の話には、僕は個人的に強い思い入れがある。

物理学の世界には「超弦理論」という最先端の仮説があってね、知ってる？

――聞いたことあります。

この理論によると、この世界は実は3次元ではなくて、たとえば、11次元でできているような

[A]

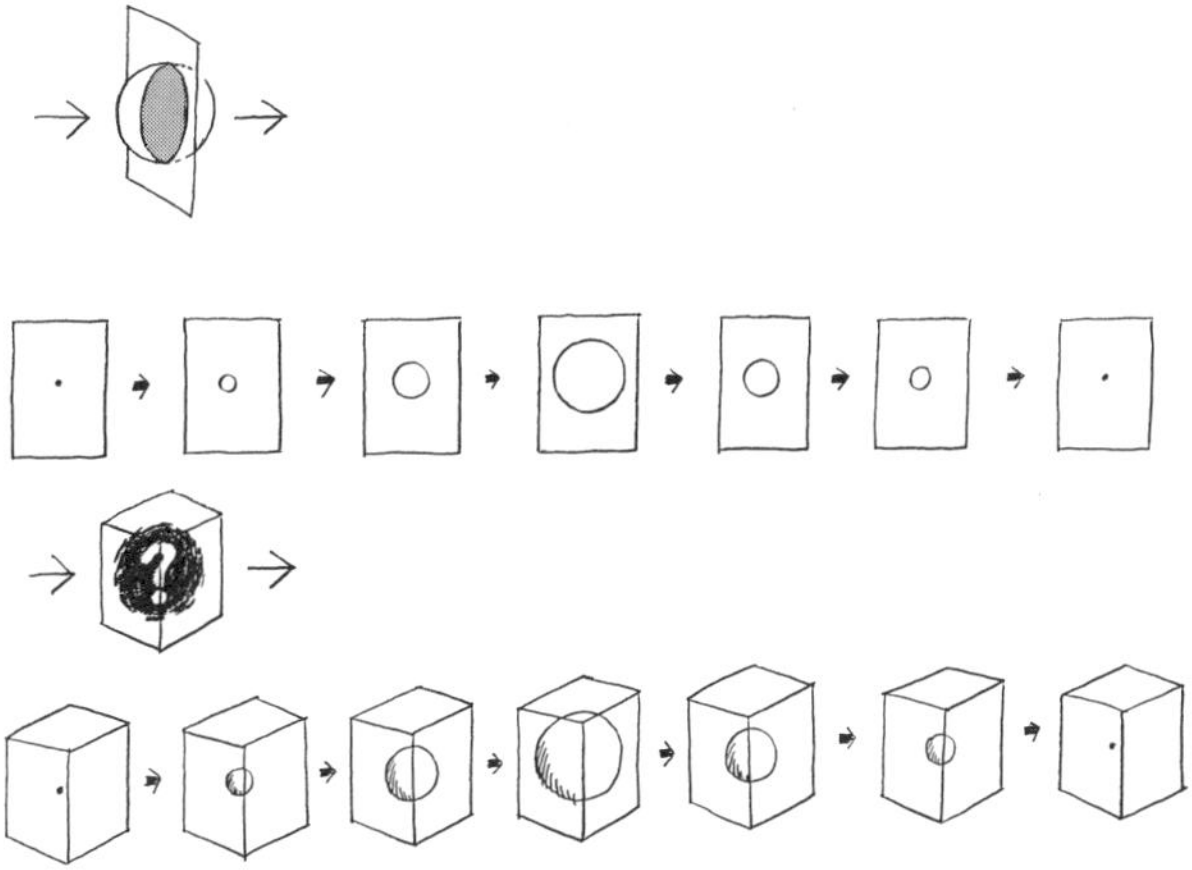

[B]

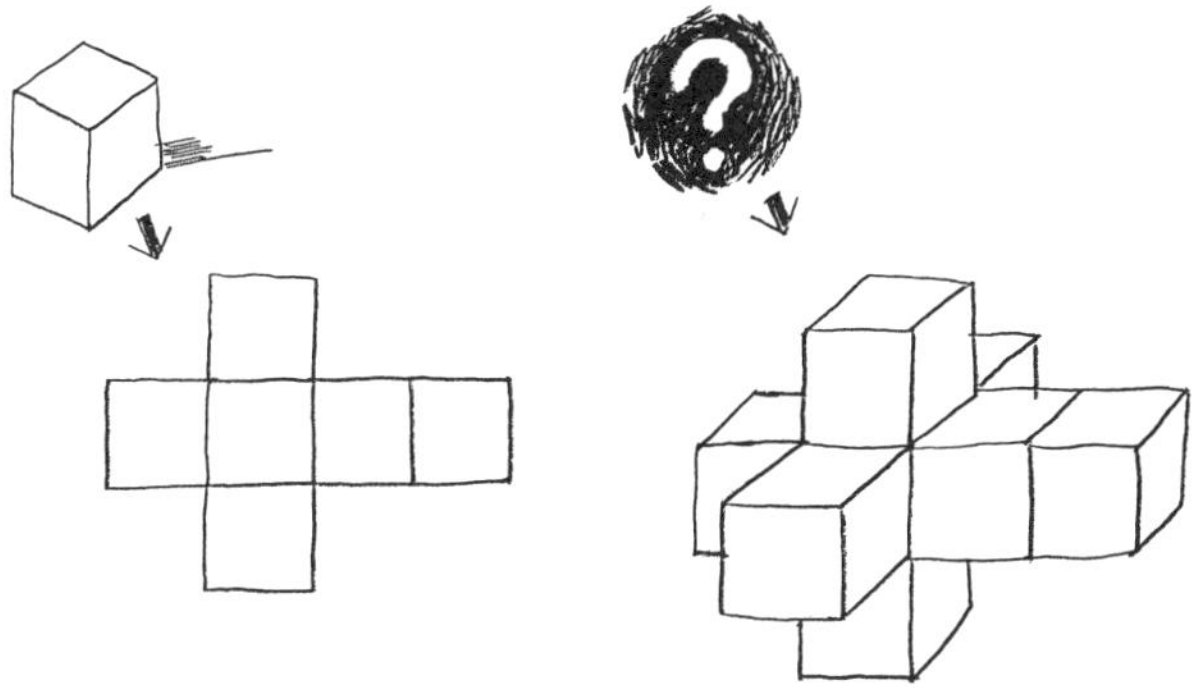

図66 [A] 4次元の球が3次元空間を横切る
[B] 4次元の立方体を3次元に展開する

んだ。まだ完全には証明されてないけれど、もしそうだとすると、これはおもしろいことになるね。

　そんなに次元が多いのだとしたら、なぜ僕らはこの世界を3次元としてしか感じていないのだろう。XYZ軸以外の次元が萎縮しているからという可能性もあるし、あるいは、光が3次元空間しか飛ばない性質のものだから、目では3次元空間の情報しかキャッチできないという可能性もある。あるいは、光はいろんな次元を飛ぶけど、3次元空間を飛んでいる光しか目ではキャッチできないのかもしれない。

　僕は物理学者ではないけど、でもね、もしかしたら僕らが生きている世界はもっと次元が多いかもしれないという思考実験はすごく楽しいんだよね。常識ではありえないことが現実味を帯びてくる。

　11次元といわず、わずか4次元の世界を想定するだけでも、すごく画期的なことができるよね。たとえば、テレポートは可能でしょ？　だって目の前から消えて、他の場所に現れるのは、4次元空間を移動すればいいわけで。2次元平面の人の例でいえば、3次元の手で平面の物体を取り上げて、平面の別の場所に置けば、ワープしたように見えるでしょ。これを4次元でやればいい。

　さらに言えば、医療的な意味でもこれは重要なんだな。なぜかというと、黒板に描いた2次元の人をもう一度よく見てみてよ（図65）。僕たち3次元の視点から眺めると、この人の身体の中身が全部見えているよね。ここに胃があって、腸があって、肝臓もあって、ほら心臓がドキドキ動いていて……。ひとつ高い次元から見ると、中身が丸見えでしょ。

だから、3次元の僕らから見れば、2次元の人のガンや結石を発見するのは難しいことではないわけだ。そして、ここにガンがあるとわかったら、3次元の方向から手を入れて患部を切除できるでしょ。2次元の平面世界だけで済ませようと思ったら、そうはいかない。体に切れ込みを入れて開腹手術をしてガンを探り出し、病変部位を取り出して、そして縫合しなければならない。

これと同じことで、もし僕らに4次元の目と手があったら、切開手術をしないままガンを取り出すことができるよね。

ほら、4次元の手があったらなかなか便利だなと思えてきたでしょ。

でも、その一方で、そんな想像を「バカげた妄想だ」とどこかで感じてしまうのも事実。それは自分が生まれてからずっと見てきた3次元の世界を「当然だ」と思ってきたからだろうね。

付論2

さて、おまけの講義だ。時間に余裕がある人だけに、追加の話をしたい。

ニューロンのネットワークのシミュレーションの話だ。

ここに縦10×横10の全100個のマスがあるね。マスの1個1個がニューロンだと思ってね。まず、それぞれのマスにランダムに色を割り当てておく。

色は3原色だよね。赤（R）、緑（G）、青（B）。だから、色は（r、g、b）のベクトルで表すことができる。（r、g、b）のすべての数値がどれもゼロだったら「黒」、これが全部100％だったら「白」。（100、100、0）だったら「黄色」だ。モニターの画面はこの原理で色がつけられている。

そんな具合に、（r、g、b）のそれぞれの要素に乱数表で0から100の数値を割り当てて、マス1個1個に独立にランダムな色を割り当ててみる。すると、こうなる。つまり、適当な色が100マスに並んでいるだけのモザイク図だ（図67-A）。

さて、ここからがシミュレーションのスタートだ。

まず、新しい色を手元に1個つくってみよう。この色にも（r、g、b）の数値が乱数表で入っている。これを色①としよう。そして、さっきのランダムにつくられた100色パレットの中で、もっとも色①に近い色のマスはどれだったかを探すんだ。近い色を探すというのは、（r、g、b）という3次元空間の中で最短距離をとるマスを見つけるということだね。

近い色のマスを選んだら、次に何をするかというと、その選ばれたマスに、色①の絵の具を混ぜるんだ。だから、選ばれたマスの色は、さらに①の色に近づくことになる。そのとき、ついでに、そのマスの周囲にも、少しだけ色①を混ぜてやる。上下左右斜めで隣り合った8個のマスに絵の具を垂らす。だから、選ばれたマスとその周辺も色①っぽく染まることになる。

このプロセスは、「色①の存在をネットワークに教え込んだ」ってことに相当する。専門的には、この作業を「暴露《ばくろ》」という。

以上がシミュレーションのステップだ。後は同じ作業を繰り返せばよい。つまり、別の色②を用意して、それに近い色のマスを選んで、その周辺のマスとともに、色②の絵の具を混ぜる。そういう暴露を続けていくと、１００マスの色の配置が少しずつ変わっていくよね。

どうやって変わっていくと思う？　シミュレーションの結果を見てみよう。

これが最初のランダムに選ばれた１００色のパレットだったね。ここから暴露のプロセスを、たとえば10回繰り返す。すると、パレット配色はこうなる。随分と様子が変わったね。この調子で、どんどんと暴露して色を変えていく。そうすると何が起こるだろうか。高速で色の変化を見せるから、よく見ていてね。

一見ランダムに色が動いているだけのようなんだけれども、ほら、だんだんと色の分類が始まっていることに気づかない？　つまり、似た色が近くに集まってくる。たとえば、この領域に赤っぽい色が集まっているね。一方、あそこら辺は青っぽい色が集団をつくっている。こうして、自然に「色」が分類されてくる（図67‐B）。

先ほど説明したように、暴露の計算ステップには、どこにも「分類せよ」という指令は入っていない。単に、このネットワークは特定のルールに従って計算しているだけだ。それにもかかわらず、結果として、自然に色のカテゴリー分けを始めてしまう。

このように、教えていないのに自然に秩序が生まれてくることを「自己組織化」と言う。この分類アルゴリズムは、開発した人の名前を取って、「コホーネンの自己組織化マップ」と呼ばれている[1]。

自己組織化のプロセスは、ヒトがものを学習していく様子にすごく似ている。たとえば、幼児が言語を習得するときには、「言葉を学べ」ってだれから教えこまれなくても、ただ言葉に暴露されるだけで、自然に言語を身につけていくでしょ。親や周囲の人の会話を聞くだけで、自発的に単語の意味や使い方を分類していく。

これと同じように、僕らはものごとをだれから習うこともなく分類したり理解したりできる。そういう学習方法を「教師なし学習」と言う。「コホーネンの自己組織化マップ」は教師なし学習の代表選手だ。

僕がプログラムをつくった例は「色」の分類だったけど、色に限らず、いろいろなものを分類

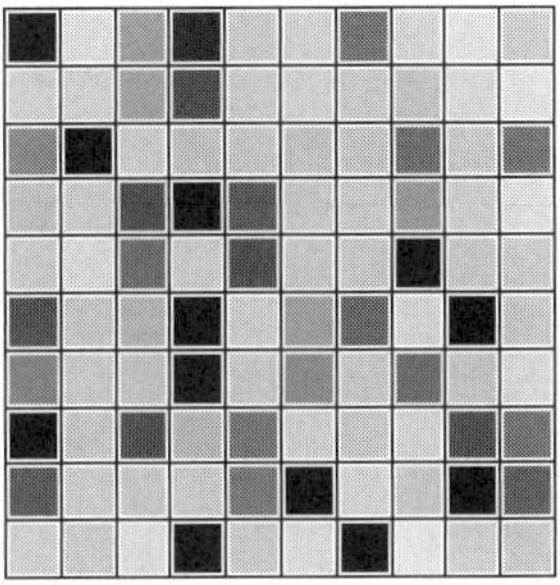

[A] 暴露前

↓

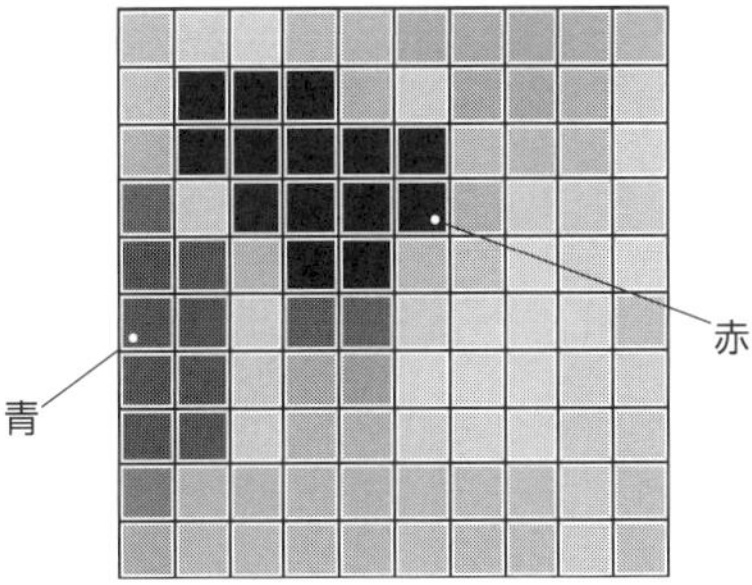

[B] 暴露後

図67　動画：コホーネンの自己組織化マップ

単純なルールから秩序が生まれるシミュレーション。(特設サイトでご覧になれます。16ページ参照)

[A] 縦10×横10の全100個のマス（パレット）をつくり、ランダムに色を割り当てる。次に、手元に色①を作り、この色①にもっとも近い色をパレットから探し、そのマスと隣接する8個のマスに色①を少し混ぜる（この作業を暴露という)。

[B] この暴露作業をしばらく繰り返すと、似た色同士が近くに集まって、パレットの色が分類される。

できる。たとえばこの例がおもしろいかな……。これは動物たちの生物学的な特徴をいろいろとリストアップして数値化してある。これらの特徴を、先の自己組織化マップに次々と暴露していくと、最初はランダムに割り当てられているから分類できていないけれど、だんだんと、似たもの同士がマス目の近い場所に集まってくる。

完全に学習させた後はこうなる。ここら辺にアヒルとガチョウがいるね。それから、タカとワシとハトとコウモリはあそこら辺。ネコ、オオカミ、イヌはこっちで、ウマとシマウマ、ライオンとトラはあっち。

似た動物はマップ上で近傍に集まっている。つまり、動物たちを分類することができる。すごいよね？　わずかなルールさえ与えれば、自然に学んでいくんだから。つまり、世界のものごとを分類するだけだったら、こんな程度のネットワークで十分で、高度な脳回路は必要ないということだ。

子どもが分別しながら覚えていくのは、一見、すごい吸収能力だと思うかもしれない。でも、こんな単純な脳回路でも、簡単に分類シミュレーションできる。だから、僕らが「すごい」と思っている脳の能力は、僕らが一方的にそう感じているだけで、意外と簡単なルールの寄せ集めでできているだけなのかもしれない。

ちなみに、僕がニューヨークのコロンビア大学に留学していたときに、研究室の大学4年生の学生が、卒業研究でこの「自己組織化マップ」を使っていた。彼は、ある小説の文章を丸ごと、自己組織化マップに暴露してみたんだ。本1冊、すべての文章をね。そしたら、意味的に似ているものとか、物語のストーリーの上で高い関連性を持ったカギとなっている単語が分類されて、マップ上で物語の特徴がうまく要約された。国語が苦手な生徒よりも、はるかに上手に要約を作ることができた彼はそういう卒業論文を書き上げて、大学を卒業していった。

そういう高度なことが自然とできるところに「自己組織化マップ」の潜在性の高さが窺《うかが》える。おもしろいでしょ。昨夜、頑張ってプログラムをつくった甲斐《かい》があった（笑）。いろいろとミスしてしまってバグ取りに手間取ったので、こんな簡単なプログラムをつくるだけで1時間もかかってしまったんだ（笑）。みんなに喜んでもらってよかった。

おわりに

私の職業は研究者です。普段は世間から隔絶された小さな研究室に籠もって仕事をしています。そうして得られた研究成果は専門分野の科学誌に学術論文として発表します。論文の読者は、ごく限られた専門分野の研究者、つまり同業者たちです。だから研究者の仕事は自然と、ごく小さく閉じた世界に収束してゆきます。

しかし研究者たちは、ときに、その労力を「社会活動」にも費やします。つまり、専門家ではない一般の皆さんと対話の場を持つわけです。一般書を著したり、易しい講義をしたり、公開イベントを開催したり……。こうした社会活動は「アウトリーチ活動」と呼ばれます。

文部科学省が発行する『科学技術白書』の表現を借りるのでしたら、「国民への説明は科学者等の社会的責任」ということになります。

正直に言いますと、私自身は「アウトリーチ活動は科学者の社会的責務」などと深刻に捉えているわけではありません（いや、本当は、もっと真剣に考えなくてはいけないのですが）。実のところ、私にとってアウトリーチ活動は、もっと気軽に、好きだからやっている程度の、いわば趣味です。どうも私は、日々脳科学の現場にいて、新発見に接すると、「うわぁ、見てください、これ！　面白くないですか」と、思わず人に伝えたくなってしまうタイプのようです。

もしかしたら皆さんにも理解していただけるでしょうか。たとえば、「幼なじみの彼、今年いよいよ結婚するみたい」とか、「あのご近所さん、宝クジで5億円当たったらしい」とか、そんなネタを仕入れると、他人と情報を共有したくなりませんか。私のアウトリーチ活動は、そうした自然な願望の延長です。

そんな楽しいアウトリーチ活動ですが、最近では思うように時間を割くこともできなくなってきました。これまでも、本業（研究）に影響がないようにと、仕事休みの時間を割り当ててきましたが、最近ではそうした時間も貴重な研究時間になっています。年齢的にも、研究者として貴重なこの時期を大切にしたいと思うようになってきているのです。

しかし、アウトリーチ活動をためらうのには、別の理由もあります。批判が少なくないのです。アウトリーチ活動は賛否両論。現在でも、専門家のあいだでさまざまな意見が飛び交っています。反対意見としては、たとえば、

科学とは難解なもの。もし簡単なものだったら専門家は必要ない。それを一般向けにかみ砕く行為は真実の歪曲に相当する。嘘を並べ立てて啓蒙とはおこがましい

研究者ならば科学の土俵で社会に貢献すべき。アウトリーチ活動は実のところ社会還元にはなっていない。餅は餅屋。一般書はプロのサイエンスライターに任せるべきだ

科学者は誰もがなれるわけではない。選ばれしエリートである。だからこそ税金から多額の研究費が充てられている。個人の趣味に時間を費やすのは無責任。国民への造反である

といった意見を、実際にいただいています。なかには科学者側からの視点に偏った意見もあるかもしれません。しかし厳密な意味で、私にはこれに反論することができません。なぜなら、実際この本についても、準備に深夜や早朝、休日しか費やさなかったとはいえ、しかし、そうした時間を研究に専念したのならば、あとひとつくらいは専門論文を発表できたかもしれないと、自分でもそう思うからです。

それでも敢えて今回、出版を選んだ理由を自分に問うてみますと、「母校愛」という言葉が浮かんできます。

私はどちらかと言えばドライな人間で、在学中はほとんど学校に思い入れがないタイプでした。

ところが、卒業して時間が経てば経つほど、母校や恩師を好きになっていく自分の変化に、私自身が驚いています。今回の講義でも、素晴らしい後輩に囲まれ、感激のあまり、涙腺がゆるむのを抑えるのに苦心しました。

同時に「教育とは何か」「教えることの目的は何か」という重厚な疑問についても考えさせら

れました。参加してもらえた9人の生徒さんはエネルギッシュで積極的で、目がキラキラと輝いていました。こんな素敵な後輩たちに囲まれると、なんとも頼もしく、誇らしい気持ちになります。10代の若者が元気でいてくれると、こちらまで幸せな気分になります。

もしかしたら、教育とは、生徒のためではなく、教師が元気をもらうためにあるのかもしれないと、そんなふうにさえ思いました。

連続講義を聞いてくれた9人の生徒のうち一人は、1年後に東大理Ⅲへ合格しました。東大キャンパスの必須科目の授業で、講師と学生という形で、正式に再会を果たしました。授業後に声を掛けてもらった瞬間、あの日の連続講義のシーンが溢れるように想起されました。また、全校講演を聞いてくれた生徒の一人は、東大理Ⅰへ進学したのち、今、私と同じ実験室で一緒に脳の研究をしています。そうしたリンク一つひとつが、私にとって掛け替えのない宝となって、今なお活きています。

最後になりましたが、本書の完成を支えてくださった皆さんに、感謝の気持ちを述べたいと思います。

まず、私の拙い講義に熱心に耳を傾けてくれた高校2・3年生の生徒9人、中間試験期間中にもかかわらず体育館での全校講演に参加してもらった1000人余りの生徒の皆さん、今回の講義企画を支持していただいた静岡県立藤枝東高等学校の先生方に感謝したいと思います。とりわけ、最初の契機を与えてくださった浅川典善先生、それを実現するために奔走いただきました松本泉先生、奥山和弘先生、開講に当たって直接オーガナイズいただきました高塚諭先生と渡邉一利先生には、お礼の言葉も見つかりません。全校講演と授業の書籍化をご快諾いただきました杉本一美元校長にも心から謝意を表したいと思います。それから、選抜聴講を希望したのに抽選から外れてしまった多数の生徒さん、本当にごめんなさい。学校の教科書だけでは習うことができない、「現在進行形の科学」に触れるチャンスを奪ってしまったことを、心からお詫びしたいと思います。

今回のプロジェクトを実現させてくれました朝日出版社第二編集部の赤井茂樹さん、綾女欣伸さん、河西恵里さんに感謝したいと思います。当日の講義だけでなく、本書の構成や挿絵、出版日程まで、すべてのプロセスを通じて丁寧にサポートしていただきました。スピード感著しい出版業界のなかで、これほどじっくりと著者のこだわりを採算度外視で聞いてくださる出版社はまずないはずです。とりわけ今回は、ウェブサイトへのリンクや、パラパラ漫画など、目新しい試みもあり、結果として『単純な脳、複雑な「私」』は、次世代スタイルの提案になったと思います。

イラストレーターの長崎訓子さんには、前作『進化しすぎた脳』に引き続き、お世話になりました。ユーモアの垣間見えるシュールなイラストは、脳の不思議さにぴったりだと思い、私からお願いした次第です。今回も雰囲気のあるステキな作品を描いていただきました。

講談社ブルーバックスへの移植に際しましては、講談社ブルーバックス出版部の篠木和久さんにご尽力いただきました。手際よい原稿さばきで、無事、ブルーバックス創刊50周年記念に間に合わせることができまして感謝しております。

東京大学・大学院薬学系研究科・薬品作用学教室を主宰している松木則夫教授には、部下である私のアウトリーチ活動を、終始温かく見守ってくださっています。また本書の原稿は、当時研究室の大学院生であった高橋直矢君、宇佐美篤君、久我奈穂子さん、三浦麻悠子さんに、研究生活の合間を縫って念入りにチェックしていただきました。

いつも近くで支えてくれる両親と妻に、心から「ありがとう」と言いたいです。妻には私のアウトリーチ活動に関する細かいスケジュール管理から文章チェックに至るまで、すべて一人でこなしてもらっています。彼女の心強いサポートは何よりの支えです。父と母の温かい応援にもいつも励まされます。

そして何より、私の気ままなアウトリーチ活動を支えてくださる全国の皆様に、心から感謝を申し上げたいです。読者やファンの方々からいただく言葉に、どれほど私が支えられていることか、もはや言葉では表現できないほどです。

Rick S, Cohen JD. Neuroeconomics. *Annu Rev Psychol* 59:647-672, 2008.

付論2

1. Kohonen T. Self-organized formation of topologically correct feature maps. *Biol Cybern* 43:59-69, 1982.

そのほかの文献

池谷裕二『進化しすぎた脳――中高生と語る［大脳生理学］の最前線』朝日出版社、2004年
ラマチャンドラン、ブレイクスリー『脳のなかの幽霊』山下篤子訳、角川書店、1999年
ラマチャンドラン『脳のなかの幽霊、ふたたび――見えてきた心のしくみ』山下篤子訳、角川書店、2005年
下條信輔『サブリミナル・マインド――潜在的人間観のゆくえ』中央公論社、1996年
下條信輔『〈意識〉とは何だろうか――脳の来歴、知覚の錯誤』講談社、1999年
シュピッツァー『脳 回路網のなかの精神――ニューラルネットが描く地図』村井俊哉、山岸洋訳、新曜社、2001年
スタッフォード、ウェッブ『Mind Hacks――実験で知る脳と心のシステム』夏目大訳、オライリー・ジャパン、2005年
ベアー、コノーズ、パラディーソ『神経科学――脳の探求』加藤宏司、後藤薫、藤井聡、山崎義彦監訳、西村書店、2007年
信原幸弘、原塑編著『脳神経倫理学の展望』勁草書房、2008年
有田隆也『心はプログラムできるか――人工生命で探る人類最後の謎』ソフトバンク クリエイティブ、2007年

43. Miyazaki M, Yamamoto S, Uchida S, Kitazawa S. Bayesian calibration of simultaneity in tactile temporal order judgment. *Nat Neurosci* 9:875-877, 2006.

第四章

1. Daw ND, O'Doherty JP, Dayan P, Seymour B, Dolan RJ. Cortical substrates for exploratory decisions in humans. *Nature* 441:876-879, 2006.
2. Anderson JS, Lampl I, Gillespie DC, Ferster D. The contribution of noise to contrast invariance of orientation tuning in cat visual cortex. *Science* 290:1968-1972, 2000.
3. Mainen ZF, Sejnowski TJ. Reliability of spike timing in neocortical neurons. *Science* 268:1503-1506, 1995.
4. Raichle ME, Mintun MA. Brain Work and Brain Imaging. *Ann Rev Neurosci* 29:449-476, 2006.
5. Langton CG. Studying artificial life with cellular automata. *Physica D* 22:120-149, 1986; Gale D. The industrious ant. *Math Intell* 15:54-58, 1993.
6. Sasaki T, Matsuki N, Ikegaya Y. Metastability of active CA3 networks. *J Neurosci.* 27:517-528, 2007; Tsukamoto-Yasui M, Sasaki T, Matsumoto W, Hasegawa A, Toyoda T, Usami A, Kubota Y, Ochiai T, Hori T, Matsuki N, Ikegaya Y. Active hippocampal networks undergo spontaneous synaptic modification. *PLoS ONE* 2:e1250, 2007; Usami A, Matsuki N, Ikegaya Y. Spontaneous plasticity of multineuronal activity patterns in activated hippocampal networks. *Neural Plasticity* 108969, 2008.
7. Fitch WT, Hauser MD. Computational constraints on syntactic processing in a nonhuman primate. *Science* 303:377-380, 2004.
8. Gilmore CK, McCarthy SE, Spelke ES. Symbolic arithmetic knowledge without instruction. *Nature* 447:589-591, 2007.
9. Hauser MD, Chomsky N, Fitch WT. The faculty of language: what is it, who has it, and how did it evolve? *Science* 298:1569-1579, 2002.
10. Miller GA. The magical number seven, plus or minus two: some limits on our capacity for processing information. *Psychol Rev* 63:81-97, 1956.
11. Illes J, Bird SJ. Neuroethics: a modern context for ethics in neuroscience. *Trends Neurosci* 29:511-517, 2006; Loewenstein G,

outcomes are predicted by sensorimotor cerebral EEG rhythms. *J Physiol* 586:131-139, 2008.

31. Fox MD, Snyder AZ, Vincent JL, Raichle ME. Intrinsic fluctuations within cortical systems account for intertrial variability in human behavior. *Neuron* 56:171-184, 2007.
32. Sasaki T, Kimura R, Tsukamoto M, Matsuki N, Ikegaya Y. Integrative spike dynamics of rat CA1 neurons: a multineuronal imaging study. *J Physiol* 574:195-208, 2006.
33. Arieli A, Sterkin A, Grinvald A, Aertsen A. Dynamics of ongoing activity: explanation of the large variability in evoked cortical responses. *Science* 273:1868-1871, 1996.
34. Hesselmann G, Kell CA, Eger E, Kleinschmidt A. Spontaneous local variations in ongoing neural activity bias perceptual decisions. *Proc Natl Acad Sci U S A* 105:10984-10989, 2008; Guderian S, Schott BH, Richardson-Klavehn A, Düzel E. Medial temporal theta state before an event predicts episodic encoding success in humans. *Proc Natl Acad Sci U S A* 106:5365-5370, 2009.
35. Otten LJ, Quayle AH, Akram S, Ditewig TA, Rugg MD. Brain activity before an event predicts later recollection. *Nat Neurosci* 9:489-491, 2006.
36. Parikh V, Kozak R, Martinez V, Sarter M. Prefrontal acetylcholine release controls cue detection on multiple timescales. *Neuron* 56:141-154, 2007.
37. Eichele T, Debener S, Calhoun VD, Specht K, Engel AK, Hugdahl K, von Cramon DY, Ullsperger M. Prediction of human errors by maladaptive changes in event-related brain networks. *Proc Natl Acad Sci U S A* 105:6173-6178, 2008.
38. Brass M, Haggard P. To do or not to do: the neural signature of self-control. *J Neurosci* 27:9141-9145, 2007.
39. Blakemore SJ, Frith C. Self-awareness and action. *Curr Opin Neurobiol* 13:219-224, 2003.
40. Haggard P, Magno E. Localising awareness of action with transcranial magnetic stimulation. *Exp Brain Res* 127:102-107, 1999.
41. Sheth BR, Nijhawan R, Shimojo S. Changing objects lead briefly flashed ones. *Nat Neurosci* 3:489-495, 2000.
42. Kamitani Y, Shimojo S. Manifestation of scotomas created by transcranial magnetic stimulation of human visual cortex. *Nat Neurosci* 2:767-771, 1999.

21. Heinze S, Homberg U. Maplike representation of celestial E-vector orientations in the brain of an insect. *Science* 315:995-997, 2007.
22. Nagel G, Ollig D, Fuhrmann M, Kateriya S, Musti AM, Bamberg E, Hegemann P. Channelrhodopsin-1: a light-gated proton channel in green algae. *Science* 296:2395-2398, 2002; Nagel G, Szellas T, Huhn W, Kateriya S, Adeishvili N, Berthold P, Ollig D, Hegemann P, Bamberg E. Channelrhodopsin-2, a directly light-gated cation-selective membrane channel. *Proc Natl Acad Sci U S A* 100:13940-13945, 2003.
23. Bi A, Cui J, Ma YP, Olshevskaya E, Pu M, Dizhoor AM, Pan ZH. Ectopic expression of a microbial-type rhodopsin restores visual responses in mice with photoreceptor degeneration. *Neuron* 50:23-33, 2006.
24. Huber D, Petreanu L, Ghitani N, Ranade S, Hromádka T, Mainen Z, Svoboda K. Sparse optical microstimulation in barrel cortex drives learned behaviour in freely moving mice. *Nature* 451:61-64, 2008.
25. Jacobs GH, Williams GA, Cahill H, Nathans J. Emergence of novel color vision in mice engineered to express a human cone photopigment. *Science* 315:1723-1725, 2007.
26. O'Doherty A, Ruf S, Mulligan C, Hildreth V, Errington ML, Cooke S, Sesay A, Modino S, Vanes L, Hernandez D, Linehan JM, Sharpe PT, Brandner S, Bliss TVP, Henderson DJ, Nizetic D, Tybulewicz VLJ, Fisher EMC. An aneuploid mouse strain carrying human chromosome 21 with Down syndrome phenotypes. *Science* 309:2033-2037, 2005.
27. Libet B, Gleason CA, Wright EW, Pearl DK. Time of conscious intention to act in relation to onset of cerebral activity (readiness-potential). The unconscious initiation of a freely voluntary act. *Brain*. 106:623-642, 1983; Libet B. Unconscious cerebral initiative and the role of conscious will in voluntary action. *Behav Brain Sci* 8:529-566, 1985.
28. Soon CS, Brass M, Heinze HJ, Haynes JD. Unconscious determinants of free decisions in the human brain. *Nat Neurosci* 11:543-545, 2008.
29. Gelbard-Sagiv H, Mukamel R, Harel M, Malach R, Fried I. Internally generated reactivation of single neurons in human hippocampus during free recall. *Science* 322:96-101, 2008.
30. Babiloni C, Del Percio C, Iacoboni M, Infarinato F, Lizio R, Marzano N, Crespi G, Dassù F, Pirritano M, Gallamini M, Eusebi F. Golf putt

Gray PA, Hoffman MP, Rehm HL, Tamasauskas D, Zhang DS. TRPA1 is a candidate for the mechanosensitive transduction channel of vertebrate hair cells. *Nature* 432:723-730, 2004.

11. Caterina MJ, Schumacher MA, Tominaga M, Rosen TA, Levine JD, Julius D. The capsaicin receptor: a heat-activated ion channel in the pain pathway. *Nature* 389:816-824, 1997; Caterina MJ, Rosen TA, Tominaga M, Brake AJ, Julius D. A capsaicin-receptor homologue with a high threshold for noxious heat. *Nature* 398:436-441,1999.
12. McKemy DD, Neuhausser WM, Julius D. Identification of a cold receptor reveals a general role for TRP channels in thermosensation. *Nature* 416:52-58, 2002; Peier AM, Moqrich A, Hergarden AC, Reeve AJ, Andersson DA, Story GM, Earley TJ, Dragoni I, McIntyre P, Bevan S, Patapoutian A. A TRP channel that senses cold stimuli and menthol. *Cell* 108:705-715, 2002.
13. Clapham DE. Signal transduction. Hot and cold TRP ion channels. *Science* 295:2228-2229, 2002.
14. Clapham DE. TRP channels as cellular sensors. *Nature* 426:517-524, 2003; Lumpkin EA, Caterina MJ. Mechanisms of sensory transduction in the skin. *Nature* 445:858-865, 2007.
15. Buck L, Axel R. A novel multigene family may encode odorant receptors: a molecular basis for odor recognition. *Cell* 65:175-187, 1991.
16. Rasch B, Büchel C, Gais S, Born J. Odor cues during slow-wave sleep prompt declarative memory consolidation. *Science* 315:1426-1429, 2007.
17. Merbs SL, Nathans J. Absorption spectra of human cone pigments. *Nature* 356:433-435, 1992.
18. Nelson G, Chandrashekar J, Hoon MA, Feng L, Zhao G, Ryba NJ, Zuker CS. An amino-acid taste receptor. *Nature* 416:199-202, 2002; Kim UK, Jorgenson E, Coon H, Leppert M, Risch N, Drayna D. Positional cloning of the human quantitative trait locus underlying taste sensitivity to phenylthiocarbamide. *Science* 299:1221-1225, 2003.
19. Keller A, Zhuang H, Chi Q, Vosshall LB, Matsunami H. Genetic variation in a human odorant receptor alters odour perception. *Nature* 449:468-472, 2007.
20. Szucs A, Huerta R, Rabinovich MI, Selverston AI. Robust microcircuit synchronization by inhibitory connections. *Neuron* 61:439-453, 2009.

illusory shadow person. *Nature* 443:287, 2006.
26. Blanke O, Ortigue S, Landis T, Seeck M. Stimulating illusory own-body perceptions. *Nature* 419:269-270, 2002.
27. Gallup GG Jr. Chimpanzees: Self-recognition. *Science* 167:86-87, 1970; de Waal FB. The thief in the mirror. *PLoS Biol* 6:e201, 2008.

第三章

1. Markram H. The blue brain project. *Nat Rev Neurosci* 7:153-160, 2006.
2. Sporns O, Tononi G, Kötter R. The human connectome: a structural description of the human brain. *PLoS Comput Biol* 1:e42, 2005; Lichtman JW, Livet J, Sanes JR. A technicolour approach to the connectome. *Nat Rev Neurosci* 9:417-422, 2008.
3. Roberts WA, Feeney MC, MacPherson K, Petter M, McMillan N, Musolino E. Episodic-like memory in rats: is it based on when or how long ago? *Science* 320:113-115, 2008.
4. Miller SL. Which organic compounds could have occurred on the prebiotic earth? *Cold Spring Harb Symp Quant Biol* 52:17-27, 1987.
5. Furukawa Y, Sekine T, Oba M, Kakegawa T, Nakazawa H. Biomolecule formation by oceanic impacts on early Earth. *Nat Geosci* 2:62-66, 2009.
6. Zykov V, Mytilinaios E, Adams B, Lipson H. Robotics: self-reproducing machines. *Nature* 435:163-164, 2005; Griffith S, Goldwater D, Jacobson JM. Robotics: self-replication from random parts. *Nature* 437:636, 2005.
7. Gibson DG, Benders GA, Andrews-Pfannkoch C, Denisova EA, Baden-Tillson H, Zaveri J, Stockwell TB, Brownley A, Thomas DW, Algire MA, Merryman C, Young L, Noskov VN, Glass JI, Venter JC, Hutchison CA 3rd, Smith HO. Complete chemical synthesis, assembly, and cloning of a Mycoplasma genitalium genome. *Science* 319:1215-1220, 2008.
8. Bongard J, Zykov V, Lipson H. Resilient machines through continuous self-modeling. *Science* 314:1118-1121, 2006.
9. Siemens J, Lillo C, Dumont RA, Reynolds A, Williams DS, Gillespie PG, Müller U. Cadherin 23 is a component of the tip link in hair-cell stereocilia. *Nature* 428:950-955, 2004.
10. Corey DP, García-Añoveros J, Holt JR, Kwan KY, Lin SY, Vollrath MA, Amalfitano A, Cheung EL, Derfler BH, Duggan A, Géléoc GSG,

visual masking and word recognition. *Cognit Psychol* 15:197-237, 1983.
13. Aarts H, Custers R, Marien H. Preparing and motivating behavior outside of awareness. *Science* 319:1639, 2008.
14. Bechara A, Damasio H, Tranel D, Damasio AR. Deciding advantageously before knowing the advantageous strategy. *Science* 275:1293-1295, 1997; Bechara A, Damasio H, Tranel D, Damasio AR. The Iowa gambling task and the somatic marker hypothesis: some questions and answers. *Trends Cogn Sci* 9:159-162, 2005.
15. Zillmann D, Katcher AH, Milavsky B. Excitation transfer from physical exercise to subsequent aggressive behavior. *J Exp Soc Psychol* 8:247-259, 1972.
16. Schachter S, Singer JE. Cognitive, social, and physiological determinants of emotional state. *Psychol Rev* 69:379-399, 1962.
17. Scoville WB, Milner B. Loss of recent memory after bilateral hippocampal lesions. *J Neurol Neurosurg Psychiatry* 20:11-21, 1957.
18. Adolphs R. Recognizing emotion from facial expressions: psychological and neurological mechanisms. *Behav Cogn Neurosci Rev* 1:21-62, 2002.
19. Eisenberger NI, Lieberman MD, Williams KD. Does rejection hurt? An fMRI study of social exclusion. *Science* 302:290-292, 2003.
20. Singer T, Seymour B, O'Doherty J, Kaube H, Dolan RJ, Frith CD. Empathy for pain involves the affective but not sensory components of pain. *Science* 303:1157-1162, 2004.
21. Singer T, Seymour B, O'Doherty JP, Stephan KE, Dolan RJ, Frith CD. Empathic neural responses are modulated by the perceived fairness of others. *Nature* 439:466-469, 2006.
22. Langford DJ, Crager SE, Shehzad Z, Smith SB, Sotocinal SG, Levenstadt JS, Chanda ML, Levitin DJ, Mogil JS. Social modulation of pain as evidence for empathy in mice. *Science* 312:1967-1970, 2006.
23. Danziger N, Prkachin KM, Willer JC. Is pain the price of empathy? The perception of others' pain in patients with congenital insensitivity to pain. *Brain* 129:2494-2507, 2006.
24. Uddin LQ, Molnar-Szakacs I, Zaidel E, Iacoboni M. rTMS to the right inferior parietal lobule disrupts self-other discrimination. *Soc Cogn Affect Neurosci* 1:65-71, 2006.
25. Arzy S, Seeck M, Ortigue S, Spinelli L, Blanke O. Induction of an

22. Sowell ER, Thompson PM, Holmes CJ, Jernigan TL, Toga AW. In vivo evidence for post-adolescent brain maturation in frontal and striatal regions. *Nat Neurosci* 2:859-861, 1999.
23. http://www.mfu.or.jp/goodagesengen.html

第二章

1. Fukushima K. Restoring partly occluded patterns: a neural network model. *Neural Netw* 18:33-43, 2005.
2. Han YK, Köver H, Insanally MN, Semerdjian JH, Bao S. Early experience impairs perceptual discrimination. *Nat Neurosci* 10:1191-1197, 2007.
3. Wänke M, Schwarz N, Bless H. The availability heuristic revisited: Experienced ease of retrieval in mundane frequency estimates. *Acta Psychologica* 89:83-90, 1995.
4. Schwarz N, Bless H, Strack F, Klumpp G, Rittenauer-Schatka H, Simons A. Ease of retrieval as information: Another look at the availability heuristic. *J Personality Soc Psychol* 61:195-202, 1991.
5. Ramachandran VS. The Emerging Mind Reith Lectures. *BBC* 2003. http://www.bbc.co.uk/radio4/reith2003/lectures.shtml
6. Small DM, Zatorre RJ, Dagher A, Evans AC, Jones-Gotman M. Changes in brain activity related to eating chocolate: from pleasure to aversion. *Brain* 124:1720-1733, 2001.
7. Blood AJ, Zatorre RJ. Intensely pleasurable responses to music correlate with activity in brain regions implicated in reward and emotion. *Proc Natl Acad Sci U S A*. 98:11818-11823, 2001.
8. Aron A, Fisher H, Mashek DJ, Strong G, Li H, Brown LL. Reward, motivation, and emotion systems associated with early-stage intense romantic love. *J Neurophysiol* 94:327-337, 2005.
9. Bao S, Chan VT, Merzenich MM. Cortical remodelling induced by activity of ventral tegmental dopamine neurons. *Nature* 412:79-83, 2001.
10. Tom G, Pettersen P, Lau T, Burton T, Cook J. The role of overt head movement in the formation of affect. *Basic Appl Soc Psychol* 12:281-289, 1991.
11. Kunst-Wilson WR, Zajonc RB. Affective discrimination of stimuli that cannot be recognized. *Science* 207:557-558, 1980.
12. Marcel AJ. Conscious and unconscious perception: experiments on

395:894-896, 1998; Troje NF. Decomposing biological motion: A framework for analysis and synthesis of human gait patterns. *Journal of Vision* 2:371-387, 2002. It is an open-access paper available online at http://journalofvision.org /2/5/2/.
11. Johansson P, Hall L, Sikström S, Olsson A. Failure to detect mismatches between intention and outcome in a simple decision task. *Science* 310:116-119, 2005.
12. Shimojo S, Simion C, Shimojo E, Scheier C. Gaze bias both reflects and influences preference. *Nat Neurosci* 6:1317-1322, 2003.
13. Aron A, Fisher H, Mashek DJ, Strong G, Li H, Brown LL. Reward, motivation, and emotion systems associated with early-stage intense romantic love. *J Neurophysiol* 94:327-337, 2005.
14. Sell LA, Morris J, Bearn J, Frackowiak RS, Friston KJ, Dolan RJ. Activation of reward circuitry in human opiate addicts. *Eur J Neurosci* 11:1042-1048, 1999.
15. Koob GF. Drugs of abuse: anatomy, pharmacology and function of reward pathways. *Trends Pharmacol Sci* 13:177-184, 1992.
16. Pessiglione M, Schmidt L, Draganski B, Kalisch R, Lau H, Dolan RJ, Frith CD. How the brain translates money into force: a neuroimaging study of subliminal motivation. *Science* 316:904-906, 2007.
17. Underwood G. Subliminal perception on TV. *Nature* 370:103, 1994; Dehaene S, Naccache L, Le Clec'H G, Koechlin E, Mueller M, Dehaene-Lambertz G, van de Moortele PF, Le Bihan D. Imaging unconscious semantic priming. *Nature* 395:597-600, 1998; Seitz AR, Watanabe T. Is subliminal learning really passive? *Nature* 422:36, 2003.
18. Lieberman MD. Intuition: a social cognitive neuroscience approach. *Psychol Bull* 126:109-137, 2000.
19. Wagner U, Gais S, Haider H, Verleger R, Born J. Sleep inspires insight. *Nature* 427:352-355, 2004.
20. Köhler W. *Gestalt psychology* (2nd edn.). New York: Liveright Publishing. 1947; Ramachandran VS, Hubbard EM. Synaesthesia – a window into perception, thought and language. *J Cons Stud* 8:3-34, 2001.
21. Pessiglione M, Petrovic P, Daunizeau J, Palminteri S, Dolan RJ, Frith CD. Subliminal instrumental conditioning demonstrated in the human brain. *Neuron* 59:561-567, 2008.

参考文献

第一章

1. Brosnan MJ. Digit ratio as an indicator of numeracy relative to literacy in 7-year-old British schoolchildren. *Br J Psychol* 99:75-85, 2008.
2. Williams TJ, Pepitone ME, Christensen SE, Cooke BM, Huberman AD, Breedlove NJ, Breedlove TJ, Jordan CL, Breedlove SM. Finger-length ratios and sexual orientation. *Nature* 404:455-456, 2000.
3. Conway BR, Kitaoka A, Yazdanbakhsh A, Pack CC, Livingstone MS. Neural basis for a powerful static motion illusion. *J Neurosci* 25:5651-5656, 2005.
4. Blue RC, Szirko M. A visual yet non-optical subjective intonation. *Electroneurobiologia* 13:299-300, 2005.
5. Sample I., Adam D. The brain can't lie: brain scans can reveal how you think and feel, and even how you might behave. *The Guardian* (Lond.) 4 (20 Nov 2003).
6. Kozel FA, Johnson KA, Mu Q, Grenesko EL, Laken SJ, George MS. Detecting deception using functional magnetic resonance imaging. *Biol Psychiatry* 58:605-613, 2005.
7. Coan JA, Schaefer HS, Davidson RJ. Lending a hand: social regulation of the neural response to threat. *Psychol Sci* 17:1032-1039, 2006.
8. Kamitani Y, Tong F. Decoding the visual and subjective contents of the human brain. *Nat Neurosci* 8:679-685, 2005; Haynes JD, Rees G. Decoding mental states from brain activity in humans. *Nat Rev Neurosci* 7:523-534, 2006; Kay KN, Naselaris T, Prenger RJ, Gallant JL. Identifying natural images from human brain activity. *Nature* 452:352-355, 2008; Miyawaki Y, Uchida H, Yamashita O, Sato MA, Morito Y, Tanabe HC, Sadato N, Kamitani Y. Visual image reconstruction from human brain activity using a combination of multiscale local image decoders. *Neuron* 60:915-929, 2008; Harrison SA, Tong F. Decoding reveals the contents of visual working memory in early visual areas. *Nature* 458:632-635, 2009.
9. Illes J, Bird SJ. Neuroethics: a modern context for ethics in neuroscience. *Trends Neurosci* 29:511-517, 2006; Greely H. On neuroethics. *Science* 318:533, 2007; Reichlin M. The challenges of neuroethics. *Funct Neurol* 22:235-242, 2007.
10. Neri P, Morron MC, Burr DC. Seeing biological motion. *Nature*

〈や行〉

〈ら・わ行〉

〈な行〉

〈は行〉

〈ま行〉

〈さ行〉

〈た行〉

さくいん

N.D.C.491.371　473p　18cm

ブルーバックス　B-1830

単純《たんじゅん》な脳《のう》、複雑《ふくざつ》な「私《わたし》」
または、自分を使い回しながら進化した脳をめぐる４つの講義

2013年９月20日　第１刷発行
2014年12月２日　第６刷発行

著者　池谷《いけがや》裕二《ゆうじ》
発行者　鈴木　哲
発行所　株式会社講談社
〒112-8001 東京都文京区音羽2-12-21
電話　出版部　03-5395-3524
販売部　03-5395-5817
業務部　03-5395-3615
印刷所　(本文印刷)慶昌堂印刷株式会社
(カバー表紙印刷)信毎書籍印刷株式会社
製本所　株式会社国宝社

定価はカバーに表示してあります。

ISBN978-4-06-257830-1

発刊のことば

科学をあなたのポケットに

二十世紀最大の特色は、それが科学時代であるということです。科学は日に日に進歩を続け、止まるところを知りません。ひと昔前の夢物語もどんどん現実化しており、今やわれわれの生活のすべてが、科学によってゆり動かされているといっても過言ではないでしょう。

そのような背景を考えれば、学者や学生はもちろん、産業人も、セールスマンも、ジャーナリストも、家庭の主婦も、みんなが科学を知らなければ、時代の流れに逆らうことになるでしょう。

ブルーバックス発刊の意義と必然性はそこにあります。このシリーズは、読む人に科学的に物を考える習慣と、科学的に物を見る目を養っていただくことを最大の目標にしています。そのためには、単に原理や法則の解説に終始するのではなくて、政治や経済など、社会科学や人文科学にも関連させて、広い視野から問題を追究していきます。科学はむずかしいという先入観を改める表現と構成、それも類書にないブルーバックスの特色であると信じます。

一九六三年九月　野間省一

ブルーバックス　医学・薬学・人間・心理関係書（III）

- 1794 いつか罹る病気に備える本　塚﨑朝子
- 1796 「魅せる声」のつくり方　篠原さなえ
- 1807 ジムに通う人の栄養学　岡村浩嗣
- 1811 栄養学を拓いた巨人たち　杉　晴夫
- 1812 からだの中の外界　腸のふしぎ　上野川修一
- 1820 リンパの科学　加藤征治
- 1829 エピゲノムと生命　太田邦史
- 1830 単純な脳、複雑な「私」　池谷裕二
- 1831 新薬に挑んだ日本人科学者たち　塚﨑朝子
- 1839 血液型で分かるなりやすい病気・なりにくい病気　永田　宏
- 1842 記憶のしくみ（上）　ラリー・R・スクワイア／エリック・R・カンデル　小西史朗／桐野　豊＝監修
- 1843 記憶のしくみ（下）　ラリー・R・スクワイア／エリック・R・カンデル　小西史朗／桐野　豊＝監修

ブルーバックス　地球環境・エコロジー関係書

1032 フィールドガイド・アフリカ野生動物　小倉寛太郎
1238 人は放射線になぜ弱いか　第3版　近藤宗平
1350 木材なんでも小事典　木質科学研究所 木悠会＝編
1359 世界の放射線被曝地調査　高田 純
1365 植物はなぜ5000年も生きるのか　鈴木英治
1367 電気発見物語　藤村哲夫
1414 謎解き・海洋と大気の物理　保坂直紀
1576 富士山噴火　鎌田浩毅
1639 見えない巨大水脈　地下水の科学　日本地下水学会 井田徹治
1646 水とはなにか（新装版）　上平 恒
1670 森が消えれば海も死ぬ　第2版　松永勝彦
1691 DVD-ROM&図解 動く！ 深海生物図鑑　ビバマンボ／北村雄一 三宅裕志／佐藤孝子＝監修
1713 太陽と地球のふしぎな関係　上出洋介
1721 図解　気象学入門　古川武彦／大木勇人
1749 データで検証　地球の資源　井田徹治
1767 巨大津波は生態系をどう変えたか　永幡嘉之
1772 分散型エネルギー入門　伊藤義康
1804 海はどうしてできたのか　藤岡換太郎
1824 日本の深海　瀧澤美奈子
1834 図解 プレートテクトニクス入門　木村 学／大木勇人
1846 気候変動はなぜ起こるのか　ウォーレス・ブロッカー 川幡穂高ほか＝訳